国家出版基金项目
NATIONAL PUBLICATION FOUNDATION

国家生物安全出版工程

国家出版基金项目
NATIONAL PUBLICATION FOUNDATION

国家生物安全出版工程

——总主编 李生斌 沈百荣——

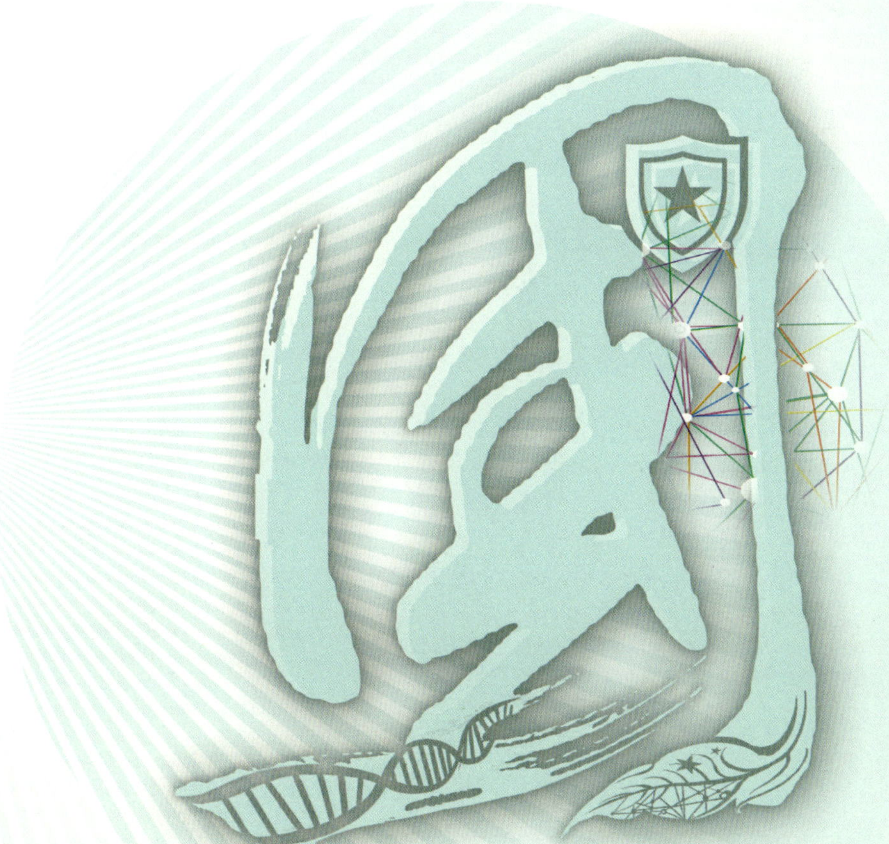

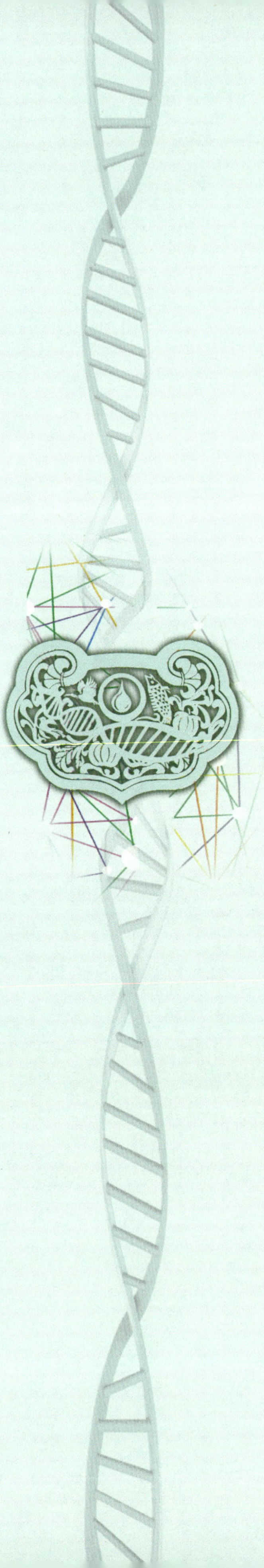

国家出版基金项目
NATIONAL PUBLICATION FOUNDATION

国家生物安全出版工程

——总主编 李生斌 沈百荣——

法医微生物与生物安全

主　编　严江伟
副主编　胡松年 赵　东

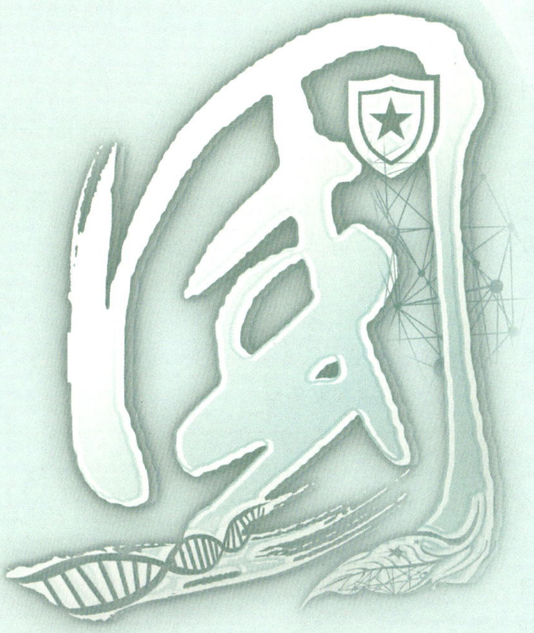

西安交通大學出版社
XI'AN JIAOTONG UNIVERSITY PRESS

图书在版编目(CIP)数据

法医微生物与生物安全 / 严江伟主编. — 西安 :
西安交通大学出版社, 2023.12
国家生物安全出版工程
ISBN 978-7-5693-3476-0

Ⅰ. ①法… Ⅱ. ①严… Ⅲ. ①微生物学—法医学检验
②微生物学—实验室—安全管理 Ⅳ. ①R446.5
②Q93-33

中国国家版本馆 CIP 数据核字(2023)第 198585 号

FAYI WEISHENGWU YU SHENGWU ANQUAN

书　　名 法医微生物与生物安全
主　　编 严江伟
责任编辑 李　晶　肖　眉
责任印制 张春荣　刘　攀
责任校对 郭泉泉

出版发行 西安交通大学出版社
(西安市兴庆南路 1 号　邮政编码 710048)
网　　址 http://www.xjtupress.com
电　　话 (029)82668357　82667874(市场营销中心)
(029)82668315(总编办)
传　　真 (029)82668280
印　　刷 西安五星印刷有限公司

开　　本 787mm×1092mm　1/16　**印张** 15　**字数** 262 千字
版次印次 2023 年 12 月第 1 版　2023 年 12 月第 1 次印刷
书　　号 ISBN 978-7-5693-3476-0
定　　价 198.00 元

如发现印装质量问题,请与本社市场营销中心联系。
订购热线:(029)82665248　(029)82667874
投稿热线:(029)82668805

国家出版基金项目
NATIONAL PUBLICATION FOUNDATION

国家生物安全出版工程

编撰委员会

参编单位

（以音序排列）

安徽大学
安徽科技学院
百码科技（深圳）有限公司
北京大学
北京航空航天大学
北京警察学院
北京市公安局
滨州医学院
长安先导集团
重庆市公安局
重庆医科大学
大连理工大学
复旦大学
广东省毒品实验技术中心
广州市第八人民医院
广州市公安局
广州医科大学
贵州医科大学
国家生物安全证据基地
国家卫生健康委法医学重点实验室
海南大学
海南医学院
海南政法职业学院
杭州锘崴信息科技有限公司
河北大学
河北医科大学
华大基因
华壹健康技术有限公司
华壹健康医学检验实验室有限公司
华中科技大学
济宁医学院
暨南大学
嘉兴南湖学院
江苏大学
精密微纳制造技术全国重点实验室
空天微纳系统教育部重点实验室
昆明医科大学
南京医科大学
南通大学
宁波市公安局
清华大学
山东第一医科大学
山东农业大学
山西医科大学
陕西省司法鉴定学会
陕西省医学会
陕西省医学会生物安全分会
上海交通大学

上海市公安局
深圳大学
深圳华大基因科技有限公司
深圳市公安局
司法鉴定科学研究院
四川大学
四川大学华西医院
四川省公安厅
苏州大学
西安城市发展(集团)有限公司
西安交通大学
西安交通大学学报(医学版)第九届编辑委员会
西安人才集团
西安市第三医院
西安市公安局
西安碳桢科技有限公司
西北工业大学
香港城市大学
新乡医学院
烟台大学
烟台市公安局
烟台市公共卫生临床中心
烟台业达医院
扬州大学
云南大学
云南省公安厅
浙江大学
浙江警察学院
中国电子技术标准化研究院
中国法医学会
中国疾病预防控制中心
中国科学院
中国科学院大学
中国人民公安大学
中国人民解放军军事科学院
中国人民解放军军事医学科学院
中国人民解放军空军军医大学
中国刑事警察学院
中国研究型医院学会
中国医科大学
中国医学科学院
中国政法大学
中华人民共和国公安部
中华人民共和国最高人民法院
中华人民共和国最高人民检察院
中南大学
中山大学
珠海市人民医院

国家出版基金项目
NATIONAL PUBLICATION FOUNDATION

《法医微生物与生物安全》

编委会

主　编

严江伟

副主编

胡松年　赵　东

编　委

（按姓氏笔画排序）

方　晨　山东第一医科大学
朱永生　西安交通大学
刘　京　中华人民共和国公安部鉴定中心
汤　鹏　中国人民解放军司法鉴定中心
安志远　嘉兴南湖学院
严江伟　山西医科大学
李介男　中南大学
李泽琴　山西医科大学
张　君　山西医科大学
苑美青　中华人民共和国公安部鉴定中心
罗海玻　四川大学
周　鹏　山东第一医科大学
赵　东　中国政法大学
赵　怡　北京市公安局刑侦总队
赵　锐　中国医科大学
胡松年　中国科学院微生物研究所
贺子龙　北京航空航天大学医学科学与工程学院
耿佳宁　中国科学院微生物研究所
倪　铭　中国人民解放军军事科学院军事医学研究院

国家生物安全出版工程

序 一

FOREWORD

国家生物安全出版工程

生物安全关注并解决全球、国家和地方规模的相关难题。这种跨学科的生物安全政策和科学方法,建立在人类、动物、植物和环境健康之间相互联系之上,以有效预防和减轻生物安全风险影响;同时提供一个综合视角和科学框架,来解决许多超越健康、农业和环境传统界限的生物安全风险。

面对全球生物安全风险的不断演变,我国政府高度重视生物安全体系建设,将生物安全纳入国家安全战略,积极推进多学科交叉整合和相关法律法规的制定与完善。生物安全内容涵盖了人类学、动物学、微生物学、植物学、基因组学、信息学、法医学、刑事科学、环境科学、人工智能、微纳传感、生物计算以及社会学、经济学等学科领域,主要用于调查和解决与生物安全风险相关活动、生物技术、药物滥用,以及生物威胁等问题,在确保全球公共卫生和安全方面发挥着至关重要的作用。因此,由国家出版基金资助,国家卫生健康委员会法医学重点实验室和国家生物安全证据基地牵头,联合西安交通大学、四川大学、中国科学院等 90 余所知名大学、科研机构的 200 余位专家共同编写了"国家生物安全出版工程”丛书。丛书共分 10 卷，包括《生物安全证据技术》《生物安全信息学》《生物安全多元数据与智能预警》《动物、植物与生物安全》《人类遗传资源保护与应用》《生物入侵与生态安全》《生物安全相关死亡的处理与应对》《生物安全威胁防控实践与进展》《实验室生物安全及规范管理》《法医微生物与生物安全》。

丛书统筹考虑国家生物安全涉及的各个要素间的关系，以生物安全证据为核心，探索生物安全智能分析、控制与预警应用，涉及相关技术、工具、算法等领域，包括生物溯源、生物分子分型、生物安全证据技术、生物威胁、死亡机制、遗传资源等方面。本项目首次较为系统地对生物安全证据方法、技术、标准以及教育科研等方面的研究进行了梳理，跟踪国内外生物安全证据与鉴定技术、科研、实验、标准的最新动向，为国家生物安全证据相关管理政策、技术标准的制定和立法评估等提供了技术支撑，也将成为在生物安全证据、司法鉴定、法医微生物等领域的新指南；有助于解决生物安全领域的争议或者纠纷事件，提供生物证据和预警依据，提升国家生物安全的防控能力，筑牢国家生物安全的防火墙。同时，书中关于建立微生物基因组分型的方法和技术，也将为确保全球公共卫生和生物安全方面发挥至关重要的作用。

丛书的编撰和出版，对于加快国家生物安全技术创新、保障生物科技健康发展、提升国家生物防御能力、防范生物安全事件、掌握未来生物技术、竞争制高点和有效维护国家安全具有重大意义。丛书审视当前国家生物安全的新特点，汇集整理了当今相关领域重要的研究数据，为后续研究提供了权威、可靠、较为全面的数据，为国家生物安全战略布局和进一步研究提供了重要参考。

在丛书编撰过程中，编写人员充分发挥了自己的专业优势，紧密结合国内外生物安全的最新动态，借鉴国际生物安全治理的经验，探讨了我国生物安全面临的风险与挑战，提出了切实可行的政策建议和管理措施。丛书不仅反映了我国生物安全领域的最新研究成果，也凝聚了所有编写人员的心血和智慧。

“国家生物安全出版工程”丛书的出版，不仅对提高全社会的生物安全意识、加强生物安全风险管理、促进生物技术健康发展具有重要意义，而且对推动我国生物安全领域的学术交流和人才培养、提升国家生物安全科技创新能力也将发挥积极作用。

我们期待这套丛书的出版能够为政府部门、科研机构、教育机构、法律司法机关以及广大读者提供一部了解生物安全、关注生物安全、参与生物安全的权威读本，为推动我国生物安全事业的发展、构建人类命运共同体贡献一份力量。

是为序。

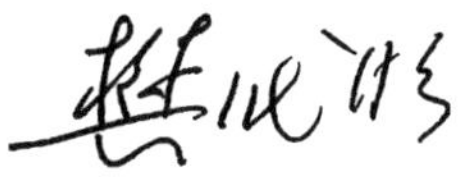

2023 年 12 月 30 日

樊代明，中国工程院院士，美国医学科学院外籍院士，法国医学科学院外籍院士。

序 二

FOREWORD

国家生物安全出版工程

生物安全是当今世界面临的重大挑战之一。它是健康-农业-环境的系统协同和演变的基础。应对生物安全的挑战，涉及人类、动物、植物、微生物、生态、科学、社会、立法、治理和专门人才等多个层面。为了应对这一挑战，我们亟须深入研究和了解生物安全及其相互作用因素之间的关联性、独立性、复杂性，并推动科学、技术和社会的协同发展，共同治理未来全球范围面临的生物安全风险。

"国家生物安全出版工程"丛书是一套包含10卷书的权威著作，涉及《中华人民共和国生物安全法》核心以及相关学术界的最新理论研究，旨在为读者提供全面的生物安全知识和研究成果。丛书涵盖了生物安全领域的多个层次，从遗传和细胞层面到社会和生态层面，从科学技术交叉融合到社会发展需要，凝聚了众多专家、学者的智慧贡献，致力于创新研究、跨学科和跨国合作及知识的交流和传播。

在新突发感染性疾病以及未知疾病等生物安全背景下，分子遗传和细胞层面的研究对于我们理解病原体的特性、传播途径和防控策略至关重要。“国家生物安全出版工程”丛书中的《生物安全证据技术研究》《生物安全信息学》和《生物安全多元数据与智能预警》分卷为读者提供了数据、信息和智能等最新技术在生物安全应对中的应用，帮助我们更好地预测、识别和应对生物安全威胁。在社会层面，生物安全问题不仅仅是对科学技术的挑战，更关系到社会发展，《动物、植物与生物安全》《人类遗传资源保护与应用》《生物入侵与生态安全》分卷探讨了生物安全与社会经济发展、生态平衡和人类福祉的关系，为我们建立可持续发展的生物安全框架提供理论指导和实践经验。《实验室生物安全及规范管理》《生物安全相关死亡的处理与应对》《生物安全威胁防控实践与进展》《法医微生物与生物安全》分卷则从具体的应用实践角度讨论生物安全在不同领域和社会生活中的具体问题及其应对措施。

科学技术交叉融合是推动生物安全领域创新的重要动力。“国家生物安全出版工程”丛书的编撰涉及生物学、信息学、医学、法学等多个学科的交叉，旨在促进不同领域之间的合作与交流，推动科学技术在生物安全领域的应用与发展。生物安全问题既是挑战，也是机遇。解决生物安全问题需要培养专业人才，提升国家的科技创新能力，推动新质生产力形成生物安全国家战略科技力量。

“国家生物安全出版工程”丛书为生物安全相关领域的人才培养提供了重要的参考和教材蓝本，可帮助读者了解生物安全领域的前沿知识和技能，培养创新思维和综合能力，为国家的生物安全事业贡献人才和智慧。在国家层面，生物安全已经成为国家战略的重要组成部分。保障国家安全和人民生命健康是国家的首要任务，而生物安全作为其中的重要方面，需要得到高度重视和有效管理。“国家生物安全出版工程”丛书将为政策制定者和决策者提供科学依据和政策建议，推动国家生物安全能力的提升和规范化建设。

生物安全学科作为新时代的重要学科方向，发展迅猛、日新月异。本套丛书是国内这一领域的一次开创性努力。由于我们在这一新领域的知识和视野有限，编写方面的疏漏和不当之处在所难免，恳请广大读者提出宝贵意见和建议，以期将来再版时修正。期待“国家生物安全出版工程”丛书的问世能促进生物安全知识的传播与交流，激发科技创新和社会发展的活力，推动国家生物安全事业迈上新的台阶。希望读者能够从中受到启发和获益，为构建安全、可持续的生物安全环境而共同努力！

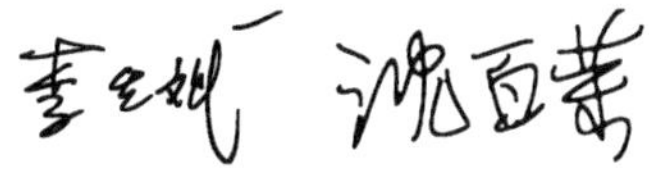

2023 年 12 月

李生斌，国家卫生健康委法医学重点实验室主任，国家生物安全证据基地主任，欧洲科学与艺术学院院士。

沈百荣，四川大学华西医院疾病系统遗传研究院院长。

序言

FOREWORD

法医微生物与生物安全

随着全球化加速和生物技术的飞速发展，从微生物引发的疾病到生物恐怖主义威胁，再到公共卫生安全维护，我们比以往任何时候都更需要深入理解和有效应对这些问题。它们不仅是科学研究的前沿，更直接关系到国家安全、公共卫生安全，以及我们每个人的日常生活。生物安全是国家安全的重要组成部分，法医微生物在风险识别、证据判断中的重要性日益凸显，但短板亟须填补。作为“国家生物安全出版工程”丛书之一的《法医微生物与生物安全》，正是在这样一个背景下问世。它为我们提供了宝贵的知识资源，同时展现了深刻的洞察力，能够帮助我们更好地理解这一领域的重要性和复杂性。

本书通过汇集严江伟教授及其团队的研究成果，深入探讨了法医微生物学与生物安全领域的最新进展、关键技术，以及面临的挑战和机遇。每一章都以严谨的科学态度，详细介绍了相关知识、相关理论、技术手段和实际应用案例，不仅为专业人士提供了深度的学术交流素材，也为广大非专业读者呈现了一个既全面又易于理解的知识体系。

在当今这个复杂多变的世界中，为应对生物安全挑战，基因测序和人工智能快速发展背景下的“微生物指纹”技术应用，为我们带来了无限可能，但需要法医学家、微生物学家、公共健康专家和政策制定者之间的紧密合作。《法医微生物与生物安全》体现出了其专业性和实用性，书中特别强调了公共卫生部门和执法部门合作的重要性，是传统法医团队了解微生物学最新进展、公共卫生团队认识法医微生物学的证据特征等关键问题的教科书；旨在推动两个部门的有效整合，实现信息共享、能力提升、预案制定，最终完成共同目标，为两部门在事件预警、识别、应对过程中需要主导作用转换时的相互配合和支持提供了指引。

作为一名在传染病防控领域征战多年的老兵，能为这样一本重要的著作作序，我深感荣幸。我相信，《法医微生物与生物安全》将激发更多的学术探讨和公众关注，为我们共同构建更安全、更健康的世界贡献力量。愿本书的出版能够成为推动这一领域发展的里程碑，引领我们走向一个更加美好的未来。

2023 年 11 月 29 日于北京

张建中，中国疾控中心细菌学首席专家，国家生物安全证据基地战略咨询委员会副主任委员。

前 言
PREFACE

随着时代的进步和科学技术的发展，人们逐渐认识到微生物所带来的风险并未减少。时至今日，我国面临的微生物安全风险较以往任何时候都更为复杂和多样，微生物安全问题已经成为无法回避的安全议题。2020 年颁布的《中华人民共和国生物安全法》详细规定了关于生物安全的多方面内容，其中绝大部分内容与微生物有关。从一定意义上来说，只有了解微生物的种类并正确认识人类与微生物的关系，特别是多样化的微生物与人类生物安全的多重关系，才能准确推进生物安全风险防控和治理工作。微生物学研究在帮助人们了解微生物的基本特性和行为模式的同时，也不断创新出一系列防范和控制生物安全风险的技术手段。

法医微生物学是在传统的法庭科学、流行病学、微生物学和分子生物学等已有学科的基础上发展起来的。其主要任务是通过微生物学、免疫学、分子生物学和分析化学等各种技术手段，为生物恐怖袭击或自然发生的暴发性疾病追踪微生物来源，推测微生物间的亲缘关系，或为传播途径、个体身份识别和死亡时间推断等提供科学证据，从而识别生物威胁。

《法医微生物与生物安全》依托于国家出版基金项目，为“国家生物安全出版工程”系列丛书之一。丛书内容基本涵盖了生物安全、生物安全证据、生物安全预警三方面内容，重点在基础研究、监测预警、应急处置等方面加大研究力度。作为出版工程，旨在打造这一领域具有开创性、权威性和影响力的精品力作。本书共分 5 章，主要内容分别为微生物概述，微生物的分类、鉴定与命名，微生物结构，法医微生物与生物威胁，法医微生物组学应用概述。本书既可作为防范生物恐怖袭击、微生物病原检测和法医学鉴定等相关领域的教学和培训用书，又可作为实际案例应用中的参考用书。

本书在编写过程中，得到了西安交通大学出版社、山西医科大学法医学院的大力支持，在此致以诚挚的谢意！

严江伟

2023 年 2 月

目录

CONTENTS

第 1 章
微生物概述

1.1 微生物

1.1.1 微生物的概念

广义的微生物定义为无法用肉眼直接观察到的微小生物。这些微小生物主要包括:无细胞结构不能独立生活的病毒、亚病毒因子(如卫星病毒、卫星 RNA 和朊病毒),具有原核细胞结构的细菌、古菌,以及具有真核细胞结构的真菌、单细胞藻类、原生动物等。微生物与人类关系密切,涉及食品、医药、工业、环保等多个领域。

1.1.2 微生物与人类

日常生活中微生物无处不在,我们生活在微生物的“海洋”中。人类在适应环境的过程中和微生物形成了长期共存的平衡关系。微生物是人类的“朋友”,人类可以利用其生产许多重要的产品,例如面包、奶酪、啤酒、抗生素、疫苗、维生素、酶等。另外,微生物与人类健康息息相关,它可以提供正常菌群以促进食物消化,保证人体健康。微生物还可以组成生理屏障,抵御外界环境中病原体的侵袭和感染。环境微生物是有机物的主要分解者,在物质循环中发挥物质和能量贮存者的作用,使地球上的生命得以生存和繁衍下去。

从另一角度讲,微生物又是人类的敌人。病原微生物的感染使得人类遭受疾病的困扰,其中某些疾病对人类的生命和物质财产安全造成了严重的威胁和巨大的损失。例如在生活中,某些微生物污染食物会对人类健康造成威胁;在农业生产中,一些微生物会对农作物造成毁灭性的打击,轻则减产,重则绝收。

总之,微生物与人类的关系是相互依存,相互制约的,它是一把双刃剑,人类必须处理好与微生物的关系才能在享受微生物带来的福利的同时避免其负面影响。人类和微生物只有在生态系统中达到动态平衡,才能共同在这个地球家园生生不息。

1.2 微生物学及其分支学科

1.2.1 微生物学的概念

微生物学一般定义为研究自然界中的微小生物(如细菌、放线菌、真菌、病毒、立克次体、支原体、衣原体等)生命活动的学科。微生物学是近代生物学的分支学科之一,是研究微生物在一定条件下的形态结构、生理生化、遗传变异、进化分类、生态分布、生命活动规律,以及微生物与人类、动物、植物和自然界相互关系的学科。

最初,微生物学是一门使用化学原理来理解生命系统的统一科学,随着微生物学的不断发展,又形成了许多不同的分支学科并应用于不同领域。

1.2.2 微生物学的分支学科

按照微生物种类的不同,微生物学可分为细菌学、真菌学、病毒学、原核生物学、菌物学、藻类学等。按照微生物的基本生命规律可分为微生物分类学、微生物生理学、微生物遗传学、微生物生态学、分子微生物学、微生物生物化学、细胞微生物学等。按照与疾病的关系可分为微生物免疫学、感染性疾病学等。按照微生物的应用范围可分为微生物工程学、农业微生物学、医学微生物学、药用微生物学、畜牧微生物学、食品微生物学、预防微生物学等。按照微生物生存的生态环境可分为土壤微生物学、海洋微生物学、水微生物学和空间微生物学等。

1.3 微生物学的发展

1.3.1 微生物的发现与利用

我国是世界上最早利用微生物的国家之一。几千年前,我国劳动人民就开始利用微生物进行发明创造,并在利用有益微生物和防治有害微生物方面积累了不少经验。在殷墟中发现的酿酒场地遗址说明,至少在3000多年以前,我国的酿酒技术就已经相当发达。用谷物酿酒的原理是将淀粉分解为葡萄糖,然后将葡萄糖分解为乙醇和二氧化碳,这个过程需要在微生物的"帮助"下才能进行。春秋时期的《古文尚书·说命(下)》就有"若作酒醴,尔惟曲蘖"的记载[1],说明在商朝时期就开始利用曲蘖,即"长"了微生物的谷物来酿酒。如今我国黄酒、白酒的酿造依旧沿用这种方法。我国古代劳动人民还利用制曲技术制酱、酿醋;利用腐烂的杂草以及粪便作为肥料使土地变得肥沃进而促进庄稼生长;利用豆科植物的生物固氮作用建立豆科植物与其他谷物的轮作体系等。在疾病预防方面,据古代医书记载,早在3世纪,我国劳动人民就知道用病犬脑来预防狂犬病,后来又通过"种痘"预防天花,这些都是人们利用微生物进行疾病预防和治疗的范例。

近现代第一个真正用眼睛观察到微生物的人是安东尼·菲利普斯·范·列文虎克(Antonie Philips van Leeuwenhoek)。他是一名荷兰商人,虽然没有接受过正式的科学训练,却首次使用显微镜观察到了"微小生物",即微生物。在列文虎克之前,透镜已经存在了数百年,但直到17世纪,光学显微镜的发明才真正体现出了它的科学潜力。"显微镜"一词最早由乔瓦尼·费伯于1625年首创,用于描述伽利略于1609年发明的一种仪器(由伽利略在望远镜基础上改良的复式显微镜),但没有人发表过任何观测结果,直到列文虎克时期,显微镜才作为一种科学仪器用于科学研究。显微镜是一个高度抛光的双凸透镜,安装在两个小的(约2cm×4cm)黄铜、银甚至金片之间的穿孔和斜面开口处,并被铆接在一起。抛光和安装金属板之间的透镜使显微镜能获得适当的光源,并聚焦在物体上。被观察的物体被固定在一个小销子或标本夹上,通过调整2个或3个螺丝来对准焦点,这些螺丝以不同的方式将标本移动到镜头前。列文虎克制造的显微镜可以放大数百倍。

1.3.2 微生物学的早期发展

在列文虎克观察到微生物后的近200年间,人们对微生物的认识一直处于形态描述和物种分类的阶段,而此后法国科学家路易斯·巴斯德(Louis Pasteur)和德国科学家罗伯特·科赫(Robert Koch)将微生物从形态学研究推向了生理学研究阶段。

1. 路易斯·巴斯德

路易斯·巴斯德是微生物学的重要奠基人之一,他把微生物研究的重心从形态学转移到生理学上,从而奠定了工业微生物学和医学微生物学的基础。他的主要贡献有以下几个方面。

(1)证实了发酵是由酵母菌引起的。

自然学家通过显微镜发现,在酒精发酵过程中总是伴随着大量酵母菌的存在,但是当时人们认为这些酵母菌只不过是一种复杂的化学物质,在糖类转化为酒精的过程中起着催化剂的作用。这一观点得到了大多数著名化学家的强烈支持。然而在1835年,查尔斯·卡尼亚德·拉图尔(Charles Cagniard - Latour)提出另一种假说,声称发酵是活的微生物引起的。随后,西奥多·施万(Theodor Schwann)和弗里德里希·库津(Friedrich Kutzing)于1837年证明,发酵源于酵母菌的存在,当酵母菌生长结束时发酵停止。

巴斯德在研究啤酒发酵时,利用显微镜观察到发酵汁中存在球状小体。他用旋光仪发现发酵汁具有光学活性并成功地分离出一种光学活性成分——戊醇。这种物质显然不能从乙醇的降解中衍生出来。因此,巴斯德当时确信发酵过程是由活的酵母菌活动引起的。1857年,他出版了一部关于乳酸发酵的著作,被认为是细菌学理论的里程碑。

(2)推翻了自然发生论。

自亚里士多德(Aristotle)(公元前6世纪)以来,人们普遍认为腐烂、发酵和霉变等现象是有机物内部存在生命力的证据,许多生物是从非生物物质中产生的。巴斯德在前人实验的基础上又进行了许多实验来反对上述的“自然发生论”,其中最著名的就是曲颈瓶实验,该实验证明空气中的微生物引起了曲颈瓶中有机物的腐败。曲颈瓶是巴斯德自制的一种具有细长而弯曲颈管的玻璃瓶,他将营养液(肉汤)装入曲颈瓶中煮沸,使得液体中的微生物全部被杀灭。曲颈瓶的弯管是开口的,空气可以无障碍地进入，而空气中的微生物则因为弯曲瓶颈的阻挡而沉积于弯管底部，结果瓶中的营养液没有发生腐败现象。而后巴斯德打断曲颈管，使外界空气不经“沉淀处理”直接进入营养液中，不久后就在营养液中观察到了微生物，营养液也发生了腐败现象。由此可见，微生物不是从营养液中自然产生的，而是来自空气，这一观点称为“生生论”（生物只能源于生物，非生命物质绝对不能自发地产生新生命），由此推翻了自然发生论。

（3）发明了诸多疫苗。

巴斯德研制出禽类霍乱疫苗，开创了科学免疫接种的新时期。1878 年，巴斯德成功地培养出了鸡霍乱的病原菌，并被命名为“鸡多杀性巴氏杆菌”，这种细菌很容易通过接种而繁殖。1879 年，巴斯德发现接种了失去毒性（减毒）病原菌的鸡对野生霍乱菌株具有抵抗力，并存活了下来。有趣的是，少数幸存下来的鸡仍然可排出具有毒力的病原菌，证明存在健康携带者，这成为解释各类疫情隐匿传播的一个重要概念。此后，巴斯德还研制了炭疽减毒活杆菌疫苗，用于预防牛炭疽病及羊炭疽病，将法国国内家畜炭疽病的死亡率降至 0.3%[2]；而研制用于人的狂犬疫苗更是医学史上的重伟大壮举。

2. 罗伯特·科赫

罗伯特·科赫是德国的一名内科医生，同时也是一名微生物学家，他是现代细菌学的主要创始人之一，被称为“医学细菌学之父”。科赫提出了判断某种微生物是否是导致某种疾病的病原体的标准——科赫法则（Koch's rule）。经过后人修改及完善，科赫法则的主要内容如下：①每个病例体内都出现相同的微生物，且在健康者体内不存在；②可通过体外培养的方法培养出该微生物群落；③该微生物可以使其他健康且敏感的宿主患同样的疾病；④可以从新的患病宿主体内分离出相同的微生物。

在科赫生活的时代，结核病是攻击人类的主要“杀手”。1882 年 3 月 24 日，科赫向柏林生理学学会报告他发现了导致肺结核的病原体，该病原体在 1883 年被命名为“结核分枝杆菌”。同时，科赫创新性地用固体培养基取代了肉汤培养基。固体培养基是使用牛或羊血清，通过加热灭菌后将介质固化，最后再倒入倾斜的试管，这可以使孤立的细菌固定在培养基的某一点上生长，也使得培养基既可以保存数周不受污染，又含有结核分枝杆菌生长所必需的丰富营养。科赫通过固体培养基成功分离、培养出结核分枝杆菌，并用培养出的菌落构建了多种感染动物模型。这一伟大发现使科赫于

1905 年被授予诺贝尔生理学或医学奖，以表彰他对结核病研究的突出贡献。

1.3.3 20 世纪及以后微生物学的发展

1.3.3.1 生物化学阶段

20 世纪以来，在生物化学和生物物理学的推动下，加之电子显微镜的发明、同位素示踪技术的应用使得微生物学进入到生物化学研究阶段。1897 年，德国生物化学家爱德华·布赫纳（Edward Buchner）用酵母菌无细胞压榨汁对葡萄糖进行酒精发酵实验获得成功，证明了发酵过程中酵素酶的重要作用，标志着微生物学生化研究阶段的到来。研究者开始广泛寻找微生物的有益代谢产物，随之很多重要的酶、辅酶和抗生素被发现，这些发现更进一步推动了微生物学的发展。

在 20 世纪之初，微生物学主要用于鉴定与人类传染病有关的微生物：一方面努力识别致病微生物，另一方面致力于发现和研究能够杀灭这些微生物的化合物。例如，日本细菌学家秦佐八郎和德国细菌学家保罗·埃尔利希（Paul Ehrlich）利用动物实验制作了第一种用来治疗梅毒的有机抗菌剂——砷凡纳明。这一阶段最具有代表性的事件当数青霉素的发现。1928 年，英国细菌学家亚历山大·弗莱明（Alexander Fleming）在实验室持续进行金黄色葡萄球菌培养的研究。某一天，他休假回来后发现其中一个培养皿被霉菌污染，但培养皿中霉菌周围却没有细菌生长。弗莱明将这种霉菌菌落提取出来，进行纯化培养，并验证了这些霉菌的广谱杀菌能力，但其对人和动物却无毒。他将这种未知的霉菌在生长过程中的代谢产物命名为“青霉素”。由于弗莱明并不了解生化技术，对青霉素提取和纯化的研究进展一直不顺利，这使得青霉素难以在实际中应用。直到 20 世纪 40 年代，英国病理学家霍华德·沃尔特·弗洛里（Howard Walter Florey）和德裔英国生物化学家厄恩斯特·鲍里斯·钱恩（Ernst Boris Chain）重复了弗莱明的实验，他们提取和纯化了青霉素并用于动物实验，在科学史上被称作“青霉素的二次发现”。1940 年 8 月，《柳叶刀》杂志发表了他们的研究成果，随后这三位科学家共同获得了 1945 年的诺贝尔生理学或医学奖。第二次世界大战爆发后，青霉素得以大规模生产，并应用到战争伤员的治疗中，随后逐步推广到公民医疗中。青霉素的发现和应用推动了链霉素、头孢菌素、万古霉素、红霉素等天然抗生素的相继出现及应用。至此，人类终于在与致病微生物的搏斗中略占上风。

1.3.3.2　分子生物学阶段

1941 年,美国科学家乔治·韦尔斯·比德尔(George Wells Beadle)等人开展用 X 线和紫外线照射链孢霉菌的实验,获得了链孢霉菌营养缺陷型(即不能合成某种物质)菌株,并对营养缺陷型菌株的研究提出了“一基因一酶”的假说,使人们了解和认识基因的本质和作用,从而为分子遗传学的发展奠定了基础。比德尔因此而获得了 1958 年的诺贝尔生理学或医学奖[3]。奥斯瓦德·西奥多·艾弗里(Oswald Theodore Avery)、科林·麦克劳德(Colin MacLeod)和麦克林·麦卡蒂(Maclyn McCarty)从毒力的角度出发,进行了肺炎双球菌的离体转化实验,发现 DNA 酶能够阻止细菌转化,并分析了 DNA 的理化特征,提出脱氧核糖核酸(DNA)是真正导致细菌转化的物质。艾弗里与他的合作者于 1944 年发表了题为《脱氧核糖核酸是Ⅲ型肺炎球菌转化因子的基本单位》的论文,文中提出脱氧核糖核酸能够赋予肺炎球菌致病力,以及其或许携带遗传信息的观点[4]。但当时的主流观点认为蛋白质才是遗传物质,因此艾弗里等人的实验被质疑,众多学者认为其实验结论是因为提纯不足而混入了少量蛋白质的结果。1952 年,阿尔弗莱德·赫尔希 (Alfred Hershey)和他的学生玛莎·蔡斯(Matha Chase)通过 T2 噬菌体旋切实验彻底证明了遗传物质为 DNA,而不是蛋白质[5]。1956 年,生物化学家海因茨·弗伦克尔–康拉特(Heinz Fraenkel–Conrat)又通过烟草花叶病毒重建实验证明核糖核酸(RNA)也可以作为遗传物质[6]。

1947 至 1976 年,分子生物学取得了突飞猛进的进展,人类对基因的复制、转录、翻译等分子过程,以及如何调控这些过程有了相当全面的认识。1953 年,世界著名生物科学家、遗传学家詹姆斯·杜威·沃森(James Dewey Watson)和弗朗西斯·哈利·康普顿·克里克(Francis Harry Compton Crick)在研究 DNA 结构时提出了 DNA 分子的双螺旋结构模型,与相对论、量子力学一起被誉为 20 世纪最重要的三大科学发现[7]。1961 年,弗朗索瓦·雅各布(Francois Jacob)和雅克·吕西安·莫诺(Jacques Lucien Monod)在从事大肠埃希菌 β–半乳糖苷酶活性的诱导研究过程中,阐明了乳糖操纵子在蛋白质生物合成中的调控机制,并提出了操纵子学说,揭示了微生物基因调控的分子机制[8]。

在接下来的 60 多年里,科学家对模式生物的研究成果使得人们对细菌的分子生物学理解取得了显著的进步。模式生物方面的这些研究成果也吸引了许多研究病原体的科学家,他们利用分子遗传学方法展开对模式生物的相关研究。1977 年,美国微生物学家卡尔·沃斯(Carl Woese)率先利用核糖核酸(RNA)研究原核生物的进化关系,提出自然界的生命分为细菌域、古菌域和真核生物域,这就是著名的关于生命起源的"三域学说"。该学说揭示了微生物的系统发育关系,微生物学研究从此进入成熟阶段[9]。此后,DNA 测序、聚合酶链式反应(polymerase chain reaction ,PCR)技术、基因克隆、基因编辑等方法相继诞生,微生物学开始迅速与分子生物学、生物化学、遗传学等学科交叉发展。

1.4 微生物学与其他学科的交叉融合

1.4.1 微生物学与农业

现代农业主要包括两个不同方向,即传统农业和微生物农业。传统农业生产主要依靠化肥、农药、生长激素等技术,是目前主要的农业生产方式,但传统农业可能产生环境污染、土壤板结、生态危机等负面效应;微生物农业是通过微生物工业化工程,分解动植物资源,形成非绿色植物的,不污染环境的新型农业产业。微生物农业可以很好地避免或解决传统农业产生的问题,以保证农业的可持续发展,更利于造福人类。微生物具有极强的分解能力,一些农业废弃物,如稻谷、木屑、泥炭等可以通过微生物进行分解,将分解产物作为饲料。一些细菌还可以对农业废弃物进行分解进而产生微生物肥料,这种肥料可以改善土壤结构,让土壤肥力得到极大提高。微生物农药能够有针对性地杀菌、除草,对农作物不会造成损害,有利于绿色农业发展。还有一些有益细菌,如以假单胞菌和芽孢杆菌为代表的植物根际促生菌(plant growth promoting rhizobacteria,PGPR),它们是革兰氏阴性和革兰氏阳性植物有益菌的原型菌属(表 1.1)。

表 1.1 根瘤菌 – 植物根际促生菌

互接种族	结瘤的根瘤菌	共生的豆科植物
苜蓿族	苜蓿根瘤菌	紫花苜蓿、黄花苜蓿、葫芦巴等
三叶草族	三叶草根瘤菌	红三叶、白三叶、地三叶等
豌豆和野豌豆族	豌豆根瘤菌	各种豌豆、蚕豆、苕子、兵豆、山黎豆、鹰嘴豆等

续表 1.1

互接种族	结瘤的根瘤菌	共生的豆科植物
羽扇豆组	羽扇豆根瘤菌	各种羽扇豆等
豇豆族	豇豆根瘤菌	豇豆、绿豆、赤豆、花生、木豆、山蚂蟥等
大豆族	慢生型大豆根瘤菌	各种大豆
紫云英族	华癸根瘤菌	紫云英

1.4.2　微生物学与工业

随着人类对微生物的深入研究，目前微生物已经广泛应用于工业生产，包括食品、制药、冶金、石油、能源等领域。工业微生物学是微生物学与工程学理论和技术的结合，以微生物为核心，利用科学技术，致力于把相关理论研究转化为可以造福于民的实际产品。利用微生物进行工业制造，具有环境友好、产能稳定及资源再生的优点，目前已成为可持续发展的朝阳产业。微生物富含可应用于工业生产的酶，如超氧化物歧化酶可用于生产保健品和食品添加剂；脂肪酶是化学、制药、食品和环境修复等行业生产中重要的催化剂，等等。由于微生物酶具有稳定性、多样性，以及分布广泛、生长繁殖快的特点，可以利用基因工程技术获得高效、安全的生物酶制剂。常见的产酶微生物有大肠埃希菌、醋酸杆菌、枯草芽孢杆菌、根霉菌和曲霉菌等。此外，微生物在能源领域有巨大潜力，如利用微生物可以提高石油的开采效率；利用微生物发酵能制造沼气、生物柴油、燃料等能源，实现能源的循环利用。微生物的应用使工业生产过程变得清洁、高效，具有可持续性和可再生性。

1.4.3　微生物学与医学

人类使用自然界的天然产物治疗和预防疾病已有上千年历史，微生物的天然产物因其结构多样、活性优良等特点，在临床治疗中具有重要地位。自1928年青霉素被发现以来，已有上百种微生物药物用于治疗细菌感染及肿瘤。微生物药物产业正处于快速发展阶段。我国是抗感染类药物原料的生产大国，青霉素、四环素等药物都已具有完整产业链。

200种小分子抗肿瘤药物约1/3来自微生物天然产物或其衍生物，包括蒽环类、萜类、生物碱类等。酶抑制剂作为微生物的初级代谢或次级代谢产物,利用酶作为药物靶标拓展了探索新抗生素的方法。免疫抑制剂可以治疗器官移植后排异反应和抑制某些自身免疫性疾病的发展。迄今为止,世界上具有明确结构的微生物天然次级代谢产物有2000多个,代谢产物的合成基因一般聚集在一起形成基因簇,根据生物信息学分析结果显示,微生物合成的次级代谢产物基因簇的数量远大于目前已知的天然代谢产物。因此,微生物的次级代谢产物具有巨大的挖掘潜力。在这些研究成果的基础上崛起的合成生物学为对抗日益增多的耐药菌提供了新的思路和方法。该学科能突破天然药物的瓶颈,以已有微生物的代谢途径为基础,设计新的生物合成途径,产生更多天然药物及类似物。

1.4.4 微生物学与基因组学

基因组学(genomics)的概念最早于1986年由美国遗传学家托马斯·H·罗德里克(Thomas H. Roderick)博士提出。基因组学主要研究基因组的结构、功能、进化、定位、编辑等内容,以及它们对生物体的影响。原核生物基因组学始于1995年,*Science*杂志发表了第一株细菌(流感嗜血杆菌)的全基因组序列[10]。作为人类基因组计划模式生物的酵母菌和大肠埃希菌K12的全基因组测序分别于1996年和1997年完成[11-12]。在接下来的二十多年里,原核生物基因组数据库一直在呈指数级增长,并且突破了只能对可培养的微生物进行基因组测序的局限。1998年出现了宏基因组学的概念,该学科又称为环境基因组学,它是对环境中的全部微生物基因组进行研究的学科,突破了以往只聚焦单个个体或者单个物种的局限。

(胡松年　耿佳宁　贺子龙　朱永生)

参考文献

[1] 于湛瑶.中国古代曲蘖酿酒[J].农村.农业.农民(A版),2014(1):59-60.

[2] PASTEUR L, CHAMBERLAND R. Summary report of the experiments conducted at Pouilly-le-Fort, near Melun, on the anthrax vaccination, 1881[J]. Yale J Biol Med,2002 75(1):59-62.

[3] BEADLE G W. Genes and chemical reactions in Neurospora[J]. Science,1959 26,129(3365):1715-9.

[4] AVERY O T, MACLEOD C, ACLYN M. Studies on the chemical nature of the substance inducing transformation of pneumococcal types. Induction of transformation by a desoxyribonucleic acid fraction isolated from Pneumococcus type Ⅲ[J]. 1944. Mol Med, 1995,1(4):344-65.

[5] HERSHEY A,CHASE M. Independent functions of viral protein and nucleic acid in growth of bacteriophage[J]. J. Gen. Physiol, 1952,36, 39-56 .

[6] FRAENKEL-CONRAT H. Degradation of tobacco mosaic virus with acetic acid[J]. Virology, 1957,4(1):1-4.

[7] WATSON J D, CRICK F H C. Molecular structure of nucleic acids; a structure for deoxyribose nucleic acid[J]. Nature, 1953 Apr 25,171(4356):737-8.

[8] JACOB F, MONOD J. Genetic regulatory mechanisms in the synthesis of proteins[J]. J Mol Biol,1961,3:318-56.

[9] WOSE C, FOX G E. Phylogenetic structure of the prokaryotic domain: the primary kingdoms[J]. Proc Natl Acad Sci USA,1977,74:5088-5090.

[10] FLEISCHNANN R D, ADAMS M D, WHITE O, et al. Whole-genome random sequencing and assembly of Haemophilus influenzae Rd[J]. Science, 1995, 269(5223):496-512.

[11] GOFFEAU A, BARRELL BG, BUSSEY H, et al. Life with 6000 genes[J]. Science, 1996, 274(5287):546, 563-7.

[12] BLATTNER F R, PLUNKETT G 3RD, BLOCH C A, et al. The complete genome sequence of Escherichia coli K-12[J]. Science, 1997,277(5331):1453-62.

第 2 章
微生物的分类、鉴定与命名

2.1 微生物的分类

16 至 17 世纪，人类识别的生物种类大大增加，但此时并没有一个统一的命名方法，需要一个较为完善的国际通用标准来进行生物的命名。瑞典生物学家卡尔·冯·林奈(Carl von Linné)编写了全球 7700 多种植物和 4400 多种动物的名录，为现代生物分类学奠定了坚实的基础。1735 年，林奈发表了重要著作《自然系统》(*Systema Naturae*)，在这部作品中，他将所有生物和非生物分为三界——矿物界、植物界和动物界，并采用双名制对生物进行命名(此前就有双名制命名的方法，但是林奈在这本书里将其应用为自然命名的基本规则)。林奈按照界、门、纲、目、属、种来对大自然中的生物进行系统分类、命名：依据雄蕊的数目和特征将植物界分为 24 纲；依据心脏、呼吸器官、生殖器官、皮肤及感觉器官的特征，将动物界分为哺乳纲、鸟纲、两栖纲、鱼纲、昆虫纲、蠕虫纲，共 6 大纲。根据他的分类方法，列文虎克在 1676 年发现的微生物，当时被暂时归类于动物界蠕虫纲(vermes)；另外还有一些细菌、真菌等被归入植物界。林奈在世期间，《自然系统》共推出了 12 版，其中第 1 版仅有 12 页，而 1778 年出版的第 12 版已经有 1327 页，1758 年出版的《自然系统》第 10 版被认为是动物命名法的起点。

1866 年,德国生物学家恩斯特·海因里希·海克尔(Ernst Heinrich Haeckel)从进化观点在两界分类系统的基础上又增加了一个原生生物界(protista),包括前面提到的放在植物界和动物界的分类含糊的微小生物等。1967 年,德国生物学家罗伯特·H·惠特克(Robert H. Whittaker)根据有无核膜结构和细胞多少提出了将生物分为原核生物界(monera)、原生生物界(protista)、真菌界(fungi)、植物界(plantae)、动物界(animalia)的五界系统。我国著名昆虫学家陈世骧于 1979 年提出在五界系统基础上增设一个病毒界,将生物分为六界[1]。20 世纪 70 年代末,由美国伊利诺斯大学的卡尔·沃斯等人通过对大量微生物和其他生物进行 16S rRNA 和 18S rRNA 的测序和同源分析,提出了三域理论。该系统将生物分为古菌域、细菌域、真核生物域(图 2.1)。目前生物的分类等级依次为界(kingdom)、门(phylum)、纲(class)、目(order)、科(family)、属(genus)、种(species)。生物学性状基本相同的群体归成一个种,性状相近、关系密切的若干种组成一个属,相近的属归为一科,依次类推。在两个等级之间,可添加次要的分类单位,如亚门、亚纲、亚属和亚种等。

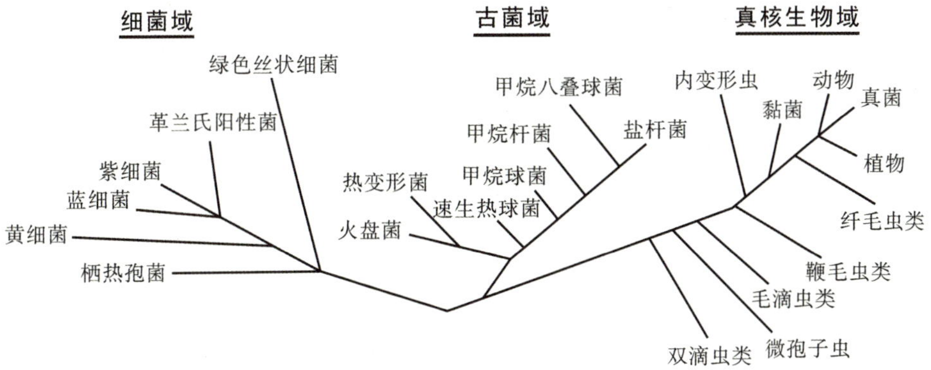

图 2.1　三域理论示意图

2.2　细菌命名及代表物种

2.2.1　细菌命名规则

为了使细菌的名称能够在国际上通用,国际微生物学会联合会(International

Union of Microbiological Societies, IUMS）成立了国际系统细菌学委员会（International Committee on Systematic Bacteriology, ICSB），通过不断地讨论及审议，于第三届国际微生物学大会拟定并通过了《国际细菌命名法规》（*International Code of Nomenclature of Bacteria*）。于第十五届国际微生物学大会全体会议通过的《国际细菌命名法规》1990年修订本，是目前公认的细菌命名法规。根据法规，细菌的学名使用双名法，即由一个属名和一个种名构成，使用拉丁文的形式，属名的首字母需要大写，其余均小写，两者在出版物中均用斜体表示。细菌学名的中文译名与拉丁文的名字顺序相反，即中文名称种名在前属名在后，如肠道沙门菌（*Salmonella enterica*）、副溶血性弧菌（*Vibrio parahemolyticus*）。如果一株菌仅能确定属名，未能确定种名，则需要在属名后加上“sp.”，如果是同属的未确定种名的多株菌则需要在属名后加上“spp.”，如 *Salmonella* sp. 或者 *Salmonella* spp.。命名法规定，新的细菌名称必须在国际系统细菌学杂志（*International Journal of Systematic Bacteriology*）发表后，经过国际系统细菌学委员会公布，菌名批准目录刊登后才能正式应用。凡有关细菌研究的学术论文必须使用上述正式命名的细菌学名。如果细菌名称以前在其他出版物中发表过，则需要在国际系统细菌学杂志上公布。国际系统细菌学杂志还应对命名分类群进行描述，或引用先前有效发表的描述，并且需要指定命名分类群的类型。

美国细菌学教授伯杰（D. Bergey）及其同事编写了《伯杰氏鉴定细菌学手册》（*Bergey's Manual of Determinative Bacteriology*），该书自1923年问世以来修订过8次，目前出版至第9版。近年来，细胞学、遗传学和分子生物学的快速发展大大促进了细菌分类学的发展，使分类系统与真正反映亲缘关系的自然体系日趋接近，第9版手册中新的分类单元的数量也由此大大增加，提高了手册的实用性。手册中还阐述了各类细菌间的关系，所以更改书名为《伯杰氏系统细菌学手册》（*Bergey's Manual of Systematic Bacteriology*）。《伯杰氏系统细菌学手册》第2版共分5卷，其分类理论基础是三域理论，将分类学建立在16S rRNA基因系统发育学的基础上，内容包括古菌域和细菌域的全部分类系统。前4卷收录了细菌域和古菌域中的23个门，第5卷则主要介绍放线菌门。

2.2.2 细菌代表物种

2.2.2.1 不同形态的细菌

1. 球菌

球菌(coccus)是一类细胞呈现球形或者近似球形的细菌,传统观念认为细菌的形态是由细胞壁决定的,细胞壁起着外部支架的作用。球菌繁殖时,根据细胞分裂的方向以及分裂后子代细胞间相互黏附的松紧程度和组合状态,可以观察到不同组合方式,如单球菌、双球菌、链球菌、四联球菌、八叠球菌等。具有真正球形细胞的有机体有片球菌、微球菌、奇异球菌、葡萄球菌或奈瑟球菌属(*Neisseria*)。除长奈瑟菌(*Neisseria elongata*)外,它们通常在连续的分裂周期中,在2个或3个交替的垂直面上分裂。此外,细胞为细长椭球体的生物体,如肠球菌、链球菌或乳球菌以及其他一些属,如乳杆菌属(*Lactovum*)、明串珠菌属(*Leuconostoc*)、魏氏菌属(*Weissella*)、乳球菌属(*Oenococcus*)、蜜蜂球菌属(*Melissococcus*)、漫游球菌属(*Vagococcus*),它们在连续的平行平面上分裂,垂直于它们的长轴,目前还没有公认的术语来区分椭球细菌和球形球菌。

2. 杆菌

杆菌(bacillus)呈杆状,是种类最多的细菌类型。各种杆菌的大小和形状各异,大多数中等大小的杆菌长2~5μm,宽0.3~1μm。大杆菌,如炭疽杆菌(*Bacillus anthracis*),长3~5μm,宽1.0~1.3μm;小杆菌,如野兔热杆菌(*Francisella tularensis*),长0.3~0.7μm,宽约0.2μm。大多数菌体的形态呈直杆状,也有的菌体呈微弯曲状态。多数菌体两端钝圆,少数菌体两端平齐(如炭疽杆菌),部分菌体两端尖细(如梭杆菌)或末端膨大呈棒状(如白喉棒状杆菌)。按照杆菌的形态可分为短杆状杆菌、长杆状杆菌、棒状杆菌、梭状杆菌、月亮状杆菌、竹节状杆菌等;按细胞繁殖后的排列方式则分为链状杆菌、栅状杆菌等。

3. 螺菌

螺菌(spirilla)为形态弯曲的杆菌,根据其弯曲的程度可分为弧菌(vibrio)、螺旋菌(spirillum)、螺旋体(spirochaeta)。其中弧菌菌体呈弧形或逗号形,旋转周数不满1环,如霍乱弧菌(*Vibrio cholerae*)、逗号弧菌(*Vibrio comma*);螺旋菌菌体回旋呈螺旋状,旋转周数为2~6环,如小螺菌(*Spirillum minor*);螺旋体菌体柔软,旋转周数多在6环以上，如梅毒螺旋体。

2.2.2.2 革兰氏阴性菌

革兰氏阴性菌是革兰氏染色后呈红色的细菌，其肽聚糖层薄，无磷酸壁，有外膜和脂多糖，类脂和脂蛋白含量高，鞭毛基体上着生 4 个环，可产生内毒素，对机械力的抗性弱，细胞壁抗溶菌酶的能力强。常见的革兰氏阴性菌包括大肠埃希菌、铜绿假单胞菌、沙门菌、志贺菌、变形杆菌等。

1. 大肠埃希菌

大肠埃希菌(*Escherichia coli*)属于肠杆菌科，其主要“栖息”在包括人类在内的温血动物的下肠道内，通过粪便或废水排放到环境中。大肠埃希菌可引起人类和动物的感染性疾病，如肠炎、尿路感染、败血症、新生儿脑膜炎等。在适宜的条件下，大肠埃希菌生长迅速，约 20 分钟即可复制一代。根据其毒力因子的类型和宿主的临床症状，大肠埃希菌菌株被划分为 7 种肠源性致病类型：肠致病性大肠埃希菌(enteropathogenic *E. coli*, EPEC)、肠出血性大肠埃希菌(enterohemor-rhagic *E. coli*, EHEC)、产肠毒素性大肠埃希菌(enterotoxigenic *E. coli*, ETEC)、肠聚集性大肠埃希菌(enteroaggregative *E. coli*, EAEC)、弥散黏附性大肠埃希菌(diffusely adherent *E. coli*, DAEC)、肠侵袭性大肠埃希菌(enteroInvasive *E. coli*, EIEC)、黏附性侵袭性大肠埃希菌(adherent invasive *E. coli*, AIEC)。另外，还有 3 种肠外致病菌株：尿道致病性大肠埃希菌(uropathogenic *E. coli*, UPEC)、新生儿脑膜炎大肠埃希菌(neonatal meningitis *E. coli*, NMEC)、败血症性大肠埃希菌(septicemic *E. coli*, SEC)。上述肠道病原体污染食物或水后，通过粪－口途径传播，EPEC 菌株主要引起儿童腹泻(特别是在卫生条件差的情况下)。EHEC 是一种典型的食源性致病菌，可引起出血性结肠炎，典型的 EHEC 菌株能产生与志贺毒素类似的志贺样毒素，因此也称为产志贺样毒素的大肠埃希菌，它是迄今已知的毒性最强的致泻性大肠埃希菌，同时也是全球旅行者腹泻的第二大致病菌。肠出血性肠炎与发展中国家儿童腹泻和艾滋病患者的腹泻有关。ETEC 是导致旅行者腹泻的最常见致病菌，任何年龄段的人感染后都会出现轻度至重度水样腹泻。EAEC 菌株与人类持续性腹泻有关，并被认为是导致几次全球腹泻性疾病暴发的病原菌。DAEC 常引起儿童腹泻。EIEC 常引起儿童和成人的水样腹泻，偶尔引起痢疾，EIEC 菌株与志贺菌关系密切。AIEC 是一种新的致病菌类型，与克罗恩病密切相关。

2. 铜绿假单胞菌

铜绿假单胞菌（*Pseudomonas aeruginosa*）属于假单胞菌科，是一种杆状、需氧、无芽孢形成的条件致病菌。铜绿假单胞菌在非生物和生物环境中均可存活，在土壤、水生环境及动植物组织中都可检出。铜绿假单胞菌是最常见的导致医院获得性感染的病原菌，对免疫力低下或免疫缺陷的患者可造成严重感染，甚至危及生命。尤其是对儿童危重患者及高龄危重患者，除导致医院获得性肺炎（hospital acquired pneumonia，HAP）以外，还能引起呼吸机相关性肺炎、胃肠道感染、尿路感染、皮肤感染、软组织感染、囊性纤维化患者的呼吸系统感染、骨和关节感染等。铜绿假单胞菌常在医院的水槽、卫生间等处被检出，也可来自医疗设备，如透析设备、呼吸机、麻醉设备和蒸发器等。

3. 沙门菌

沙门菌（*Salmonella*）是革兰氏阴性兼性厌氧菌属，有鞭毛。自 1885 年美国科学家丹尼尔·埃尔默·萨尔蒙（Daniel Elmer Salmon）和西奥博尔德·史密斯（Theobald Smith）发现沙门菌以来，沙门菌与大肠埃希菌已成为学者们研究最多的微生物。引起关注的主要原因是沙门菌是一种世界性的食源性致病菌，是导致人类胃肠道感染的重要病原菌。沙门菌属分为两个不同的种，即邦戈里沙门菌（*Salmonella bongori*）和肠道沙门菌（*Salmonella enterica*），其中肠道沙门菌分为 6 个不同的亚种：肠道亚种（*Enterica*（Ⅰ））、萨拉姆亚种（*Salamae*（Ⅱ））、亚利桑那亚种（*Arizonae*（Ⅲ *a*））、双相亚利桑那亚种（*Diarizonae*（Ⅲ *b*））、豪顿亚种（*Houtenae*（Ⅳ））和因迪卡亚种（*Indica*（Ⅵ））。帮戈里沙门菌由 22 个血清型组成，相关研究很少，因为它们主要与冷血动物有关，人类感染非常罕见。

4. 志贺菌

志贺菌（*Shigella*）是肠杆菌科的一个属，包括 4 个种，即痢疾志贺菌（*Salmonella dysenteriae*）、福氏志贺菌（*Salmonella flexneri*）、鲍迪氏志贺菌（*Salmonella boydii*）、宋内氏志贺菌（*Salmonella sonnei*）。志贺菌感染人体后，常导致严重的水样或黏液样或血性腹泻，这种临床表现是志贺菌入侵和破坏肠黏膜上皮的结果。鲍迪氏志贺菌感染在印度次大陆以外并不常见，目前关于这一物种的流行病学数据有限。1987 年，研究人员首次分离出痢疾志贺菌，它导致了全球多次大范围痢疾流行，但是在目前的监测中这种细菌很少被检出，其检出率下降可能是由于卫生条件改善和抗菌药物的应用。目前,全球流行的志贺菌主要是宋内氏志贺菌和福氏志贺菌。

5. 变形杆菌

变形杆菌(*Proteus*)是肠杆菌科的革兰氏阴性菌,呈短(1.5 ~ 2μm)直杆状,有“游动”和“成群”两种形态。变形杆菌属是胃肠道微生物群的常见共生菌群,该属目前包括奇异变形杆菌(*Proteus mirabilis*)、普通变形杆菌(*Proteus vulgaris*)、潘氏变形杆菌(*Proteus penneri*)、豪氏变形杆菌(*Proteus hauseri*)、产黏变形杆菌(*Proteus myxofaciens*)等。通常情况下,普通变形杆菌、奇异变形杆菌和潘氏变形杆菌以各种组合在人类肠道定植,但它们所占的比例不到健康受试者肠道微生物群的 0.05%。虽然变形杆菌属被广泛认为是致病菌,肠道是这些细菌的储存库,但对该菌属的研究重点不仅包括肠道表现,还有其在下尿路感染中的作用。

2.2.2.3 革兰氏阳性菌

革兰氏阳性菌是革兰氏染色后呈深蓝或紫色的细菌,其肽聚糖层厚且层次多,多数含有磷酸壁,无外膜和脂多糖,类脂和脂蛋白含量低,鞭毛基体上着生 2 个环,主要产外毒素,对机械力的抗性强,细胞壁抗溶菌酶的能力弱。常见的革兰氏阳性菌有炭疽杆菌、白喉棒状杆菌、破伤风梭菌、肺炎链球菌等。

1. 炭疽杆菌

炭疽杆菌(*Bacillus anthracis*)是一种能形成孢子的革兰氏阳性菌,其以两种形态存在——休眠孢子和活跃生长的无性细胞。炭疽杆菌通过致死因子(LF)和水肿因子(EF)获得特殊的毒力,是威胁全世界人类和动物生命健康的致病菌,食草动物最易感,它们通过摄取土壤中或饲料中的孢子而感染。感染炭疽杆菌的动物和因炭疽死亡的动物尸体是主要传染源,又因为炭疽芽孢对环境具有很强的抵抗力,因此造成对土壤、水源、草地等的长期污染,使其成为持久的疫源地。近些年来,通过积极实施防控措施,特别是严格禁止掩埋动物尸体和屠宰病畜,以及 20 世纪前半叶的大型动物疫苗接种,已大大降低了许多工业化地区的炭疽发病率。人类通常通过接触受感染的动物,或因职业等原因接触受污染的动物产品而感染。人类感染者根据感染的途径不同,分为皮肤炭疽、消化道炭疽和肺炭疽 3 种类型。

2. 白喉棒状杆菌

白喉棒状杆菌(*Corynebacterium diphtheriae*)属于棒状杆菌属。产毒白喉棒状杆菌是导致人类白喉的病原菌。白喉是一种由毒素介导的上呼吸道疾病，其特征是扁桃体、口部有炎性假膜形成，患者表现为咽痛、高热，严重者可导致死亡。白喉类毒素疫苗研制成功后，白喉疫情已得到有效控制。然而，自 1990 年以来，仍有部分国家出现了白喉的暴发。有报道显示 55 个国家有相当高的发病率和死亡率，对此我们仍需要保持警惕。非产毒白喉杆菌菌株（缺乏 *tox* 基因的菌株）可引起严重的咽炎和扁桃体炎、心内膜炎、感染性关节炎和骨髓炎，其流行逐渐成为一个全球性的公共卫生问题。

3. 破伤风梭菌

破伤风梭菌（*Clostridium tetani*）为革兰氏阳性厌氧菌，以孢子形式存在于环境中（通常存在于土壤中）。破伤风孢子可以在厌氧或有氧条件下于复杂的介质中萌发。目前已从人类粪便和动物粪便中分离出多株破伤风梭菌。破伤风是由破伤风梭菌产生的破伤风毒素引起的一种以痉挛性瘫痪为特征的人类和动物神经系统疾病。引起这种疾病最常见的原因是伤口接触到被破伤风梭菌孢子污染的土壤。马、羊和人对破伤风毒素高度敏感，而牛、狗和猫则具有抵抗力。破伤风的诊断主要基于特征性临床症状及体征，在伤口部位检出破伤风梭菌通常很困难。

4. 肺炎链球菌

肺炎链球菌（*Streptococcus pneumoniae*）是一种菌体似矛头状，成双或短链状排列的椭圆形革兰氏阳性双球菌。肺炎链球菌定植于人的鼻咽部，是一种共生细菌，虽然携带者通常没有症状，但肺炎链球菌可以因感染者抵抗力下降等因素变得具有侵袭性，并从上呼吸道播散到其他器官，导致严重的感染性疾病。肺炎链球菌是细菌性脑膜炎的主要致病菌，占美国及欧洲各国脑膜炎病例的 2/3。该菌的致病物质包括多糖壳、表面蛋白、酶，以及肺炎链球菌溶血素。侵袭性肺炎链球菌病具有一定的隐蔽性，在免疫系统不发达或受损的个体中流行，如婴儿、老年人和艾滋病患者，通常发生在呼吸道感染后，且与高死亡率有关。肺炎链球菌对许多常用抗生素具有耐药性，再加上耐药菌株的高传播力，加剧了对人类健康的损害。

2.2.2.4　放线菌门

放线菌是一类能够形成分枝菌丝和分生孢子的特殊类群，其呈菌丝状生长，主要以孢子繁殖，因菌落形态呈放射状而得名，是自然界中最多样化的细菌之一。放线菌的起源可以追溯到约 27 亿年前，早于大气的氧化（约 23 亿年前），与其他细菌门相比放线菌门的基因组大，平均基因组大小超过5兆碱基（Mb）。但其基因组大小的差异很大，例如，一些热带真菌的基因组大小不到1Mb，而少数链霉菌的基因组大小超过12Mb。放线菌门属于革兰氏阳性菌且G+C含量很高，其中链霉菌属、假单胞菌属等的G+C含量均在70%以上。所有放线菌都只有一条染色体，但大质粒并不少见，染色体的原始状态大多是环形，但戈登杆菌属、动球菌属、红球菌属和链霉菌属都有线性染色体，这些染色体在每个属中独立进化。放线菌对人类健康做出了重大的贡献，它们生产的化合物是众多药物（如抗生素）的原料。基于其对生物医学的影响，放线菌不像大多数细菌门那样“默默无闻”，人类获得了对它们的遗传学、分子生物学和生物化学的大量科学研究成果。常见的放线菌门细菌有双歧杆菌属、诺卡菌属等。

1. 双歧杆菌属

双歧杆菌（*Bifidobacterium*）是非还原性的多样性细菌菌属，为革兰氏阳性厌氧菌。其特点为不能移动、无芽孢，过氧化氢酶阴性，具有单细胞、链状、聚合物形、“V”形、“Y”形或栅栏形等多种排列形式，是人和动物肠道中的正常菌群。目前已从6个不同的生态位中分离出该菌，包括人的血液及肠道、动物的肠道及口腔、污水、食品。“栖息”于每个生态位的双歧杆菌多样性不同，例如史卡杜维双歧杆菌（*Bifidobacterium scardovii*）存在于人的血液中，动物双歧杆菌乳酸亚种（*Bifidobacterium animalis* subsp. Lactis）存在于食品中，最小双歧杆菌（*Bifidobacterium minimum*）和嗜热双歧杆菌（*Bifidobacterium thermacidophilum*）存在于污水中。双歧杆菌属由50多个种组成，只有10个种在人体中被发现。人类肠道中主要的双歧杆菌包括两歧双歧杆菌（*Bifidobacterium bifidum*）、婴儿双歧杆菌（*Bifidobacterium infantis*）、青少年双歧杆菌（*Bifidobacterium adolescentis*）和长双歧杆菌（*Bifidobacterium longum*），口腔中主要的双歧杆菌包括齿双歧杆菌（*Bifidobacterium dentium*）、短双歧杆菌（*Bifidobacterium breve*）、异形双歧杆菌（*Bifidobacterium inopinatum*）。据报道，双歧杆菌能产生人体所需的重要维生素，如维生素B_1、维生素B_2、维生素B_6、维生素K、叶酸、烟酸和吡哆醇；然而，双歧杆菌对人体营养的整体影响尚不清楚。双歧杆菌还可以通过降低胃内的pH值和促进矿物质电离来提高某些矿物质（如钙、锌和铁）的生物利用率。研究表明，双歧杆菌及乳杆菌均为益生菌，能生产醋酸、乳酸、少量甲酸和一些抗菌物质，可用于治疗肠道菌群失调。

2. 诺卡菌属

诺卡菌属（*Nocardia*）细菌属于革兰氏阳性需氧菌，存在于水生生境和陆地生境中，并显示出广泛的生物学功能。诺卡菌产生的初生菌丝体可以分裂成杆状或球状分子。当在标准的琼脂培养基上生长时，它们形成光滑或粗糙、凸起或不规则的菌落，并显示出一系列颜色，包括米色、棕色、浅黄色、橙色、粉色、红色和黄色。像棒状细菌目的其他属一样，诺卡菌具有典型的特性，即在细胞膜上结合由 46 ~ 64 个碳原子和多达 4 个双键组成的真菌酸。部分诺卡菌会引起感染性疾病，如肺诺卡菌病。此外，诺卡菌属的成员表现出巨大的代谢多样性。一方面，从该属的成员中分离到的许多次生代谢物具有抗菌、抗肿瘤、抗氧化和免疫抑制等多种生物活性；另一方面，许多隶属于诺卡菌属的菌种能够降解或转化脂肪族和芳香族的有毒碳氢化合物、天然聚合物、合成聚合物，以及其他广泛存在的环境污染物，其中星状诺卡菌（*Nocardia asteroides*）是该属的模式种，也是人类标本中最常见的诺卡菌。

2.3 古菌命名及代表物种

2.3.1 古菌命名规则

最初，所有单细胞、非真核微生物都被归类为“原核生物”。1977 年美国微生物学家卡尔·沃斯等人通过 16S rRNA 和 18S rRNA 的寡核苷酸测序发现了一个新的生物类群。当时原核生物（被认为是细菌的同义词）分为两大类——真细菌和古细菌[3]。但由于古细菌同真细菌间存在根本性差别，他们又把真细菌、古细菌和真核生物各称为一个“域”（domain），作为比界（kingdom）更高一级的分类系统，分别命名为细菌域（bacteria）、古细菌（现称“古菌”）域和真核生物域。古菌为微生物生理学研究和基因组分析提供了大量的培养代表菌株，按照《伯杰氏系统细菌学手册》第 2 版第 1 卷内容，目前古菌被分为 2 门 8 纲，分别为泉古菌门 1 纲、广古菌门 7 纲。

2.3.2 古菌代表物种

2.3.2.1 泉古菌门

泉古菌门（*Crenarchaeota*）是古菌的一个大的分支，可能是最早的生命形式，其中包括很多极端嗜热菌株，在海洋里的某些超微浮游生物中占有相当大的比例。泉古菌来自高温的陆地和海洋，如延胡索酸火叶菌（*Pyrolobus fumarii*）是能在温度高达 113℃ 的环境中生长的超嗜热菌。系统发育树显示泉古菌的分支相对较短，接近古菌的基部，因此推测其可能是最早出现的古菌。按照《伯杰氏系统细菌学手册》，目前泉古菌门只有热变形菌纲 1 纲及下属暖球形菌目（*Caldisphaerales*）、除硫球菌目（*Desulfurococcales*）、硫化叶菌目（*Sulfolobales*）、热变形菌目（*Thermoproteales*）4 目。

热变形菌纲中的硫化叶菌（*Sulfolobus*）是最早被发现的嗜酸热微生物之一，它是一大类需氧型古菌，通常生长在富含硫元素的地热地区。硫化叶菌属物种适宜生长在 75～80℃ 和 pH 值在 3 左右的环境中。嗜热的硫化叶菌还可生产多种重要产物，如极端酵素、海藻糖及考古素。近年来，基于该属的基因工具发展迅速，为基础科学和生物技术应用创造了新的可能性[4]。最近，有研究者开发出了一种限定的培养介质，即“维也纳限定的培养基”或“VD 培养基”，让硫化叶菌在实验室中得以规模化培养，使其成为新古生物和适应极端环境的模式生物。

热变形菌属（*Thermoproteus*）为热变形菌目热变形菌科的另一个属，属于革兰氏阴性菌，通常存在于 80℃ 以上的环境中，如硫黄热泉和泥浆洞。热变形菌属主要包括：*Thermoprous tenax*、*Thermoprous Neutrophus* 和 *Thermoprous uzoniensis* 等。*Thermoprous tenax* 是最早的嗜热古生菌之一，该菌的生存依赖硫元素，最适生长温度为 86℃，最适 pH 值为 5.6，并且它还是一种模式生物，常用于研究碳水化合物核心代谢系统对自养和异养生长条件（糖酵解/糖异生开关）的调节[5]。

2.3.2.2　广古菌门

广古菌门（*Euryarchaeota*）包含了大多数古菌。1958 年，首次公布的甲烷杆菌目古菌分离物是从牛的瘤胃中获得的。1970 年，托马斯 · 布罗克（Thomas Brock）的实验室分离出了热浆亚纲的一个成员，比卡尔 · 沃斯、乔治 · 福克斯（George Fox）首次描述古菌的时间早了几年。热原体纲（*Thermoplasmata*）、热球菌纲（*Thermococci*）和古球菌纲（*Archaeoglobi*）等极端微生物的发现为该菌门的研究和基因组分析提供了许多培养代表菌株，这些古生物的发现也促进了人们对生活在极端条件下生物适应性的了解。例如，有研究证明甲烷嗜热菌（*Methanopyus kandleri*）可以在高达 122℃ 的温度和高压下保持生长，提高了地球生命可耐受的温度上限[6]。近年来，原位地球化学和组学研究表明,广古菌门不仅参与甲烷的产生,还参与厌氧甲烷氧化。此外,这些古菌也参与短链碳氢化合物的厌氧氧化,表明这些微生物在生物地球化学循环过程中扮演着重要的角色,且程度远远超过我们以往的认知。

甲烷形成的过程被称为产甲烷作用,所有产生甲烷的微生物都被称为产甲烷菌。产甲烷菌是严格的厌氧菌,在有氧条件下不生长,产甲烷也是地球上最古老的代谢方式之一[7]。产甲烷是一种厌氧呼吸作用,甲烷作为代谢的最终产物。在有氧呼吸中,葡萄糖等有机物被氧化成 CO_2,氧气被还原成 H_2O。相反,在氢营养甲烷生成的过程中,H_2 被氧化为 H^+,而 CO_2 被还原为 CH_4。尽管在原理上与其他类型的呼吸作用相似,但产甲烷作用有一些独有的特征,即能量产量很低,每进行一次产甲烷作用只能生成≤1 个 ATP,而且只有产甲烷菌(能够专门进行这种代谢的生物)才能进行生物甲烷生产。

盐杆菌属(*Halobacterium*)为盐杆菌目盐杆菌科的革兰氏阴性菌。嗜盐杆菌(*Halobacterium salinarum*)是盐杆菌属的模式菌种[8]。嗜盐杆菌是古菌的成员,约 1 个世纪前从咸鱼中分离出来,其生长在氯化钠浓度接近饱和的环境中,如盐湖、盐场以及腐败的盐制品等。嗜盐杆菌可以清洁碳氢化合物污染的高盐水体,原理是通过利用菌体在非晶体存在的固体表面上形成生物膜来去除污染物。

2.4 真菌命名及代表物种

2.4.1 真菌命名规则

为了规范真菌的命名,过去遵循《国际植物学命名法规》,该规则以双名制为基础对真菌进行命名。真菌生长发育到一定程度后,会进入两种不同的繁殖阶段——有性繁殖或无性繁殖。两种繁殖阶段中,真菌的命名和分类是依照双名制进行的,据此为同一物种的无性形态和有性形态创造了不同名称,使物种分类变得更加复杂。随着研究的深入,这种方法被认为是过时的。2011 年,国际植物学大会废除了双名制规则,基于一菌一名的原则,产生了新的命名规则——《国际藻类、菌物和植物命名法规》(*International Code of Nomenclature for Algae, Fungi and Plants*)。目前,真菌和类真菌生物的命名均遵循此规则。

2.4.2 真菌代表物种

1. 酵母菌

酵母菌(Yeast)是一类兼性厌氧的单细胞真菌,具有耐高温、代谢效率高及适应能力强等特点。酵母菌的细胞器可以在不同环境条件下发生不同变化,以适应自身生存需要。多数酵母菌通过形成子囊、子囊孢子的方式进行有性繁殖,少数酵母菌通过芽殖的方式进行无性繁殖。酵母菌生长的最适 pH 值为 5.0。酵母菌含有多种天然蛋白质和维生素,同时因其发酵过程中能够生成 CO_2,常作为膨松剂和发酵剂用于食品加工。酵母菌具有较大的比表面积,分泌的胞外聚合物使其具备一定的吸附能力,因此酵母菌也有着处理重金属废水的潜力。在生物学领域,酿酒酵母(*Saccharomyces cerevisiae*)基于其易于培养和繁殖迅速的特点,也被作为一种模式生物得到充分研究。益生菌一般被定义为摄入足够数量时可以对宿主产生健康益处的活性微生物。研究表明,布拉氏酵母菌(*Saccharomyces boulardii*)具有益生作用,其能够抑制金黄色葡萄球菌(*Staphylococcus aureus*)、大肠埃希菌、沙门菌等致病菌的侵袭,同时布拉氏酵母菌也被用于治疗抗生素相关腹泻(antibiotic-associated diarrhea,AAD)。

2. 白假丝酵母菌

白假丝酵母菌(*Candida albicans*),是人体内的常见真菌,主要定植在消化道和阴道。与消化道的其他细菌不同,白假丝酵母菌从人体口腔开始至肛门都可生长。正常情况下,白假丝酵母菌对健康个体并无危害,与人类处于共生状态。但是当人体免疫力下降,白假丝酵母菌将有机会大量繁殖并达到一定数量,可能引起假丝酵母菌血症和弥散性假丝酵母菌病,威胁人体健康,两种疾病死亡率均在 30% ~50% 。白假丝酵母菌会经过黏附、聚集、成熟和扩散四个阶段形成生物膜,这种生物膜能够为膜内的微生物提供适宜的生存环境。生物膜一旦形成就很难去除,生物膜的部分成分可以提高白假丝酵母菌的耐药性,生物膜内微生物之间也会发生基因水平转移及物质交换,这些因素使治疗白假丝酵母菌感染变得更加困难。除消化道外,白假丝酵母菌还常存在于女性阴道中,约 75% 的女性一生中至少会患一次阴道白假丝酵母菌病。白假丝酵母菌能够以酵母、菌丝和假菌丝的形式生长,这是其生长繁殖过程的重要特征,其中菌丝在其侵袭上皮细胞和造成组织损伤方面有重要作用。氟康唑是一种抗真菌药物,在治疗白假丝酵母菌感染方面有良好的疗效且毒性较低,为治疗白假丝酵母菌病的首选药物，但由于氟康唑为抑菌药，不能杀灭白假丝酵母菌，长期应用可以导致其耐药性不断提高。尝试增强氟康唑的抑菌能力，或将抗真菌药和非抗真菌药联用已成为目前抗真菌治疗关注的重点。

3. 新型隐球菌

新型隐球菌（*Cryptococcus neoformans*）主要呈球形，有荚膜（重要致病因子）包被，通常经过出芽进行繁殖，在自然界中广泛分布。新型隐球菌是一种条件致病菌，感染性孢子很容易通过呼吸道进入人体，在免疫力低下的人群中可能诱发隐球菌性脑膜炎。据报道，这种疾病已导致全球 15% 的艾滋病患者死亡。荚膜和黑色素是新型隐球菌的两种致病因子：荚膜能够帮助其抵御宿主免疫细胞的吞噬，抑制抗体产生，减轻周围环境压力，缺失荚膜则会导致毒力缺陷；在新型隐球菌感染过程中其不断地分泌、积累黑色素，以降低抗真菌药物的敏感性。通常可以使用两性霉素 B、氟胞嘧啶及伏立康唑等抗真菌药物治疗新型隐球菌感染。参与构成人体免疫系统的三道防线在面对新型隐球菌感染时同样有效，提高机体免疫力是预防隐球菌病的关键。

4. 烟曲霉

自然界中的烟曲霉（*Aspergillus fumigatus*）是一种营腐生生活的真菌，存在于土壤中，主要以无性孢子的形式繁殖，它能够从无生命的动物及植物中汲取营养，在碳和氮的循环中发挥重要作用。适宜烟曲霉生活的温度和 pH 值范围较广，因此在许多环境中都能分离出烟曲霉，包括空气和土壤。人体很容易吸入烟曲霉孢子，但烟曲霉一般不会定植在人类呼吸道。有数据表明，37% 的健康成人肺活检样本含有烟曲霉 DNA。烟曲霉是最常见的可导致曲霉病和过敏性疾病的曲霉菌，在免疫功能低下的个体中，烟曲霉的定植和侵染容易诱发真菌致敏性哮喘、过敏性支气管肺曲霉病及侵袭性肺曲霉病等。目前侵袭性肺曲霉病的流行性已经超过侵袭性假丝酵母菌病。烟曲霉能够产生丝氨酸蛋白酶、金属蛋白酶、天冬氨酸蛋白酶等多种酶，这些酶不仅能满足自身的生长需要，还有可能作为宿主必需的营养物质。烟曲霉的细胞形态可以在营养菌丝、无性孢子和休眠孢子之间切换，以满足自身摄取养分、扩散传播及长期生存的需要。细胞壁在烟曲霉的生长和侵染过程中发挥重要作用，其结构和组分会随着环境变化而变化，主要成分为糖蛋白和多糖，其中多糖含量达 90%，包括 β－1,3－葡聚糖、几丁质、半乳甘露聚糖等。β－1,3－葡聚糖和半乳甘露聚糖是重要的病原相关模式分子，可以被免疫细胞表面受体识别，从而激活人体免疫系统；几丁质能够使细胞壁坚固而稳定。在我国，临床上主要使用伊曲康唑、伏立康唑、泊沙康唑来治疗侵袭性曲霉病。烟曲霉同样可以通过外排泵和形成生物膜等方式提高自身耐药性。

5. 红色毛癣菌

红色毛癣菌（*Trichophyton rubrum*）属于毛癣菌属，是一种常见的皮肤癣菌。红色毛癣菌是皮肤癣菌病的主要致病菌，约占总病例的 80%。皮肤癣菌病是浅表的真菌感染，主要局限于皮肤、头发和指甲等角质化组织，但其有可能导致免疫功能低下患者的侵袭性甚至全身性疾病。临床上治疗皮肤癣菌病常用伊曲康唑、阿莫罗芬、特比奈芬等传统药物进行治疗。目前也开发出采用特定波长的光照射患处以诱导局部细胞死亡的光动力疗法，以及通过照射激光促进真菌热分解的激光疗法。

2.5 病毒命名及代表物种

2.5.1 病毒命名规则

病毒的俗名通常由宿主俗名结合感染特点构成，比如“烟草花叶病毒”。也有根据发现地名（如马尔堡病毒）、发现者姓名（如马雷克氏病毒）、病毒形态特点（如冠状病毒）、病毒感染症状（如脊髓灰质炎病毒）、字母数字（如 T2 噬菌体）等对病毒进行命名，同一种病毒可能有多个名字。

2017 年，国际病毒分类委员会（International Committee on Taxonomy of Viruses，ICTV）针对病毒的分类与命名，发布了第 10 次病毒分类报告，将病毒分为 122 个科、35 个亚科和 735 个属。ICTV 制定了病毒的分类阶元，没有使用界、门、纲，仅采用目、科（亚科）、属、种进行分类，其英文后缀名分别为“virales”“viridae（virinae）”“virus”。国际专家小组负责种以下病毒的具体命名。在书写方面，病毒目、科（亚科）、属、种水平的名称需要斜体，且首字母大写。同时除专有名词外，其他单词首字母需要小写。

病毒结构简单，仅由蛋白质外壳和遗传物质组成，只有依赖宿主细胞才能完成自身的生命活动。目前，从原核生物、真核生物、脊椎动物，以及人体中均分离出了病毒，根据宿主的不同，病毒可以分为细菌病毒、真菌病毒、植物病毒和动物病毒。

2.5.2 病毒代表物种

T4 噬菌体是 T 类噬菌体的典型代表，是一种侵袭细菌的病毒，宿主菌是大肠埃希菌。T4 噬菌体基因组序列总长为 168903bp，包含约 300 个基因，其中只有 62 个是必需基因。T4 噬菌体主要由头部、尾部和尾丝组成。头部是一个长 115nm，宽 85nm 的二十面体，主要由 gp23、gp24、gp20 三种必需衣壳蛋白和两种非必需的外部衣壳蛋白 Hoc、Soc 组成。多个 gp23 和 gp24 分别形成六聚体和五聚体，gp20 作为门户蛋白启动组装头部并包装基因组，Hoc 能够为噬菌体提供生存优势，Soc 则可以在恶劣环境下保持噬菌体头部的稳定。尾部和尾丝是参与 T4 噬菌体与大肠埃希菌相互作用的重要结构，确保特异性感染顺利进行。尾部蛋白参与溶解细菌的肽聚糖层，尾丝参与识别细菌表面的特异性受体。T4 噬菌体侵染大肠埃希菌时，首先发生针对宿主的不可逆吸附，随后再依赖三磷酸腺苷（ATP）将遗传物质（DNA）转移到宿主细胞内，过程中还伴随着许多小基因的表达，表达产物能够杀死宿主细胞。T4 噬菌体展示技术能够将外源多肽在噬菌体表面特殊位点展示出来，同时把展示信息整合到噬菌体基因组中，在制备基因工程疫苗、构建新型微生物酶、研究抗原表位等方面有广泛应用。

流行性感冒病毒（influenza virus）属于正黏病毒科（*Orthomyxoviridae*），有包膜，是导致人和动物流感的主要病原体，遗传物质为单链负义 RNA。根据病毒基质蛋白 1（matrix 1，M1）和核蛋白（nucleoprotein，NP）抗原性的不同，可将流感病毒分为甲型流感病毒（influenza A virus，IAV）、乙型流感病毒（influenza B virus，IBV）、丙型流感病毒（influenza C virus，ICV）和丁型流感病毒（influenza D virus，IDV）[9]。其中前三种能引起人类呼吸道疾病。流感病毒由包膜、核衣壳以及分节段的单链负义 RNA 构成。包膜主要是由基质蛋白和脂蛋白组成，参与维持病毒结构完整。包膜表面还含有血凝素（HA）和神经氨酸酶（NA）。流感病毒的生命周期包括吸附、内吞、融合、进入细胞核、转录复制、组装出芽、释放等过程。抑制流感病毒生命周期的任一阶段，在理论上均可阻断流感病毒的传播。血凝素通过和唾液酸（SA）受体结合来启动病毒感染程序。唾液酸类似物、五环三萜类抑制剂正是通过干扰流感病毒与唾液酸的识别来抑制流感病毒的抗病毒药物。神经氨酸酶是在宿主细胞释放病毒颗粒阶段发挥重要作用的经典抗病毒药物，磷酸奥司他韦能够抑制神经氨酸酶的活性，但随着其广泛使用，许多毒株也开始出现耐药性，因此临床需要低毒性且更高效的药物。

烟草花叶病毒（tobacco mosaic virus，TMV）是人类最早发现的病毒，也是研究最为深入的模式病毒，TMV 呈杆状，宿主范围广，因受感染的植物叶片出现斑点而得名[10]。烟草花叶病毒的遗传物质是一条单链正义 RNA，主要感染烟草等茄科植物，不感染哺乳动物。TMV 可以通过植物汁液或昆虫进行传播,一旦感染会严重影响植物生长,导致多种畸形。在农业领域,常采取培育抗病品种、增施肥料提升抵抗力、驱虫等减少病毒传播途径的措施来防治 TMV 的侵袭。TMV 的蛋白质外壳由同种衣壳蛋白组装而成,可以应用基因工程的方法使蛋白质外壳特定位点发生突变(如氨基酸的替换或插入),改造后的病毒可以用于检测特定生物分子。目前已有研究发现,从香菇、金针菇、毛头鬼伞等食用菌中提取出的一些多糖类和蛋白质类物质能够在烟草花叶病毒的侵袭过程中发挥抑制作用。烟草花叶病毒因其具有良好的化学稳定性、热稳定性、耐酸碱性而广泛应用于纳米材料研制及生物制剂的生产(如抗体、疫苗、制剂)等领域。

2019 年底,武汉出现不明原因肺炎。2020 年 1 月 11 日,国家卫生健康委员会将这种病毒命名为新型冠状病毒。2020 年 2 月 11 日,世界卫生组织将这种病毒感染的肺炎命名为"COVID－19",其中"CO"表示病毒的形态为冠状(corona),"VI"代表病毒(virus),"D"代表疾病(disease),19 代表这种疾病暴发的时间是 2019 年。同一天,国际病毒分类委员会将引起这种肺炎的病毒命名为"SARS－CoV－2"(severe acute respiratory syndrome coronavirus 2/严重急性呼吸综合征冠状病毒 2)[11]。在全球大流行的背景下,新冠病毒短时间已演化出了多个全球性或区域性流行变体。

流行性乙型脑炎病毒(epidemic type B encephalitis virus)简称乙脑病毒,因其首先被日本学者发现,也被称作日本脑炎病毒[12]。乙脑病毒是一种直径为 50nm 的小二十面体包膜病毒,遗传物质为单链正义 RNA,主要编码三种结构蛋白:衣壳蛋白、膜蛋白、包膜蛋白,以及七种非结构蛋白。衣壳蛋白是高碱性的蛋白质,可以和 RNA 结合生成核衣壳。膜蛋白参与病毒颗粒成熟。包膜蛋白参与病毒的黏附过程。非结构蛋白可以和多种宿主蛋白发生相互作用。乙脑病毒是重要的虫媒病毒,主要通过蚊虫叮咬传播,引起人类的流行性乙型脑炎,乙脑病毒具有广泛的趋向性,能感染多种宿主、器官和细胞。目前,对乙脑病毒尚没有特定的抗病毒药物,接种疫苗是预防感染的重要措施。流行性乙型脑炎是亚洲地区最常见的病毒性脑炎,为人畜共患病,进行蚊虫控制、避免叮咬、实行人免疫和猪免疫是防控乙脑病毒传播的重要举措。

(李泽琴　周　鹏　赵　怡　方　晨)

参考文献

[1] 陈世骧,陈受宜等. 生物的界级分类[J]. 动物分类学报,1979,4(1):1－12.

[2] ANDRE Z, THIERRY V, MARIANA G P. The different shapes of cocci[J]. FEMS Microbiol Rev,2008, 32(2): 345 -360.

[3] WOESE C R, FOX G E. Phylogenetic structure of the prokaryotic domain: the primary kingdoms[J]. Proc Natl Acad Sci USA,1977,74:5088 -5090.

[4] ZHANG C, KRAUSE D J, WHITAKER R J. Sulfolobus islandicus: a model system for evolutionary genomics[J]. Biochem Soc Trans, 2013,41(1):458 -62.

[5] ZAPARTY M, TJADEN B, HENSEL R,et al. The central carbohydrate metabolism of the hyperthermophilic crenarchaeote Thermoproteus tenax: pathways and insights into their regulation[J]. Arch Microbiol, 2008,190(3):231 -45.

[6] SLESAREV A I, MEZHEVAYA K V, MAKAROVA K S,et al. The complete genome of hyperthermophile Methanopyrus kandleri AV19 and monophyly of archaeal methanogens[J]. Proc Natl Acad Sci U S A, 2002,99(7):4644 -9.

[7] LYU Z, SHAO N, AKINYEMI T, WHITMAN W B. Methanogenesis[J]. Curr Biol, 2018,28(13):R727 - R732.

[8] TALAUE C O, DELROSARIO R C, PFEIFFER F,et al. Model construction and analysis of respiration in Halobacterium salinarum [J]. PLoS One, 2016, 11 (3): e0151839.

[9] HUTCHINSON E C. Influenza virus [J]. Trends Microbiol, 2018 Sep, 26 (9): 809 -810.

[10] CREAGER A N H. Tobacco mosaic virus and the history of molecular biology[J]. Annu Rev Virol, 2022,9(1):39 -55.

[11] HU B, GUO H, ZHOU P,et al. Characteristics of SARS - CoV -2 and COVID -19 [J]. Nat Rev Microbiol, 2021,19(3):141 -154.

[12] OYA A. Japanese encephalitis virus: variation of its antigen structure[J]. Shinkei Kenkyu No Shimpo, 1967,11(2):243 -5.

第 3 章
微生物结构

具有细胞形态的微生物称为细胞型微生物,按照系统发育和细胞结构可将其分为原核细胞型微生物和真核细胞型微生物。不具有细胞结构的微生物称为非细胞型微生物,如病毒、类病毒等。

3.1 原核细胞型微生物的结构特点

原核细胞型微生物包括细菌、放线菌、衣原体、支原体、立克次体、螺旋体。其结构及特点如下。

3.1.1 细胞壁

细胞壁是位于细胞最外层的一层厚实、坚韧的结构。主要功能为固定细胞外形、提高机械强度,阻拦酶及抗生素等大分子进入细胞,免受有害物质及渗透压等外力的损伤,为细胞生长、分裂和鞭毛运动提供支撑,同时赋予细菌特定的抗原性、致病性及敏感性。

3.1.2 细胞膜

细胞膜由磷脂和蛋白质组成，是紧贴在细胞壁内侧，包围细胞质的一层柔软、富有弹性的半透性薄膜。原核细胞型微生物细胞膜与真核细胞型微生物细胞膜的主要差别是前者蛋白质含量特别高，且一般无甾醇（支原体除外），而后者蛋白质含量低且普遍含有甾醇。原核细胞型微生物的细胞膜是合成细胞壁和糖被各种组分的重要基地，细胞膜可以选择性地控制细胞内、外的营养物质和代谢产物的运送。其含有氧化磷酸化或光合磷酸化等能量代谢的酶系，是细胞的产能场所，同时也是鞭毛基体的着生部位以及鞭毛旋转的供能部位，膜上的某些蛋白受体与趋化性有关。

3.1.3 间体

间体是细胞膜内陷形成的囊状结构，多见于革兰氏阳性菌，其功能与细胞壁合成、核质分裂和芽孢形成有关。

3.1.4 细胞质

细胞质呈胶状，是细胞膜包围的除拟核以外一切物质的总称，含水量为 70% ~ 80%，主要成分为核糖体、贮藏物、质粒、酶类、中间代谢物和营养物等。

3.1.5 拟核

拟核是负载遗传信息的主要物质基础，是原核细胞型微生物所特有的原始细胞核，拟核的特征是无核膜结构、无固定形态。

3.1.6 糖被

糖被是由多糖、多肽或蛋白质组成的厚度不定的胶状物质，主要分为荚膜、微荚膜、黏液层和菌胶团。其主要功能包括：①储存养料，以备营养缺乏时向细菌提供营养。②含有大量极性基团，可保护微生物免受干旱损伤，防止噬菌体的吸附感染。③参与细菌间的信息识别。④具有表面附着作用，可促进生物被膜的形成。

3.1.7　S 层

S 层是由大量蛋白质或糖蛋白亚基以方形或六角形方式排列，并包围在细胞壁外的连续层。

3.1.8　鞭毛

鞭毛是生长在某些细菌体表的长丝状、波曲形的蛋白质附属物，是细菌的运动器官。

3.1.9　菌毛

菌毛是一类纤细、中空、短直、数量较多的蛋白质类附属物，一般在革兰氏阴性菌中多见，其主要作用是帮助菌株牢固地黏附于宿主的呼吸道、消化道、泌尿生殖道等黏膜上，从而定植并致病。

3.1.10　芽孢

芽孢是细菌生长发育后期形成的含水量极低、抗逆性极强的休眠体，对高温、干燥、紫外线、化学药物具有很强的抗性。

细菌的一般结构和特殊结构如图 3.1 所示。

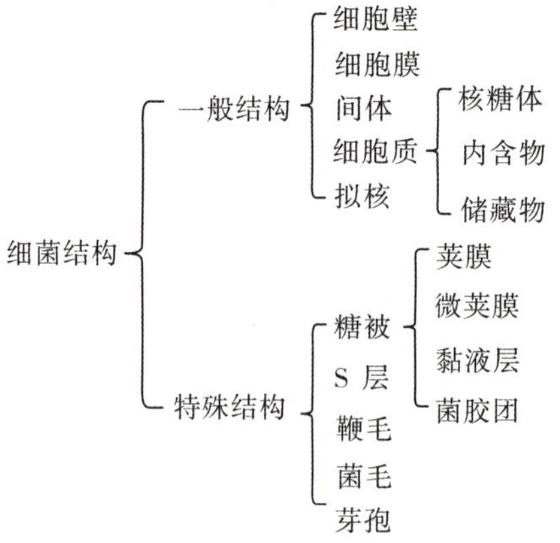

图 3.1　细菌的一般结构和特殊结构

3.2 真核细胞型微生物的结构特点

3.2.1 细胞壁

真核细胞型微生物细胞壁的主要成分是多糖、蛋白质和脂质。其中多糖由几丁质、纤维素、葡聚糖等组成，构成了细胞壁中微纤维及基质的物质基础，而微纤维可使细胞壁保持韧性，基质有类似填充物的功能。

3.2.2 鞭毛与纤毛

真核细胞型微生物的鞭毛与纤毛类似，都是在细胞表面着生的或长或短的毛发状细胞器，其中较长且数量较少者称为鞭毛，较短且数量较多者称为纤毛，两者在功能上相同，但在构造及运动机制上稍有差别。

3.2.3 细胞膜

每个真核生物都有细胞膜，它是真核细胞的外部屏障。

3.2.4 细胞核

细胞核外形为球状或椭圆体状，为遗传信息储存、复制和转录的场所，对真核细胞型微生物的生长、发育、繁殖、遗传和变异等起着决定性作用。

3.2.5 细胞质

细胞质是细胞膜内透明、黏稠、不断流动的溶胶。真核细胞型微生物的细胞质主要由细胞基质、细胞骨架和各种细胞器组成，其中细胞基质是细胞质中除细胞器以外的胶状溶液，同时也是细胞代谢活动的中心。

真核细胞型微生物与原核细胞型微生物的结构对比见表3.1。

表 3.1　真核细胞型微生物与原核细胞型微生物的对比

（资料来源：参考文献[1]）

比较项目		真核细胞型微生物	原核细胞型微生物
细胞大小		较大（通常直径 > 2μm）	较小（通常直径 < 2μm）
细胞壁		若有细胞壁，其主要成分为纤维素、几丁质等	多数为肽聚糖
细胞膜中甾醇		有	无（仅支原体例外）
细胞膜中呼吸或光合组分		无	有
细胞器		有	无
鞭毛		如有，则粗而复杂	如有，则细而简单
细胞质	线粒体	有	无
	溶酶体	有	无
	叶绿体	光合自养生物中有	无
	真液泡	部分有	无
	高尔基体	有	无
	微管系统	有	无
	流动性	有	无
	核糖体	80S（细胞质核糖体）	70S
	间体	无	部分有
	储藏物	淀粉、糖原等	PHB 等
细胞核	核膜	有	无
	DNA 含量	低（约 5%）	高（约 10%）
	组蛋白	有	少
	核仁	有	无
	染色体数	一般 > 1 个	一般为 1 个
	有丝分裂	有	无
	减数分裂	有	无
生理特性	氧化磷酸化部位	线粒体	细胞膜
	光合作用部位	叶绿体	细胞膜
	生物固氮能力	无	部分有
	专性厌氧生活	罕见	常见
	化能合成作用	无	部分有
鞭毛运动方式		挥鞭式	旋转式
遗传重组方式		有性生殖、准性生殖等	转化、转导、接合等
繁殖方式		有性生殖、无性生殖等	一般为无性生殖

3.3 病毒的结构特点

病毒的结构简单，其不具有细胞结构，仅由蛋白质外壳和遗传物质组成，在细胞外环境以病毒颗粒的形式存在。病毒颗粒的形状大致可以分为球形颗粒、杆状颗粒和复杂颗粒等，不同的病毒颗粒大小差别很大，需在电镜下观察。

3.3.1 病毒颗粒的壳体结构

包围着病毒核酸的蛋白质外壳被称为壳体或者衣壳。壳体是由一层以一定规律排列的蛋白亚单位以次级键结合而成的。病毒壳体按照不同排列方式分为二十面体对称壳体、螺旋对称壳体和双对称壳体三种形式。

3.3.2 病毒颗粒的包膜结构

一些简单的病毒（如脊髓灰质炎病毒）只有蛋白质壳体和病毒核酸构成的核衣壳，而某些病毒核衣壳外包裹着一层脂蛋白膜，它是病毒成熟时由宿主细胞膜衍生而来的，有保护病毒壳体和维持病毒结构完整性、识别宿主表面受体细胞的作用，为病毒进入、感染宿主细胞提供帮助。

3.3.3 病毒颗粒的化学组分

病毒颗粒的主要化学组分包括核酸、蛋白质、脂类和碳水化合物，聚胺类化合物和无机阳离子等组分在某些病毒颗粒中存在。核酸是病毒的遗传物质，主要有单链DNA、双链DNA、单链RNA和双链RNA四种类型，而且一种病毒颗粒只含有一种核酸。病毒的蛋白质分为结构蛋白和非结构蛋白。结构蛋白是指壳体蛋白、包膜蛋白和存在于病毒颗粒中的一些酶；而非结构蛋白是在病毒复制过程中产生，并且具有一定功能的蛋白质，通常不被包装进入完整的病毒颗粒。

（张　君　汤　鹏　刘　京）

参考文献

[1]沈萍，陈向东. 微生物学[M].8版. 北京：高等教育出版社，2006.

第 4 章
法医微生物与生物威胁

4.1 生物威胁概述

2020 年 10 月 17 日，第十三届全国人民代表大会常务委员会第二十二次会议通过了《中华人民共和国生物安全法》，这是我国首次在国家层面以综合立法的形式对生物安全进行法律界定。生物安全(biosafety)是指国家有效防范和应对危险生物因子及相关因素威胁，使生物技术能够稳定健康发展，人民生命健康和生态系统处于相对安全和不受威胁的状态，是国家安全的重要组成部分。

与生物安全相对的是生物威胁。生物威胁(biological threat)是指战争、自然灾害和突发事件等因素导致病原微生物大量地、突发地泄漏、释放、繁殖，给人类社会和人类健康带来集中伤害。根据不同活动类型，我们可以大致将生物威胁分为传染病(包括人类、动物及植物疫情)、外来物种入侵、耐药微生物扩散和生物恐怖袭击四种类型，本章将主要讨论传染病和生物恐怖袭击。

法医微生物学是在传统的法庭科学、流行病学、微生物学和分子生物学等已有学科的基础上发展起来的[1]。本章讨论的生物威胁属于环境微生物学的研究内容。在对生物威胁的研究和应用中，法医微生物学的任务就是识别生物威胁，并以一种科学的、强有力的方式进行消毒、收集、保存和鉴定生物证据，达到确定微生物的来源和锁定肇事者的目的。

4.1.1 我国对传染病的分类

根据《中华人民共和国传染病防治法》的规定，目前我国将传染病（infectious disease）分为甲类、乙类和丙类。

甲类传染病是指对人体健康和生命安全危害特别严重，可能造成重大经济损失和社会影响，需要采取强制管理、强制隔离治疗、强制卫生检疫，控制疫情蔓延的传染病。甲类传染病包括鼠疫、霍乱。

乙类传染病是指对人体健康和生命安全危害严重，可能造成较大经济损失和社会影响，需要采取严格管理，落实各项防控措施，降低发病率，减少危害的传染病。乙类传染病包括传染性非典型肺炎、艾滋病、病毒性肝炎、脊髓灰质炎、人感染高致病性禽流感、麻疹、流行性出血热、狂犬病、流行性乙型脑炎、登革热、炭疽、细菌性和阿米巴性痢疾、肺结核、伤寒和副伤寒、流行性脑脊髓膜炎、百日咳、白喉、新生儿破伤风、猩红热、布鲁氏菌病、淋病、梅毒、钩端螺旋体病、血吸虫病、疟疾。

丙类传染病是指常见的、多发的，对人体健康和生命安全造成危害，可能造成一定程度的经济损失和社会影响，需要监测管理，关注流行趋势，控制暴发流行的传染病，包括流行性感冒、流行性腮腺炎、风疹、急性出血性结膜炎、麻风病、流行性和地方性斑疹伤寒、黑热病、包虫病、丝虫病，除霍乱、细菌性和阿米巴性痢疾、伤寒和副伤寒以外的感染性腹泻病。

国务院卫生行政部门根据传染病暴发、流行情况和危害程度，可以决定增加、减少或者调整乙类、丙类传染病病种并予以公布。

对乙类传染病中的传染性非典型肺炎、炭疽中的肺炭疽和人感染高致病性禽流感，采取本法所称甲类传染病的预防、控制措施。其他乙类传染病和突发原因不明的传染病需要采取本法所称甲类传染病的预防、控制措施的，由国务院卫生行政部门及时报经国务院批准后予以公布、实施。

4.1.2 生物恐怖袭击与生物剂

生物恐怖袭击（bioterrorism attack）是指利用以传染病病原体（细菌、病毒、原生动物、真菌等)或其产生的毒素制成各种生物剂(biological agent),并发动攻击,致使疫病流行,人、动物、农作物因感染而死亡,造成较大的人员、经济损失或引起社会恐慌的行为。

近年来,生物恐怖袭击不断发生,如日本"铃木医生"事件和美国"炭疽信"事件等,生物恐怖袭击已经严重威胁到人类生存安全和社会稳定。生物恐怖袭击技术难度较低、研制隐蔽性强、成本低廉,但其造成的破坏是巨大的,会引起民众恐慌,也因此备受恐怖分子和犯罪分子的"青睐"。为了应对生物恐怖袭击,多个国家和国际组织制定了生物剂清单。

4.1.3 生物剂清单及分类

根据可能对国家安全造成风险的程度,国际专家对潜在生物剂清单进行了优先排序(表 4.1)[2]。

A 类生物剂,它们具有以下特点:①极易在人与人之间传播;②高死亡率,可能对公共卫生造成重大影响;③可能引起公众恐慌和社会混乱;④要求采取特别行动以做好公共卫生响应准备。

B 类生物剂,它们具有以下特点:①易于传播;②发病率适中,死亡率较低;③需要加强疾病监测。

C 类生物剂,包括新出现的可用于大规模传播的病原体。它们具有以下特点:①可获得性;②易于制作和传播;③有导致高发病率、高死亡率和重大健康影响的可能性。

表 4.1 生物剂分类

生物剂分类	生物剂	疾病
A 类	天花病毒	天花
	炭疽杆菌	炭疽
	鼠疫耶尔森菌	鼠疫
	肉毒毒素	肉毒中毒
	土拉弗朗西斯菌	土拉菌病
	出血热病毒	出血热

续表 4.1

生物剂分类	生物剂	疾病
B 类	贝纳柯克斯体	Q 热
	布鲁氏菌	布鲁氏菌病
	鼻疽伯克霍尔德菌	鼻疽病
	α 病毒	脑脊髓炎
	蓖麻毒素	蓖麻毒素中毒
	产气荚膜梭菌的 ε 毒素	致死性肠毒血症
	葡萄球菌肠毒素 B	食物中毒
	食物和水传播病原体，如沙门菌、痢疾志贺菌、大肠埃希菌 O157: H7、霍乱弧菌、微小隐孢子虫	食源性肠道传染病
C 类	尼帕病毒	尼帕病毒病
	汉坦病毒	汉坦病毒肺综合征、汉坦病毒肾综合征出血热
	蜱传出血热病毒	出血热
	蜱传脑炎病毒	脑炎
	黄热病毒	黄热病
	耐多药结核分枝杆菌	结核病

4.2　生物威胁的调查

关于生物威胁的调查一般由公共卫生部门及执法部门进行，其中公共卫生部门对自然事件进行流行病学调查，执法部门对人为主观故意事件进行刑事调查，两者通常独立进行。面对生物威胁带来的挑战，需要这两个部门的高水平合作才能做到有效应对。彼此不熟悉、缺乏相互理解，或缺乏既定的沟通程序，可能会限制调查的有效性。因此，在发生可疑生物恐怖袭击事件时，公共卫生部门和执法部门的合作对双方都有利。通过共同努力，公共卫生部门和执法部门可以更有效地实现共同目标，即查明生物剂、防止疾病蔓延、防止公众恐慌和逮捕肇事者[3]。

4.2.1 流行病学调查的任务

流行病学是公共卫生的基础科学，是研究特定人群中疾病、健康状况的分布及其决定因素，研究防治疾病及促进健康的策略和措施的学科。无论是应对自然发生的疫情还是生物威胁，公共卫生部门都将开展流行病学调查，以收集信息，推动调查人员确定疾病的来源和疫情的范围。在对自然发生的疫情或生物威胁进行流行病学调查时，公共卫生部门应达到以下基本目标：阻止疾病传播、保护公众、保护公共卫生响应人员。

4.2.1.1 阻止疾病传播

公共卫生的首要任务是预防疾病的发生和传播。医生们专注于治疗患者和促进个人健康，而公共卫生部门致力于促进整个人群的健康和预防疾病。流行病学家通过访谈、调查和数据分析来确定病原体、传染源、传播方式，以及风险人群，以限制疫情的传播。

4.2.1.2 保护公众

公共卫生部门通过监测人群健康趋势，利用医疗信息和各种分析工具，制订方案并实施干预措施，保护公众健康免受威胁。疫苗接种计划、施行医疗对策分配方案、疾病监测和健康教育都在预防和应对严重公共卫生突发事件方面发挥着重要作用。

4.2.1.3 保护公共卫生响应人员

调查期间主要工作事项之一就是保护响应人员。由于流行病学工作者和其他响应人员可能接触到潜在的感染者，因此为调查人员提供适当的防护设备、预防药物或疫苗至关重要。

4.2.2 流行病学调查的方法

公共卫生部门使用调查技术查明病原体，并确定疫情暴发的来源和范围。流行病学调查主要涉及患者访谈、调查及从监测系统收集数据。由于访谈或收集疾病监测信息可能涉及刑事调查，因此执法部门也应了解、熟悉流行病学调查的内容及程序。在流行病学调查中,疫情的性质、人员及资源的可用性,将决定调查期间采取行动的顺序和范围。

4.2.2.1　异常事件监测

发生异常事件的首个迹象通常是出现相似症状的人数(病例数)异常增加。公共卫生部门通过病例监测系统,或从医疗机构接收应通报的疾病报告来监测病例的增加情况。如果发生异常事件,公共卫生部门将开始收集患者信息,并进一步描述疾病特征以确定事件的性质。根据收集到的信息,若该事件被归类为传染病暴发,公共卫生部门将展开流行病学调查,以确定疫情的来源和程度。

疫情是指特定时间段内,在特定地点或与特定人群相关的疾病病例的发生。例如,某地突发 15 例大肠埃希菌 O157: H7感染病例,经公共卫生部门调查,确定是由于患者在当地果园食用了未经高温消毒的苹果酒。由于所有病例都与该行为有关,公共卫生部门会认为这可能是一次疫情。对于某些罕见或特殊疾病(如肉毒中毒等),公共卫生部门可能会认定该疾病的单个病例已构成疫情,因为在其管辖范围内通常不会出现这种病例。对于上述情况,公共卫生部门应随即进行病例监测、症状监测和病理监测。

1. 病例监测

许多国家都建立了病例监测(case surveillance)制度。病例监测是公共卫生实践的基础,它有助于我们了解疾病及其传播规律,并确定控制疫情的措施。每当公共卫生机构收集对人类健康构成严重威胁的疾病信息,以及患者的个人信息时,相关部门就会进行病例监测。这些疾病(状况)包括法定传染病,如鼠疫、霍乱、SARS 等;食源性疾病暴发,如大肠埃希菌感染等;某些非感染性疾病,如铅中毒等。

病例监测始于当地的公共卫生部门。法律法规规定了必须报告的疾病,公共卫生部门与定点医疗机构、实验室和其他机构合作,获取监测、控制和预防当地应报告疾病(状况)所需的信息。这些信息包括受影响人群的人口学、临床表现和流行病学特征;受影响地区病例的地理分布;患者的病程和所接受的治疗等。

病例监测流程是由病例报告和病例通报两个部分构成:①病例报告是指定点医疗机构和实验室根据法律法规向相应的卫生部门报告实验室阳性检测结果,或诊断患有某种疾病的患者信息。病例报告是强制性的,可以帮助卫生部门识别和控制疾病暴发,确保每位患者都得到有效治疗,并为密切接触者提供检测和预防措施。②病例通报是指地方卫生部门将在全国范围内跟踪某些疾病(状况)确诊病例的去识别化数据发送给疾控中心。病例通报是非强制性的,可以帮助研究人员识别疾病暴发、监测疾病模式的变化、评估疾病的控制情况。病例报告和病例通报的区别见表4.2[4]。

表4.2　病例报告和病例通报的区别

病例报告	病例通报
法律和法规规定的必须报告的疾病(状况)	国家和地区流行病学委员会及疾控中心确定的应通报疾病(状况)
医护人员、实验室、医院和其他机构必须将确诊病例报告公共卫生部门	当有一名患者符合某些标准时,各地方自愿向疾控中心通报
公共卫生部门收集有关患者及其发病方式的信息,此信息用于定位传染源并防止疾病传播	病例通报不包含个人身份信息。疾控中心使用数据来监测和提醒各个地方或国家注意疫情和其他公共健康威胁
疾病(状况)名单每年都可能更新	疾病(状况)的名单每年都会更新

电子病例报告(electronic case report, ECR)和电子健康记录(electronic health record, EHR)是公共卫生部门和医疗机构之间自动实时交换病例信息的过程,可以快速、安全、无缝地将数据从医疗机构转移到公共卫生部门。ECR的应用使公共卫生部门能够立即向医疗机构反馈可能出现的疫情,这在突发紧急公共卫生事件时尤为关键。电子实验室报告是实验室向地方公共卫生部门自动传输实验室报告,它的应用也有利于对疫情的公共卫生应急响应。

医疗机构必须报告法律法规确定应报告的疾病、状况和疫情。此外,所有医疗机构必须配合当地公共卫生部门工作,识别并报告其所在地发生的、可能构成国际关注的突发公共卫生事件。国际关注的突发公共卫生事件(public health emergency of international concern,PHEIC)是通过疾病的国际传播对其他国家构成公共卫生风险的特殊事件,可能需要国际协调应对。WHO要求所有成员国向其通报潜在的PHEIC突发公共卫生事件,由WHO对是否存在PHEIC做出最终决定。

虽然病例报告是识别异常事件的标准做法,但需要一定的时间和资源投入,并可能会受到患者症状、临床诊断、实验室检测结果和报告延迟等因素的影响。根据疾病的不同,医疗机构或实验室可能需要几天或几周才能报告给公共卫生部门。其基本过程为个体接触到病原体后,可能会在几天内出现症状,医生诊疗后采集标本并送往临床实验室进行初步检测,在数日内得到检测结果。如果检测结果呈阳性,医疗机构或实验室将通知公共卫生部门,并将标本送往公共卫生部门实验室进行进一步复核。

定期、及时的病例报告对于发现疫情,确定高危人群或地理区域,制定、实施和评估预防策略,完善公共卫生政策等都至关重要。

2. 症状监测

公共卫生监测是指持续收集、分析和解释用于规划、实施和评估公共卫生实践的健康数据。一般来说,公共卫生部门倾向于依赖被动的疾病检测方法,包括接收来自医生、实验室或法律规定的其他个人或机构的病例报告。然而,在传染病暴发或其他公共卫生事件中可以采用主动监测技术,公共卫生部门将定期联系报告来源以获取信息。任何监测系统都必须具备收集和分析数据的能力,以及将数据传递给参与疾病预防和控制活动的个人或机构的能力。

理想情况下,监测系统将在足够的时间范围内发现疫情,使公共卫生部门能够启动调查并及时实施预防和控制计划,从而最大程度限制疫情对公众的影响。例如,早期发现传染病即实施疫苗接种计划,以迅速减少疾病的传播。

对于涉及生物威胁的事件,公共卫生部门希望缩短从接触到报告之间的时间长度。为了协助这一过程,一些城市可能会利用症状监测系统来跟踪医疗保健指标。症状监测依赖于现有的健康数据,在临床诊断或实验室检测之前识别患病人群,或寻找证明患者被误诊的疾病症状。症状监测的优点是可以发现疫情发生的初步迹象,跟踪疫情的发展规模、速度和传播范围,监测疾病趋势,或者提供并无疫情暴发的证据。症状监测系统监测的医疗保健指标包括急诊科上呼吸道疾病的患病人数、在指定时间内的救护车运行次数、药店出售的抗生素或非处方药数量。

应当指出的是,症状监测虽然不能保证及时发现疫情,也不能取代其他监测方法,但它是一个相当有用的工具,可以加强公共卫生部门、医疗机构、信息系统专业人员和学术研究人员之间的合作。由于许多生物剂引起的疾病症状与普通疾病相似,症状监测的支持者认为,监测和分析医疗保健指标数据将有助于快速检测隐蔽的生物威胁。

美国国家综合征监测计划(national syndromic surveillance program, NSSP)是美国疾控中心、公共卫生部门、学术组织和医疗机构之间的合作计划。他们收集、分析、共享从急诊科、门诊、护理中心、住院部、医疗保健机构和实验室获得的患者电子健康数据。这些电子健康数据通过一个共享平台——生物传感(BioSense)进行集成。公共卫生部门使用平台上的分析工具分析患者就诊后24小时内的数据。这些及时、有效的数据被用于检测、描述、监测和应对公共卫生事件。

从2000年开始,美国新墨西哥州法医部门开发和测试了一个用于检测生物恐怖袭击和传染病死亡率的临床症状监测模型(Med - X),通过监测确定曾有以下症状的死亡病例应该接受尸检:流感样症状(发热、寒战、肌痛)、呼吸系统症状(咳嗽、呼吸困难、胸痛、咯血)、脑病(伴或不伴其他神经系统症状的急性精神状态改变)或新发癫痫发作、下行性麻痹和多发性神经病、新发致命性皮疹、无黑便的急性血性腹泻、50岁以下的意外死亡(既往病史和现场调查提供的诊断不足以确定死因)且没有任何上述症状的个体。该模型表明,许多症状对传染病有很高的预测价值,是判断是否接受尸检的有效标准[5]。

3. **病理监测**

认识不同生物剂导致的临床症状和病理特征十分重要。这要求对患者进行临床症状监测,在必要的情况下对死亡患者进行尸检,以明确该患者感染生物剂的原因,并确定生物剂的潜在来源。同时,尸检是准确识别导致个体死亡的生物剂的最佳方法。通过对患者临床症状的监测,当高度怀疑其存在传染病或中毒的临床症状时,就需要进一步进行病理监测,并基于病理结果及早向公共卫生部门报告。传染病相关的病理监测可以增加识别生物恐怖袭击的机会(表4.3)。

表4.3 利用病理监测识别生物恐怖袭击

病理结果	生物恐怖袭击相关疾病	公共卫生事件相关疾病
社区获得性肺炎 弥漫性肺泡损害	鼠疫,土拉菌病,Q热,葡萄球菌肠毒素B中毒、蓖麻毒素中毒,光气、氯气和其他气体中毒	流感,汉坦病毒肺综合征,肺炎球菌感染和其他细菌性、病毒性肺炎
支气管炎 毛细支气管炎	Q热	流感、呼吸道合胞病毒感染
咽炎、会厌炎等上呼吸道感染	病毒性出血热(拉沙热病)	流感嗜血杆菌感染、白喉

续表 4.3

病理结果	生物恐怖袭击相关疾病	公共卫生事件相关疾病
出血性纵隔炎 脑膜炎	炭疽	肺钩端螺旋体病和单纯疱疹病毒性脑炎
弥漫性皮疹	天花、病毒性出血热	立克次体、肠道病毒和脑膜炎球菌感染，水痘，麻疹，登革热，葡萄球菌中毒性休克综合征，链球菌中毒性休克综合征
软组织感染	炭疽	A 组链球菌感染
脓毒症	鼠疫、土拉菌病、炭疽、病毒性出血热	脑膜炎球菌、A 组链球菌、立克次体和肺炎球菌感染，钩端螺旋体病，黄热病
脑炎 脑膜炎	委内瑞拉马脑炎和其他马脑炎	其他病毒性、细菌性、真菌性脑炎和脑膜炎
心肌炎	Q 热	肠病毒、流感病毒、腺病毒和其他病毒感染
肝炎 暴发性肝坏死	布鲁氏菌病，病毒性出血热	病毒性肝炎、登革热、钩端螺旋体病、黄热病、ECHO 病毒感染
出血性结肠炎	产气荚膜梭菌性肠炎、大肠埃希菌性肠炎、志贺菌性肠炎、炭疽	大肠埃希菌性肠炎、志贺菌性肠炎

4.2.2.2　确认诊断

确认导致疾病的病原体通常始于医生获取患者病史并对其进行身体检查。病史是医生在检查患者期间获得的医疗信息记录，通常包括症状、近期事件、旅居史或任何可能导致疾病的异常情况。根据这些信息，医生或公共卫生部门可能会要求对患者进行实验室检查以明确诊断。医生可能会在获得实验室检测结果之前开始治疗，早期治疗会增加患者康复的概率，尤其对于生物剂感染，早期治疗尤为重要。

1. 标本和样品的实验室分析

由于疾病的不同性质和进展，仅根据临床症状和体征进行诊断可能不准确，特别是对于许多生物剂而言，其引起的初始症状可能与常见传染病相似。因此，需依靠临床标本的实验室分析帮助医生做出明确的诊断。如果怀疑存在生物剂感染,大多数医生会等待最终的实验室检测结果来明确诊断。

为支持诊断或协助公共卫生部门调查而收集的检材通常是临床标本(如组织、血液和痰液)或环境标本(如食物、水、空气、灰尘、粉末和物品表面拭子)。一些环境标本可能含有有害物质,需要经过专业培训的人员和设备进行采集。

实验室检测生物剂的能力也各不相同。例如,处理刑事证据的法医实验室可能不具备处理或测试含有生物或化学威胁剂标本的能力。实验室必须在获得公共卫生部门的许可后,才能对标本和样品进行检测。

2. 实验室响应网络

1999 年,美国联邦调查局、疾病预防控制中心和公共卫生实验室协会建立了实验室响应网络(laboratory response network, LRN)。LRN 是一个完整包含国际、联邦、州、地方和军队实验室的网络。LRN 将不同级别的公共卫生实验室、兽医实验室、农业实验室、军队实验室、司法实验室、水和食品检测实验室通过资源共享链接形成一个实验室网络,它的任务是负责对生物恐怖袭击、化学恐怖袭击和其他突发公共卫生事件做出及时有效地回应,对有关样品及时准确地检测,并迅速将检测结果共享反馈给相关部门和人员,以便及时采取有效措施,减少生物恐怖袭击、化学恐怖袭击和其他突发公共卫生事件造成的危害。自创立以来,LRN 通过提高网络实验室装备和人员水平,引进先进检验技术来加强实验室能力,同时提高地方公共卫生系统人员对信息资料收集和传递的能力。

LRN 最初用于快速检测生物剂。自 1999 年以来,LRN 的功能已逐渐演变为对新出现的传染病及其他突发公共卫生事件进行准备和应对。LRN 与其合作伙伴一起开发、维护、强化国内和国际实验室网络,通过操作培训、快速检测、及时通知和安全传输,快速应对生物、化学、辐射威胁以及其他高度优先的公共卫生紧急情况。

LRN 是一个由大约 130 个实验室组成的全国性网络。LRN 的参与是自愿的,所有成员实验室都在一个单独的运营计划下工作,并严格遵守安全政策。由于公共卫生事件可能发生在不同的地点和人群中,所以 LRN 创建了一个多样化的实验室网络,用于检测人和动物样本、环境样本及食品样本。该网络包括以下机构:①州和地方公共卫生部门;②美国军方实验室;③食品检测实验室;④环保实验室;⑤兽医实验室;⑥国际实验室,包括加拿大、英国、澳大利亚、墨西哥、韩国和部分美国海外军事基地实验室。

LRN 的生物实验室分为国家实验室、参考实验室和哨点实验室，这取决于实验室可以进行的测试类型以及其如何处理传染源。国家实验室拥有处理高传染性病原体的独特资源及识别特定和复杂病原体的能力。参考实验室可以快速进行测试以检测和确认是否存在新发传染病或生物威胁。由于检测是在地方一级实验室进行的，因此可以更快地做出公共卫生响应。哨点实验室是数以千计的位于医疗前线的医院实验室，与患者有直接接触。在一次隐秘的生物恐怖袭击中，哨点实验室可能是第一个发现可疑样本的单位。哨点实验室在进行常规诊断测试无法排除对生物剂的怀疑时，其责任是将样品转至 LRN 参考实验室。

4.2.2.3 识别和描述病例

在流行病学调查中识别和描述病例的过程与执法调查的过程非常相似。这两个过程都需要投入大量时间和资源，通过与相关人员面谈来获得调查信息。

首例确诊的病例称为“指示病例”。为了防止疾病进一步扩散并试图找到疾病的来源，有必要查明新的、未报告或未被识别的病例及其接触者。在寻找更多病例时，公共卫生部门将对指示病例的家庭成员、同事和其他可能的接触者进行流行病学调查。这些调查需要大量时间和人员投入。如果需要获取更多信息，可能会随着调查的深入多次与上述受访者联系。公共卫生部门收集的信息可能包括人口统计数据（姓名、性别、种族、年龄、地址）、临床数据（体征和症状、持续时间、发病情况）、接触史（旅居史等重要事件）、病例接触者和其他病例的信息。

除了调查指示病例及其接触者外，公共卫生部门还将使用一套统一的标准来识别其他病例。公共卫生部门向医护人员、医院管理部门和其他相关人员提供该标准，以确定在其管辖范围内是否存在可能与疫情暴发相关的任何病例。

公共卫生部门也可向媒体寻求协助，以求发现更多病例。例如，公共卫生部门与媒体合作，告知公众有某种症状的人可能已经接触过生物剂，相关人员应当向医生报告并进行检查。一旦确定了存在其他病例，公共卫生部门将收集每个病例的信息，以明确是否与疫情有关。

4.2.2.4 确定传染源

收集病例或者接触者的流行病学信息后，公共卫生部门就会对其进行分析，以排除常见情况，并最终提示疾病的来源，这个过程称为描述流行病学。对描述流行病学信息进行审查后，公共卫生部门将对疾病的来源进行“最佳猜测”。这种最佳猜测或有根据的猜测称为假设。比如，如果多个病例共享一次“接触”或一个共同事件，那么公共卫生部门可能会提出“该共同事件是疾病来源”的假设。

在流行病学调查期间，公共卫生部门可能会在积累临床、实验室和调查信息时就疫情的原因提出若干假设。为了确定假设是否正确，公共卫生部门对使用标准化调查工具或问卷获得的数据进行统计分析或研究，这个过程称为分析流行病学。统计分析为公共卫生部门提供统计学证据，以接受或拒绝假设。如果统计分析证实了假设，那么公共卫生部门将制订并实施干预措施，以防止疾病蔓延。如果统计分析拒绝了假设，那么公共卫生部门将提出一个新的假设并继续搜索更多病例以获得更多信息。

4.2.2.5 制订和实施干预措施

流行病学调查的最终目的是确定疫情的来源，并实施控制疫情和保护公众健康的计划。通常需要在确定致病因素之前制订和实施干预措施，以确保控制疾病传播。如果在疾病早期使用抗生素或抗病毒药物，许多疾病，包括由生物剂引起的疾病，都能得到有效治疗。检疫(限制可能接触过病原体的健康人的行动)或隔离(将患有传染病的患者与健康人隔离)措施是控制传染病传播的有效方法。另外，相关部门还将实施针对环境的控制措施，目的是消除传染源。

在发生生物恐怖袭击的情况下，干预往往是基于怀疑而不是等待确诊。早期怀疑并配合执法部门可以帮助公共卫生部门尽快实施干预，挽救患者生命。

4.2.3 刑事调查的目的

在生物威胁事件期间，执法部门有以下基本目标：制止犯罪行为；识别、逮捕和起诉嫌疑人；保护执法人员；防止生物恐怖袭击。

4.2.3.1 制止犯罪行为

执法人员应通过持续监视、调查和情报收集锁定犯罪，如果执法人员在袭击发生前收集到相关信息，则应尽快确定潜在的嫌疑人、袭击目标和袭击方法，并防止袭击发生。

4.2.3.2　识别、逮捕和起诉嫌疑人

一旦发生生物恐怖袭击，执法部门将收集证据和信息，以识别和逮捕犯罪嫌疑人。收集证据包括获得被害人陈述和证人证言，以及获取和保存物证。只有成功起诉和定罪应对生物恐怖袭击负责的嫌疑人，刑事调查工作才算完成。

4.2.3.3　保护执法人员

执法人员可能会面临接触生物剂的风险。由于某些生物剂既有感染性又有传播性，因此必须为执法人员提供适当的个人防护装备和其他预防性药物或疫苗。

4.2.3.4　防止生物恐怖袭击

防止生物恐怖袭击的第一步是尝试识别有能力并有意执行生物恐怖袭击的人员。此过程中执法人员要识别潜在目标和可能的攻击模式，但尽管付出了所有努力，也可能无法阻止生物恐怖袭击。因此，执法机构必须准备好在事件发生时或发生后做出响应。生物恐怖袭击对社会造成的危害远远大于其对固定目标的破坏，因此深受恐怖分子的“青睐”。一个国家对生物恐怖袭击的强大反应能力可能会阻止嫌疑人选择释放生物剂作为攻击方法。

执法人员可能面临许多涉及实际使用或威胁使用生物剂作为武器的情况。这些情况可能包括威胁（骗局）、宣布或表明已释放生物剂（公开袭击）、未经宣布的生物剂释放（秘密袭击）。

在秘密袭击期间，出现寻求不明原因疾病治疗的患者往往是发生生物恐怖袭击的初步迹象，因此公共卫生部门和医疗机构可能是首先发现生物恐怖袭击的单位。当公共卫生部门怀疑发生此类蓄意事件，或发现生物剂相关病原体、毒素引起的疾病时，应立即通知执法部门。如果公共卫生部门和执法部门在生物恐怖袭击事件发生之前就建立了工作关系，公共卫生部门可能会在调查早期更容易与执法部门取得联系，从而更快地启动威胁可信度评估。在公开的生物威胁期间（如收到“威胁信”或其他表明释放生物剂的声明），执法部门会首先确定事件的真实性。通常生物剂接触者在症状出现之前有一段潜伏期，在此期间极易引发公众恐慌。因此，即使没有生物剂的存在，威胁性骗局也是嫌疑人制造恐慌的一种非常有效的方式。

所有涉及蓄意使用生物剂的情况都需要进行由执法部门主导的威胁可信度评估。

在收到生物威胁事件的情报和(或)信息后,执法部门或应急响应人员将启动威胁可信度评估流程,评估内容包括以下三项。①技术可行性:实施该威胁是否需要技术专长,实施人员是否具备技术能力。②敌对意图性:该人员是否表现出执行生物威胁的决心。③操作实用性:如果执法部门认为威胁是可信的,应急响应人员将与执法部门协商,以确定下一步行动,特别是制订关于收集、运输和分析包括环境样本在内的证据的最佳方案。即使执法部门认为威胁不可信,其也将展开调查并逮捕嫌疑人。涉及制造致病生物威胁已明确是犯罪行为,无论执行者是否实际拥有生物剂。

4.2.4 刑事调查的方法

进行刑事调查的执法人员必须在管辖调查范围和起诉适用的法律范围内开展工作。随着信息的不断收集,执法部门必须要对调查和案件的情况有一个透彻的了解。这将有助于执法部门避免遗漏或忽视薄弱的证据,而这些证据可能会影响对嫌疑人的逮捕、起诉和定罪。

4.2.4.1 收集证据

对潜在生物威胁进行刑事调查期间,证据的收集包括物证(如传播装置等)、临床标本(如血液或其他分泌物)、文件、照片和证人证词。执法部门必须考虑各种问题,以确保收集的每一项证据最终都可以用于刑事诉讼。

以下总结了执法部门在收集证据时必须考虑的一些关键问题。

1. 保管链

保管链是刑事调查期间重要的证据保管体系。执法人员和公共卫生部门工作人员都必须在收集、处理、测试、储存、运输证据物品和报告测试结果的每个阶段承担相应的责任。执法部门应明确说明获取证据的人员、时间、地点,以及如何提取、处理、保管,直至提交法庭,未能正确维护保管链可能会导致证据在审判中无法使用。当执法部门怀疑发生了犯罪案件,工作人员应启动正式的保管链程序。

2. 提交生物样本

只有经过相关部门许可的实验室才能检测生物剂。将有证据作用的样本提交给未经许可的实验室不仅会延迟报告,还可能会导致标本污染,并使法庭对检测结果的有效性产生怀疑。

3. 书证

执法部门应尽可能获取原始书证。如果在原始书证可用的情况下使用副本作为证据，就会存在证据的真实性和可采性问题，因为副本可能是由原始书证修改而来。

4. 证人证言

生物剂被释放后，执法部门必须尽快获得对传播装置、可疑车辆、嫌疑人和其他特定信息的证人的描述。证人信息具有时间敏感性，越早获得信息对调查的价值就越大。随着时间的推移，证人的记忆可能会逐渐消失或受到他人意见的影响。

在对生物威胁进行调查期间，执法部门可能需要在保证公共安全和收集证据之间权衡利弊。公共卫生部门迫切需要尽快确定生物剂及其来源，以确保实施适当的应对方法并采取措施保护处置人员和公众。在这种情况下，为挽救生命需要进行证据的快速收集和检测，因此，程序上可能会与常规的证据收集有所不同。

4.2.4.2 评估证据

与其他刑事调查类似，当发生生物恐怖袭击时，调查人员可能并不知道何为关键证据，而这些证据可能也正是识别、逮捕和定罪嫌疑人所需要的。随着证据的不断收集，必须对证据进行持续评估；随着刑事调查的进展，了解证据类型及其可采性规则将有助于执法人员更好地进行评估。

一般来说，执法部门在重大事件（如死亡案件或重大犯罪案件）发生时会迅速得到消息。由于在可能受到污染的环境中收集的证据将被认定为污染证据，这使得证据审查和评估过程变得非常复杂。必须由经专业培训的人员来进行污染环境中证据的收集工作。在生物恐怖袭击之后，执法部门将在实验室对收集到的证据进行分析，以支持和指导进一步调查。

从对生物威胁的刑事调查开始直到案件提交至法院，调查期间收集的所有证据都必须经过核实。执法人员必须仔细审查书证，以确保对其进行彻底分析和正确解释。有时，报告中包含的信息可能会有不同的解释，调查人员必须检查并解决证据中是否存在相互矛盾的问题，或做好向检察官解释这些矛盾的准备。

收集并分析证据后，必须有程序地向检察官提交所有材料，如证人证词、实验室报告、书证、照片等，以确保在法庭审判前确定所有事实。应留出足够的时间让检察官会见调查人员和证人，并审查所有报告、证据和证词。

4.2.4.3 逮捕嫌疑人

一旦消除对公共健康和安全的威胁，执法部门的首要任务就是逮捕和起诉嫌疑人。在执行逮捕嫌疑人期间，参与逮捕的执法人员必须采取防护措施，防止嫌疑人对执法人员造成伤害。执法人员还可能会接触污染环境或污染证据，因此必须使用适当的个人防护装备，以防止生物剂的污染。虽然逮捕嫌疑人是刑事调查的目标，但执法人员和公众的安全也至关重要。

4.2.4.4 提供证词

参与案件的每一名执法人员和证人在出庭作证之前都应与检察官会见。对检察官来说，在出庭之前评估每个调查人员、证人以及他们的陈述是十分重要的。在此期间，有关证据或证词的问题都应被讨论和解决。

4.2.5 刑事－流行病学联合调查

过去，执法部门和公共卫生部门在应对可疑生物威胁事件时通常会进行独立的调查。然而，继 2001 年的“炭疽信”事件之后，美国建立了一种加强执法部门和公共卫生部门之间合作与协调的机制，即刑事－流行病学联合调查模式。这种模式不仅限于调查过程，其中包含了一些特定程序和方法，这些程序和方法要求执法部门和公共卫生部门在发现生物威胁之前，以及在随后的调查中相互配合。刑事－流行病学联合调查模式使执法部门和公共卫生部门能够更有效地应对生物威胁，从而更早地发现攻击行为、确定来源和实施干预，以减轻事件的影响，实现共同目标。这一模式强调需要将执法部门和公共卫生部门的调查工作结合起来，从而最大限度地减少调查人员之间的差异，并增加识别、逮捕、起诉和定罪嫌疑人的机会。

通常情况下，等到犯罪或疫情得到确认再申请合作则为时已晚，因此执法部门和公共卫生部门一旦确认存在犯罪行为或疫情，即可交换信息。为了有效应对生物威胁，公共卫生部门和执法部门需要在确认发生生物威胁事件之前建立联系并共享信息。在响应的早期阶段及时交换信息对于遏制疫情和逮捕嫌疑人至关重要。

4.2.5.1 建立联系

在事故发生前建立联系的目的是启动部门之间的对话，以确立工作关系。执法部门和公共卫生部门之间密切联系往往有助于加强信息交流。人们认为通过了解彼此的职责及信息需求，可以消除妨碍部门间合作的许多障碍。随着时间的推移，部门间工作人员通过接触，彼此将更加熟悉并取得信任，能够确保信息共享并得到保护。

4.2.5.2　信息共享

在发生生物威胁期间，某些信息或特定事件促使执法部门和公共卫生部门之间进行信息交流。大多数疫情不是由蓄意行为引起的。在流行病学调查过程中，有许多因素可以为潜在的生物威胁提供线索，但几乎所有的感染都会产生难以描述的初始症状，甚至可能被误诊为另一种疾病。此外，许多生物剂可以导致罕见病或非地方病，患者往往病因不明或特征不显著。医生可能无法识别这种疾病，直到出现更严重或特殊的症状。因此，在明确诊断之前，很难报告这种“未知”疾病。

执法部门和公共卫生部门都可以获得独家信息，这些信息对于防止或检测生物威胁可能很重要。由于这两个机构不太可能拥有响应时所需的所有数据，因此信息共享是公共卫生部门和执法部门合作的一个重要部分。

4.2.5.3　联合威胁评估

当执法部门或公共卫生部门确定了一个触发因素时，可以进行联合威胁评估。在评估期间，两个机构应共享所掌握的关键信息，以便响应人员能够就事件的性质和后续应对活动做出决策。共享所有可用信息后，公共卫生和执法部门应将事件按以下三个风险级别进行归类。①无威胁：接触源极有可能是自然发生的（非蓄意）；②可能的生物威胁：有信息表明生物威胁事件可能是有人蓄意制造的；③极可能的生物威胁：有充分的理由表明生物威胁事件是有人蓄意制造的。

根据风险类别，公共卫生部门和执法部门将执行以下措施。①无威胁：公共卫生部门将继续进行管理；②可能的生物威胁：两个部门进行单独调查或联合调查；③极可能的生物威胁：两个部门进行联合调查。虽然可以按上述风险级别之一对事件进行初步评估，但随着新信息的收集和调查的深入，事件风险级别可能会发生变化。进行联合威胁评估的程序应在生物威胁发生之前确定，并形成正式的书面文件。

4.2.5.4　联合调查

联合调查的目的是通过交流实时调查信息，最大限度地提高执法部门和公共卫生部门的工作效率。启动联合调查后，两个部门有义务在整个联合行动过程中共享信息。

联合调查的目标：①确定致病因素；②确定生物威胁的来源和责任人；③确定生物剂的传播方式；④确定人员接触生物剂的时间、地点；⑤确定可能接触过生物剂的人员。

以下标准可用于确定是否对可疑生物恐怖袭击事件进行联合调查：①存在对生物剂检测结果呈阳性的病例；②没有已知的自然来源可解释的感染；③没有已知的疾病发生风险因素；④情报显示该事件存在犯罪行为（蓄意）。这些标准可能无法覆盖所有生物威胁。一旦决定共同开展工作，执法部门和公共卫生部门应遵循已制订的联合调查程序。

4.3 尸检相关生物安全问题

4.3.1 尸检风险

对于尸检人员来说，生物安全至关重要，因为他们可能会处理被生物剂污染的人体遗骸，这将使尸检人员暴露在污染环境之中。土拉菌病、病毒性出血热、天花、鼻疽病和Q热均可通过尸体传播给尸检人员，某些感染是致命的。尸检人员可通过经皮接种（损伤）、黏膜暴露和吸入感染性气溶胶等方式感染。A类生物剂的风险程度差异很大，但所有A类生物剂感染都有可能传播给尸检人员。应通过正规的生物安全程序进行检查和样本采集，保护尸检人员和实验室分析人员，以免其接触到更集中的感染性物质。

由于尸检人员可能在不知情的情况下对感染不明生物剂的尸体进行尸检，因此所有接触潜在传染性物质的尸检人员均应采取基本的保护措施。除这些措施外，某些高风险活动（如使用振荡锯）会增加工作人员暴露的可能性，应在使用时采取额外的安全预防措施。

4.3.2 尸检注意事项

与护理患者时预防破损皮肤与体液接触一样，尸检时也必须采取某些预防措施，无论已明确或怀疑其具有传染性病原体。即使已经排除了某种病原体，也可能存在其他未被怀疑的病原体。因此，所有尸检都必须在可进行充分空气交换的解剖室内进行，并由穿戴个人防护装备的人员进行操作。所有尸检机构都应该有书面的生物安全政策和程序，对尸检人员应进行相应的培训，并记录培训情况。

对已知或疑似病原体应采取阻断传播的标准预防措施，包括：①空气传播预防措施，以处理悬浮在空气中的病原体；②飞沫传播预防措施，以防止病原体通过可移动的飞沫传播（如打喷嚏、咳嗽），并保证在病原体落到地面后不再具有传播力；③接触传播预防措施，以处理可能通过环境表面和设备污染传播的病原体。

4.3.3 个人防护装备

对于尸检，标准预防措施可概括为使用外科消毒服、外科帽、防护服、护目镜或面罩、鞋套及双层手术手套（中间有一层防切割合成网），即个人防护装备（personal protective equipment, PPE）。应注意的是，外科口罩可保护口鼻，阻挡体液飞溅（$>5\mu m$的液滴），但不能阻挡某些经空气传播的病原体，且尸检时会产生具有传染性的气溶胶，因此无论接触疑似还是已知病原体，尸检人员至少应佩戴N-95呼吸器进行尸检。由于尸检过程中某些机械装置可产生高浓度气溶胶，因此应考虑配备N-95或动力送风过滤式呼吸器（powered air-purifying respirator, PAPR）。因某些限制而无法佩戴N-95呼吸器的尸检人员应佩戴PAPR。

4.3.4 尸检程序

尸检的操作过程应始终遵循标准安全规程，防止尖锐物品造成的伤害，包括禁止回套、弯曲或切割针头，并确保提供锐器处置容器。锐器处置容器的放置应尽可能靠近尸检操作台，以尽量减小操作人员携带尖锐物品的活动范围。锐器处置容器应定期更换，切勿装满。

尸检人员离开直接尸检区域时，应脱掉防护服，并将其丢弃在干燥容器或废物容器中，或置于尸检室前室中，如果没有前室，则直接置于入口内，脱下手套后必须洗手。

4.3.5 工程策略和设施设计问题

尸检室的空气处理系统是能够确保空气交换及正确气流方向的排气系统。尸检室每小时应至少进行12次换气,并且应处于负压状态。排出的气体不得返回建筑物内部,应将其排放到室外,远离人流区域或聚集空间(如从屋顶引导排气)及其他进气系统。对于尸检,局部气流控制可用于引导气溶胶排放;但是,此安全功能并不能消除对PPE的需求。

在日常工作中应确保清洁水槽和安全设备的位置相对固定,不进行非必要的移动,并且保证在紧急情况下随时可用。工作台面应具有完整的废物控制和排水系统,以尽量减少体液和废水溢出。生物安全柜可用于处理和检查较小的传染性样本。通常振荡锯配有真空罩,以减少操作中产生的微粒和液滴气溶胶。尸检时应尽可能使用这些装置,以降低可能因气溶胶播散导致感染的风险。

4.3.6 疫苗接种和暴露后预防

2003年,美国卫生与人类服务部(department of health and human services,DHHS)启动了一项计划——为急救人员和医务人员接种天花疫苗。疫苗用于预防可能与生物恐怖主义有关的某些疾病,包括炭疽、鼠疫、土拉菌病等。但是,不建议将这些疫苗用于低风险或未暴露的尸检工作人员。遵循标准预防措施者应避免接种炭疽杆菌和鼠疫耶尔森菌疫苗。

对暴露于含致命细菌环境的尸检人员可以预防性使用抗菌药物。例如,无论疫苗接种状态如何,暴露于鼠疫耶尔森菌气溶胶的尸检人员均应考虑接受这种治疗。同样,如若尸检人员暴露于土拉弗朗西斯菌,也应考虑预防性使用抗菌药物。然而,暴露后是否使用抗菌药物预防感染应咨询传染病和职业病专家,并考虑其疫苗接种状况、暴露性质及预防的安全性和有效性。

4.3.7 体表污染物的净化

如果尸体表面存在可见的重度污染,应在现场收集适当的样本后对其进行清洁,然后将其送入尸检室。应使用适当的清洁溶液(如0.5%次氯酸盐溶液或酚类消毒剂)进行体表清洁。有研究发现,延长洗消液作用时间和洗消后再使用沐浴液洗浴能确保洗消效果[6]。当然,该方法的缺点也显而易见,即洗消可能造成法医检材的破坏。

如果需要尸检的遗体数量较少,则可以在具有基础设施及尸检能力的尸检室中由受过消毒培训的人员对严重污染的遗体进行清洁，严禁将严重污染的遗体带至其他区域。搬运受污染遗体的人员和处于搬运遗体区域的人员都应穿戴个人防护装备。消毒人员应在受控环境中进行彻底消毒。在尸检前应明确消毒人员和尸检人员的职责。

4.3.8　废物处理

液体废物（如体液）包括冲洗污染物产生的污水，应通过预处理池进行消毒预处理。当采用含氯消毒剂时，消毒时间不少于 1.5 小时；预处理过的液体废物流向二级消毒池，二级消毒池水力停留时间不应少于 2 小时；液体废物处理从预消毒池至二级消毒池的水力停留总时间不应少于 48 小时。固体废物应保存在生物危害专用容器或锐器处置容器中，并在医疗废物焚化炉中焚化。

4.3.9　尸体的储存和处置

大多数生物剂（如炭疽杆菌、鼠疫耶尔森菌或肉毒毒素）不太可能传播给从事非尸检工作的人员。然而，某些生物剂，如出血热病毒和天花病毒等病原体则可以通过这种方式传播。因此，所有尸体在尸检前后的处理，均应遵循标准预防措施。

在死亡现场，运输尸体前需要对装有尸体的尸体袋进行表面消毒。用 0.5% 次氯酸盐溶液擦拭尸体袋表面可见的污渍后，尸体可用不透水的专用袋（最好是双层袋）运输和储存（冷藏）。应采用每小时 9 ~ 12 次换气的负压车进行运送。

尸检人员有职业暴露的风险，因此不应对感染了这些生物剂的尸体进行防腐处理。感染了鼠疫耶尔森菌等病原体的尸体可以经过消毒处理后直接深埋。然而，像炭疽杆菌这样的病原体会产生持久存在的芽孢，在这种情况下，火化是首选的处置方法。同样，被高传染性病原体（如天花、出血热病毒）污染的尸体应在没有防腐的情况下火化。如果不能选择火化，则应将尸体妥善固定在密封容器中，以降低病原体传播的风险。然而，即使是密封容器仍然有可能泄漏或破损。

法医应与当地应急管理部门、殡仪馆及地方卫生部门合作，提前确定当地火化场所的容量。法医还应与当地应急管理部门合作，确定特殊设备（如能够进行大容量火化的气幕式焚化炉，以及更快、更高效的新型等离子焚化炉）的来源和成本。此类设备的成本及获得这些设备所需的时间应列入各地方的生物恐怖袭击防范计划中。

4.4 现场证据的净化、收集和保存

收集和保存现场证据对于有效、成功地调查和归因至关重要。如果因没有及时收集证据而使其发生降解，或者在收集、处理、运输和储存过程中发生了污染，则不利于下游特征描述和归因分析。收集足够数量的证据并保持其完整性，可增加获得归因的机会。

4.4.1 制订预案

面对生物恐怖袭击，首先进入现场的可能是急救人员或者调查人员，也可能有消防员、警察(包括法医)和普通民众等。在一次隐秘袭击中，能在第一时间收集证据往往对于案件的定性和侦破至关重要[7]。因此，急救人员或者调查人员应该事先计划、制订出有助于及时收集、处理微生物证据的方案，并配备好个人防护装备。

4.4.2 现场勘查原则

调查人员的目标是获得足够的生物剂样本和相关材料，以识别微生物物种或鉴定毒素。然而，生物剂本身并不是唯一需要考虑的法庭科学证据，还需考虑相关的化学代谢物、物理附着物和传统的法庭科学证据(如指纹、计算机记录和痕迹证据等)，为明确嫌疑人的身份提供线索。调查人员还应重点考虑在何处采样、采取何种采样方法及样本量，以求获得正确类型、数量和质量的数据来支持归因。此外，从证据采集到证据储存，必须尽可能保持证据的完整性，否则可能会丢失关键、可靠的法庭科学信息。搜寻犯罪现场的最佳方法是使用既定准则、经验和有针对性的策略。在犯罪现场调查过程中接受训练，以及使用收集、处理传统法医物证的指南应成为执法人员进行法医微生物学调查的基本准则。传统的犯罪现场调查策略同样适用于生物恐怖袭击案件。调查的首要任务是照顾受害者及评估潜在的公共卫生风险，其次是确保犯罪现场的安全。

4.4.3 证据的消毒净化

对可能被生物剂污染的残留物或疑似样本，应当在不破坏法医证据的前提下，采

用及时的、必要的消毒净化措施。

4.4.3.1　γ 射线灭活

γ 射线，又称 γ 粒子流，是原子核能级跃迁退激时释放出的射线，为波长短于 0.01Å 的电磁波。γ 射线有很强的穿透力，在工业领域中可用于探伤或流水线的自动控制。γ 射线对细胞有杀伤力，可用于治疗肿瘤。有学者采用 γ 射线进行了灭活炭疽杆菌的实验研究，发现使用 11.58kGy 剂量的 γ 射线可灭活纸张样本上的炭疽杆菌，而使用 17.2kGy 剂量的 γ 射线可灭活纺织物和液体样本中的炭疽杆菌。在对特别敏感和有价值的材料不能进行湿性处理净化的情况下，建议使用 20kGy 剂量的 γ 射线进行炭疽杆菌灭活处理[8]。这种方法不会破坏现有的生物证据，也不影响血清学和分子学检测。

4.4.3.2　甲醛熏蒸灭活

甲醛无色，有刺激性气味，易溶于水。甲醛具有防腐、杀菌性能的主要原因是其能与构成生物体的蛋白质中的氨基发生反应。在净化空间或生物安全设备时常使用甲醛熏蒸法（如生物安全柜的净化）。高浓度的甲醛能杀灭细菌、病毒、真菌和寄生虫[9]。因此，许多行业均采用甲醛作为消毒剂，甲醛熏蒸仍然是公共卫生领域最常见和最经济有效的消毒方法。有学者在研究电子设备的净化处理时，分别使用 γ 射线和甲醛熏蒸两种方法，结果发现二者在电子设备消毒方面有极大差异，γ 射线会损坏电子线路，进而影响数据恢复，而甲醛熏蒸法影响较小[10]。由此可见，针对电子设备的消毒，应首选甲醛熏蒸法。

4.4.4　证据的收集

4.4.4.1　证据的收集方法

调查人员可以通过以下三种方法收集证据：①收集完整的物品并将其转移至专用的生物防护设施中，以便进一步采样和分析。这种方法最大限度地缩短了收集证据所需的时间，收集过程中调查人员必须穿戴个人防护装备。②调查人员可以收集部分样本（如土壤、水等），该方法主要适用于体积过大或过重而不能从犯罪现场转移的物品，或可能会在运输过程中遗失的痕迹证据。③使用样本收集工具擦拭材料或物体表面，该方法对收集微量物质特别有效。目前，没有标准化的微生物证据收集试剂盒，如果可能的话，需要开发证据收集程序，在保留传统的法医证据（如头发、纤维、指纹等）的同时，为法医微生物学分析提供充分的材料。

4.4.4.2 采样方法和设备的使用

样本收集工具及设备包括干拭子、湿拭子、纱布、抽吸针及高效微粒空气过滤器等。负责调查的机构并不一定了解现有方法，可以借鉴国家疾病预防控制中心等机构的常规使用方法，以便对这些程序进行量化比较和验证，并在必要时加以改进。但是，采样方法和设备的使用主要有三个问题：第一，一些方法、采样工具及设备尚未经过严格验证。采样人员不知道哪种方法和设备能够产生最佳的收集效率，或提供物理、化学、生物特征的最佳回收率。在某些情况下，即使在犯罪现场可能有足够的物证，在调查过程中也可能无法足量获取。如果收集方法的效率未知，犯罪现场调查人员所做的工作就会受到很多限制。以棉拭子为例，基于 DNA 分析，需要考虑棉签材料中固有的化学物质，这些化学物质与 DNA 和环境杂质（如金属离子或有机化合物）共同富集，可能会在收集过程中优先与棉签结合，并可能影响 PCR 结果；某些拭子可能含有可溶性成分，其对于收集病毒的细胞培养系统可能是有细胞毒性的，或对某些细菌的生长具有抑制作用。第二，虽然许多方法的可行性已经被验证，但是目前的安全限制可能会妨碍机构之间共享验证数据。因此，与最佳和最差操作方法相关的数据可能均存在，而工作人员可能无法获得全部数据。第三，采样人员应该对目标分析物有一个大概的了解，针对不同的样本相应地调整收集方法。对于法医微生物学工作人员来说这不是一件容易的事，由于细菌、真菌、病毒和毒素的多样性，以及目标分析物的稳定性不同导致每种方法都存在不确定性。某些收集方法对一种微生物可能是合理的，但对另一种微生物可能是有害的。因此，在某些情况下，可以收集多个样本并使用几种不同的保存方式来适应不同的分析方案。

4.4.5 证据的保存

证据的保存条件会随着微生物的种类、样本的基质或物理条件（如液体或粉末）的不同而不同。当有大量的微生物证据时，一些微生物样本的损失可能无关紧要，并且可以尝试应用各种采集和保存方法。但对于数量非常有限的痕量物质，有时只能收集一个样本，在这种情况下应努力保证样本的完整性。

4.4.5.1 微生物的运输或保存介质

一些被设定保存特定病原体的材料可能对分析测定产生负面影响。在临床实验室中，含有细菌的样本常使用一般运输介质（如 Amies 运送培养基或 Stuarts 运送培养基），其含有细菌生存所需的营养素。病毒运输介质通常由溶液（如蔗糖－磷酸盐缓冲液或 Hanks 平衡盐溶液）、牛血清白蛋白和一些抗生素（延缓细菌生长）构成。许多 PCR 或抗原检测试剂盒提供了专门用于稳定分析物的专有运输介质[11]。

通常用于收集和运输动物病原体的培养基也主要用于保存蛋白质、核酸和病原体活力。常用的运输介质之一是胰蛋白胨培养基。不同浓度的甘油可以使某些病毒失活，同时保留样本中的其他病毒。国际上常用于运输水疱性疾病病原体样本的缓冲甘油被证明在室温下可以长时间保存病原体，但这种培养基没有经过彻底的 PCR 抑制测试。对于农作物病毒，常选用 pH 值为中性的等渗溶液进行收集和运输[12]。

4.4.5.2 微生物样本的运输或保存条件

应尽快将培养标本运送到实验室，尽量减少损坏、丢失、污染及人员接触。有些样本可以在室温下运输，有些则应该冷藏运输。大多数样本（除血液样本外）应冷藏保存以保持微生物的生命力，尽量减少污染物的过度生长。血液、脑脊液样本应在室温下保存或置于 35℃ 的培养箱中[13]。

食品的保存方法取决于食品的性质及包装类型，应确保食品的完整性。例如，固体食品、半固体食品、液体食品，相应的保存条件为冷冻、冷藏、环境温度。为尽量减少运输或保存过程中的影响，应尽可能保持样本处于干燥、冷藏或冷冻状态。一些微生物经冷冻后可能会死亡，使用缓冲甘油可最大限度地减少冷冻和融化造成的伤害[14]。而那些不导致特定生物体活力显著下降的方法可以提高分离成功率[15]。

如果是对农作物实施生物恐怖袭击，则需要对农作物和环境进行取样。应将植物组织或相关材料样本（如昆虫、线虫、土壤、水等）直接收集到容器中，采集人员保持最小程度的接触。在野外，植物组织样本通常放入干燥纸袋或塑料袋中，并置于冰袋上，直至可以冷藏保存或处理。在某些情况下，向塑料袋中加入少量无菌甘油虽然可以保留病原体特征，但是可能会延迟组织干燥，因此可选用含塑料夹层的湿度箱，它可以保持箱内湿度而不直接润湿植物组织或昆虫。从植物表面或土壤中收集到的大量真菌菌丝、孢子和细菌渗出物，根据所要进行的分析类型，将其收集到含有无菌水、温和磷酸盐缓冲液或70%乙醇溶液的密封容器中。

对于法医分析，从采集点开始保持样本的完整性和真实性至关重要，而遵循最低限度的运输原则可能无法充分满足采集要求。因此，需要验证尽可能多的生物剂和相关分析物的运输和保存方法。此外，由于要保留足够的证据以备复检，必须对长期存放条件进行查验。

4.4.6 培训和学习

为了能够正确应对存在已知危险物质的犯罪现场，需要对现场调查人员进行培训。但有些情况下，调查人员或者法医可能会对传统的犯罪行为做出反应，并在不知情的情况下进入存在生物剂或者其生产现场。因此，应对调查人员进行必要的培训，以便其更加了解可疑微生物危害的迹象。

另外，首先到达现场的可能是急救人员及处置人员。在大多数情况下，他们的首要任务是保障受害者的健康、限制疾病的传播以及维护公共安全，而不是保护犯罪现场和证据。因此，有必要对上述人员进行培训，这将有利于保护他们的安全及证据保存。

4.5 证据的鉴定及分析

收集和保存的生物证据将被送到实验室进行分析。在实验室内，使用核心分析工具鉴定证据材料。法医微生物学专注于追踪微生物并试图将微生物与个体或地点联系起来，根据攻击的性质和收集的证据类型，可以实施不同的策略。例如，在公开的生物恐怖袭击中，除了分析传统的法医证据之外，还可以分析包装物、武器和相关材料。在秘密生物恐怖袭击中，证据可能局限于受害者的诊疗记录和从受害者身上获得的分离物。因此，证据的鉴定分析可能涉及许多方法。

4.5.1 病理学方法

考虑到病例数量和生物安全问题的限制，应对可能由生物剂感染导致死亡的病例进行完整的尸检，并对多个器官进行组织取样。A类生物剂的尸检诊断程序包括显微镜检查及收集样本进行其他测试，这有助于病原体的特异性诊断。血液、脑脊液、组织样本或拭子应放置在可分离细菌和病毒的运输介质中。应收集受害者血清，用于血清学和生物学分析。冷冻的部分组织样本可用于 PCR 检测；部分组织样本应置于电子固定剂（戊二醛）中；对经福尔马林固定、石蜡包埋和苏木精 - 伊红（hematoxylin - eosin，HE）染色的组织可用显微镜观察。革兰氏染色、银染色、特异性免疫组织化学（immunohistochemical，IHC）染色和直接荧光法（direct fluorescence assay，DFA）有助于识别生物剂，这些检测均可用于福尔马林固定的组织。A 类生物剂所致疾病的主要病理特征及鉴别诊断见表 4.4[2]。

表 4.4　A 类生物剂所致疾病的主要病理特征及鉴别诊断

生物剂（疾病）	主要病理特征	鉴别诊断
炭疽杆菌（炭疽）	肺炭疽：出血性纵隔炎、出血性淋巴结炎、出血性胸腔积液	社区获得性肺炎、肺炎性土拉菌病、肺鼠疫、汉坦病毒肺综合征、细菌/真菌/结核性纵隔炎或脑膜炎、纵隔肿瘤、主动脉夹层
	皮肤炭疽：出血、水肿、坏死、血管周围浸润、血管炎	立克次体痘、蜘蛛咬伤、坏疽性脓肿
	肠炭疽：出血性肠炎、出血性淋巴结炎、回肠和盲肠末端坏死的黏膜溃疡、腹膜炎	溃疡性土拉菌病
	中枢神经系统受累：出血性脑膜炎	其他脑膜炎
鼠疫耶尔森菌（鼠疫）	腺鼠疫：伴有周围水肿的急性淋巴结炎	土拉菌病等
	肺鼠疫：严重的融合性出血性和坏死性支气管肺炎，伴有纤维蛋白性胸膜炎	肺炭疽、社区获得性肺炎、肺炎性土拉菌病、汉坦病毒肺综合征
	败血症型鼠疫：全身性淋巴结炎、淋巴结坏死灶、弥散性血管内凝血（DIC），伴有广泛出血和血栓	其他细菌性败血症
	中枢神经系统受累：脑膜炎	其他细菌或真菌性脑膜炎

续表 4.4

生物剂(疾病)	主要病理特征	鉴别诊断
土拉弗朗西斯菌(土拉菌病)	溃疡腺型土拉菌病:溃疡伴化脓性坏死性淋巴结炎	皮肤炭疽、立克次体痘、蜘蛛咬伤、坏疽性脓肿
	腺型土拉菌病:化脓性坏死性淋巴结炎	化脓性细菌感染、猫抓病、梅毒、软下疳、性病性淋巴肉芽肿、结核性淋巴结炎、非结核分枝杆菌感染、弓形虫病、孢子丝菌病、鼠咬热、炭疽、鼠疫
	眼腺型土拉菌病:眼睑水肿、急性结膜炎和水肿、小结膜溃疡、局部淋巴结炎	化脓性细菌感染、腺病毒感染、梅毒、猫抓病、单纯疱疹病毒感染
	咽腺型土拉菌病:渗出性咽炎或扁桃体炎伴有溃疡、区域淋巴结炎	链球菌性咽炎、传染性单核细胞增多症、腺病毒感染、白喉
	伤寒型土拉菌病:全身受累、DIC、主要器官局灶性坏死	伤寒,布鲁氏菌病,Q 热,立克次体病,疟疾、播散性细菌、分枝杆菌或真菌感染
	肺型土拉菌病:肺部急性炎症,弥漫性肺泡损伤	社区获得性肺炎、肺鼠疫、汉坦病毒肺综合征
肉毒中毒(生物剂:肉毒毒素)	肉毒毒素是肉毒杆菌产生的高分子蛋白神经毒素。肉毒中毒最重要的诊断依据是临床病史,因为其组织病理学变化是非特异性的(如中枢神经系统充血和小血管微血栓形成)	当患者出现四肢和躯干的对称性肌无力和麻痹而怀疑肉毒中毒时,取材人员应从可疑感染部位(伤口、胃肠道或呼吸道)获取组织样本,进行厌氧培养及肉毒毒素小鼠生物测定
天花病毒(天花)	多房囊泡、上皮细胞气球样变性、细胞质内包涵体(Guarnieri 小体)	水痘、猴痘、副痘、特纳河痘、单纯疱疹、二期梅毒
出血热病毒(病毒性出血热)	丝状病毒科(埃博拉病毒和马尔堡病毒)感染:大量肝细胞坏死、肝细胞丝状包涵体、其他主要器官广泛坏死、弥漫性肺泡损伤	由病毒、细菌或立克次体引起的其他全身感染
	沙粒病毒科(拉沙病毒、胡宁病毒、马丘波病毒、瓜纳里托病毒)感染:大面积肝坏死、弥漫性肺泡损伤	

4.5.1.1　炭疽(生物剂:炭疽杆菌)

1. 病理特征

由炭疽杆菌(*Bacillus anthracis*)引起的炭疽可分为皮肤炭疽、肠炭疽及肺炭疽三种类型。皮肤炭疽的特征是在细菌侵入皮肤处形成焦痂,显微镜下可见表皮坏死和结痂,而真皮层显示坏死、水肿、出血、血管周围炎和血管炎。最终引流皮肤部位淋巴结肿大、坏死并出血。不同于腹膜炎,肠炭疽存在回肠和盲肠末端的出血性溃疡。肺炭疽的主要特征是出血性纵隔淋巴结炎伴胸腔积液,镜下可见大量淋巴结水肿、出血和坏死伴少量炎细胞浸润。当炭疽病情进展时,细菌可以扩散至腹部器官,产生瘀点、出血,也可扩散到中枢神经系统,引起出血性脑膜炎。

2. 诊断

对多个器官进行完整的解剖和组织取样有助于确定炭疽杆菌的分布和侵入部位。样本中炭疽杆菌的含量因炭疽的类型而异。例如皮肤炭疽,焦痂中心和外围的皮肤组织中炭疽杆菌和抗原的含量更高;而对于肺炭疽,胸腔积液、胸膜组织和纵隔淋巴结中炭疽杆菌和抗原的含量更高。

3. 诊断方法

如果患者没有服用抗生素,可以在 HE 染色、革兰氏染色、银染色和 IHC 染色的组织中观察到炭疽杆菌。然而,在抗生素治疗开始后,只有银染色和 IHC 染色可观察到细菌。IHC 染色可以显示福尔马林固定组织中的炭疽杆菌、细菌碎片和细菌破碎颗粒,即使在抗生素治疗 10 天后也是如此。虽然 DFA 可用于炭疽杆菌检测,但它不适用于经福尔马林固定的组织。

4.5.1.2　鼠疫(生物剂:鼠疫耶尔森菌)

1. 病理特征

与炭疽类似,鼠疫是根据鼠疫耶尔森菌(*Yersinia pestis*)的感染途径进行分类的,主要分为腺鼠疫、肺鼠疫和败血症型鼠疫。腺鼠疫的特征是细菌穿透皮肤后发生急性淋巴结炎。通常皮肤损伤不明显,或有一个小水疱或脓疱。其病理表现为淋巴结水肿、出血、坏死和出现代表大量杆菌感染的磨玻璃状嗜中性物质。肺鼠疫是患者吸入空气中的鼠疫耶尔森菌而引起的,病理特征为肺泡内水肿,伴有不同程度的急性炎性浸润。患败血症型鼠疫的个体,除引流受感染区域的颈部淋巴结出现水肿、出血、坏死外，随着疾病的进展，细菌在全身广泛分布，将导致休克和弥散性血管内凝血。另外，败血症型鼠疫伴肺部细菌感染可导致继发性肺鼠疫。

2. 诊断

通过完整的尸检对多个器官进行组织取样有助于确定细菌的分布和感染途径。应对增大、柔软、出血的淋巴结进行取样并检测鼠疫耶尔森菌，同时采集肺组织样本，以确定是否存在原发性或继发性感染。

3. 诊断方法

通过HE染色、革兰氏染色、银染色和吉姆萨染色可以在经福尔马林固定的组织中观察到鼠疫耶尔森菌。然而，组织中杆菌的特异性鉴定只能依靠IHC染色或DFA。

4.5.1.3 土拉菌病（生物剂：土拉弗朗西斯菌）

1. 病理特征

土拉弗朗西斯菌（*Francisella tularensis*）可引起土拉菌病。根据感染途径的不同，土拉菌病分为多种类型，包括溃疡腺型土拉菌病、腺型土拉菌病、眼腺型土拉菌病、咽腺型土拉菌病、伤寒型土拉菌病和肺型土拉菌病。在所有类型中，原发性引流淋巴结均表现为坏死性淋巴结炎，周围有中性粒细胞和肉芽肿性炎性浸润。溃疡腺型土拉菌病表现为皮肤溃疡或焦痂伴周围淋巴结受累。眼腺型土拉菌病表现为结膜炎伴溃疡和软组织水肿。咽腺型土拉菌病的特征性表现是咽炎或扁桃体炎伴溃疡。伤寒型土拉菌病的特征是全身受累，出现弥散性血管内凝血，主要器官有局灶性坏死，但缺乏一组原发性引流淋巴结。肺型土拉菌病患者的肺部有大量纤维蛋白坏死，并伴有不同程度的炎性浸润。如患者发生土拉菌性败血症，行血液涂片可看到病原体。

2. 诊断

通过完整的尸检对多个器官进行组织取样有助于确定细菌的分布和感染途径。应对肿大、坏死的淋巴结进行取样并检测是否存在土拉弗朗西斯菌。感染入口（如皮肤、结膜或咽部）处拭子采样可能有一定的阳性检出率。

3. 诊断方法

土拉弗朗西斯菌很难用特殊的染色剂染色。然而，IHC染色和DFA已成功用于福尔马林固定的组织，以证明该细菌的存在。

4.5.1.4　肉毒中毒(生物剂:肉毒毒素)

1. 病理特征

肉毒毒素(botulinum toxin)是肉毒杆菌产生的高分子蛋白神经毒素。肉毒中毒最重要的诊断依据是临床病史,因为其组织病理学变化是非特异性的(如中枢神经系统充血和小血管微血栓形成)。

2. 诊断

当患者出现四肢和躯干的对称性肌无力和麻痹而怀疑肉毒中毒时,取材人员应从可疑感染部位(伤口、胃肠道或呼吸道)获取组织样本,进行厌氧培养及肉毒毒素小鼠生物测定。

3. 诊断方法

应进行微生物培养和肉毒毒素小鼠生物测定。

4.5.1.5　天花(生物剂:天花病毒)

1. 病理特征

天花是由痘病毒科成员引起的急性、高度传染性疾病。天花病毒(Variola virus)分为大天花病毒和小天花病毒。大天花病毒引起的天花死亡率较高,而小天花病毒较温和。两种病变发展的时间和速度大致相同,其主要症状表现为斑疹和丘疹,通常先从患者的手掌和脚底开始,逐渐向中央蔓延,然后发展为水疱和脐状脓疱,随后结痂,最后形成凹痕。人群中偶尔会出现出血性天花,这种类型的患者皮肤和胃肠道有大量出血,与脑膜炎球菌血症、急性白血病或某些药物反应的症状极其相似。显微镜下可见皮肤组织呈现多房表皮内囊泡及上皮细胞的气球样变性,在细胞质内、核旁有嗜酸性病毒包涵体(Guarnieri 小体)。天花继发感染(如支气管炎、肺炎和脑炎),将使临床表现复杂化。

2. 诊断

病变的皮肤组织是确诊天花最重要的样本。此外,还应采集囊泡液,用于电子显微镜镜检。通过完整的尸检对多个器官进行组织取样,将有助于确定病毒感染的范围以及有无继发感染。

3. 诊断方法

电子显微镜检查可以识别囊泡液或皮肤组织样本中的特征性病毒颗粒,研究表明,IHC 染色后可见病毒存在于上皮细胞和其下方的纤维结缔组织中。

4.5.1.6 病毒性出血热(生物剂:出血热病毒)

出血热病毒(hemorrhagic fever virus)分属不同科,包括丝状病毒科(埃博拉病毒、马尔堡病毒)、黄病毒科(黄热病毒、登革热病毒)、布尼亚病毒科(裂谷热病毒、克里米亚－刚果出血热病毒、汉坦病毒、辛诺姆布雷病毒)和沙粒病毒科(胡宁病毒、马丘波病毒、瓜纳里托病毒、拉沙病毒)。

1. 病理特征

"病毒性出血热"一词专门用于与异常血管调节和血管损伤相关的发热性疾病。尸检时常见的病理表现包括皮肤、黏膜和内脏器官的瘀点、瘀斑和出血。尽管大多数病毒性出血热会发生全身性出血,但某些病原体会感染特定细胞。因此,不同生物剂感染,其组织病理学特征可能不同。大多数病毒性出血热会引起肝和淋巴组织坏死,以及弥漫性肺泡损伤,在某些病毒感染中这种改变可能更为突出,如黄热病患者有显著的肝细胞坏死,而登革热患者肝细胞坏死却不明显。通过显微镜可以在埃博拉病毒或马尔堡病毒感染的肝细胞中观察到病毒包涵体。

2. 诊断

通过完整的尸检对多个器官进行组织取样,可以确定疾病的发展程度并鉴定病原体。在从指示病例中分离或鉴定出特定病原体后,对具有相似症状的其他病例进行有针对性的取样,可以减少尸检人员的暴露,并且仍然可以为诊断提供依据。例如,在埃博拉出血热暴发期间,对死者的皮肤穿刺活检样本使用 IHC 染色足以为大量死亡病例提供诊断依据,也将获取样本的医务人员的感染风险降至最低。

3. 诊断方法

可以使用 PCR、IHC 染色和电子显微镜对患者的血清和皮肤样本进行检测,还可以将患者血清接种到实验动物体内或培养细胞中进行病毒分离。

4.5.2 免疫学方法

免疫学方法可以用来检测病原体或毒素,其原理是用抗体检测病原体或毒素的特异性蛋白,该法可以进行广谱的生物剂检测。它是目前应用最广泛的检测方法,其检测灵敏度较高,操作相对简单,速度快且易于实现自动化,主要包括酶联免疫吸附试验(enzyme linked immunosorbent assay, ELISA)和胶体金免疫层析法(gold immunochromatography assay, GICA)。有研究将布鲁氏菌、炭疽杆菌和肉毒毒素作为研究对象,选取它们的B细胞优势抗原表位进行重组、融合和表达,采用镍离子亲和纯化的方法,制备纯度较高的三种生物剂的优势抗原融合蛋白,免疫印迹鉴定显示三种融合蛋白均具有良好的生物学活性,为下一步制备胶体金免疫层析法同步快速检测三种生物剂试纸奠定了良好的基础[16]。有学者采用液相芯片技术平台,通过优化偶联抗体浓度、检测抗体浓度和抗原抗体孵育时间等实验因素,建立了四种常见生物剂液相芯片多重检测方法[17]。

4.5.3 分子生物学方法

分子生物学工具在法医微生物学界占有突出地位。比较病原体相似的基因序列分析是归因过程的重要组成部分。用识别核酸遗传标记的方法来筛选样本来源以推进调查。有多种遗传标记和方法可以对微生物多样性进行高度特异性和准确的表征,如单核苷酸多态性(single nucleotide polymorphism, SNP)、重复序列、插入和缺失序列、可移动序列(包括噬菌体、插入序列、转座子、整合子和质粒)、致病岛、毒力和抗性基因、管家基因、结构基因和全基因组检测。基于核酸的分型技术包括PCR、实时荧光定量PCR、多位点序列分型、多位点可变数目串联重复序列分析、全基因组测序和微阵列分析[18]。

4.5.3.1 实时荧光定量PCR

实时荧光定量PCR(quantitative real time PCR, qPCR)是目前为止在病原核酸扩增方面最为成熟的技术之一,它可以用于检测细菌和病毒的DNA,通过反转录也可检测RNA病毒。PCR无论是用于检测培养分离的病原体、感染个体的体液,还是用于直接检测高浓度生物剂,其技术都比较成熟。但该方法仅适用于已知病原体,对于经过基因工程改造的病原体和未知病原体,该方法则无能为力。qPCR SNP分析被开发用于法医微生物学应用。最值得注意的是设计用于鉴定炭疽芽孢杆菌菌株/分离株的SNP分析。目前,已经确定了炭疽芽孢杆菌Ames基因簇(即2001年“炭疽信”事件中鉴定的菌株)的6个SNPs。对于Ames菌株,四种染色体SNP(分别命名为Br1-7,Br1-26,Br1-28,Br1-31)和一种质粒SNP(在pXO2质粒上命名为PS-52)。pXO1质粒上的另一个 SNP(PS－1)显示略低的特异性,因为它与其他四种近缘菌株共享 SNP 特征,这个 SNP 显示出更高的检测灵敏度[19]。

4.5.3.2 重复序列 PCR

目前已在许多细菌基因组中找到重复序列[20－21]。一类稳定和保守的重复序列长度为 33 ~ 40bp,称为基因外重复回文序列(repetitive extragenic palindromic,REP),约占细菌基因组的 1%,每个基因组可以翻译成 500 ~ 1000 个拷贝[22]。另一类重复序列,称为肠杆菌基因间重复共有序列(enterobacterial repetitive intergenic consensus sequences, ERIC sequences),长度为 124 ~ 127bp,每个基因组出现 30 ~ 150 个拷贝[23]。这些重复序列是稳定的,但其在菌种属内及种属间的拷贝数以及在染色体上的位置不同,这种变异可以通过重复序列 PCR(rep－PCR)的程序进行检测,以区分细菌种属、亚种和菌株[24]。在对微生物基因组靶 DNA 的 PCR 扩增中,rep－PCR 通过使用与重复序列互补的寡核苷酸引物,识别整个微生物基因组中重复序列的可变分布。由于细菌基因组中重复序列的数量和位置的变化会产生许多不同长度的扩增子,通过电泳分离各种长度的 rep－PCR 扩增子,可以对来自不同分离株或菌株的 DNA 分型进行比较,以便在细菌种内和种间进行一定程度的解析。rep－PCR 不像扩增片段长度多态性那样随机设计引物,因为其引物靶向已知的保守区域[25]。

rep－PCR 的优点在于它具有一定的区分能力,可以快速检测并获得结果,不一定需要基因遗传标记的先验知识,并且检测成本相对较低。rep－PCR 的缺点是与更具体的检测方法相比,其分析的分辨力较低,以及对模板质量和数量要求更高。相反,qPCR 则具有高分辨力的特定位点,可用于谱系或法医鉴别,并且更可能检测高度降解和数量有限的样本。

4.5.3.3 全基因组测序

利用全基因组测序,可以识别不同类型的基因变异,这将产生关于细菌基因组多样性的全面信息,从而进行精细的溯源追踪分析。这种全基因组变异分析方法称为全基因组测序。利用正在迅速发展的下一代测序技术,可以建立包含数百株细菌的全基因组序列的溯源追踪数据库[26]。

4.5.3.4 DNA实验室质量控制

检测结果的可靠性和准确性在很大程度上取决于检测方法的性能和局限性。方法验证的有效性和严谨性对于样本取证、质量测定和结果确认至关重要。因此，DNA检测实验室质量控制应达到如下要求[27]。

（1）实验室应使用经过验证的方法进行DNA分析。

（2）开发验证研究应先于法医DNA分析，具体包括以下内容。

1）开发验证研究包括物种特异性、敏感性和稳定性研究，案例样本研究、群体研究和混合研究，遗传标记的表征研究，精密度和准确度研究，以及基于PCR的研究。基于PCR的研究包括反应条件、差异、优先扩增的评估，多路复用的影响，对照评估和产物检测研究。上述所有验证研究均应记录在案。

2）要求对验证方法的基本科学原理接受业界评审。

（3）原则上所有验证方法应由每个实验室使用适当的样本数量和样本类型进行内部验证，以证明该方法的可靠性和局限性。

1）内部验证研究包括：已知证据样本、未鉴定证据样本、模拟证据样本，精密度和准确度研究，灵敏度和随机性研究，混合物研究和污染评估研究。内部验证数据可由多实验室系统中的所有实验室共享。每个实验室应提供共享验证数据的摘要，并完成、记录和保持现场特定的精密度、灵敏度和污染评估研究。

2）内部验证应定义质量保证参数和解释指南，包括混合物解释指南和统计计算的应用。混合物解释验证研究包括具有一定范围的志愿者数量、模板量和预期在案例分析工作中解释的混合物比例的样本。

3）平台仪器型号或分型检测试剂盒变更前，应进行内部验证研究。

4）内部验证研究应形成文件并进行汇总。在实施该方法进行法医分析之前，内部验证应由技术负责人审查和批准。

（4）新验证的DNA检测方法（扩增、鉴定）、分型检测试剂盒或平台仪器模型，在实施该方法进行法医分析之前，应对照认证标准物质（或可溯源到认证标准物质的样品）进行检查。

（5）修改后的程序性能应通过使用相似的DNA样本与原始程序进行比较来评估，并将评估结果记录在案。在将修改后的程序应用于案例分析之前，该评估应由技术负责人审查和批准。

（6）用于案例参考样本的快速 DNA 分析仪器应按照本方法进行验证。

（7）经批准实施的快速 DNA 分析系统在用于案例参考样本前应进行性能检查。

（8）对新软件或现有软件的新模块，以及对软件的修改应评估其适用性，并确定验证研究或软件测试的必要性。评估内容包括下列几项。

1）作为仪器、仪表组件，并用于分析、解释 DNA 数据，或用于统计计算的新软件或现有软件的新模块，在用于法医 DNA 分析之前，必须经过开发验证。具体包括以下 4 点。

除受法律保护的信息外，软件所使用的对分析过程、解释或统计计算有影响的基本科学原则应公开以供评审，或发表在科学期刊上。

对作为仪器、仪表组件的新软件或现有软件新模块的开发验证研究至少应包括功能测试和可靠性测试。

对用于分析、解释 DNA 数据的新软件或现有软件新模块的开发验证研究至少应包括功能测试、可靠性测试，以及软件的准确度、精密度、灵敏度和特异性研究。

对用于统计计算的新软件或现有软件新模块的开发验证研究至少应包括功能测试、可靠性测试，以及软件的准确度和精密度研究。

2）作为仪表、仪器组件，并用于分析、解释 DNA 数据，或用于统计计算的新软件或现有软件的新模块，在用于法医 DNA 分析之前，应根据实验室的预期用途进行内部验证。具体包括以下 4 点。

对作为仪表、仪器组件的新软件或现有软件的新模块，内部软件验证研究应包括功能测试和可靠性测试。

对用于分析、解释 DNA 数据的新软件或现有软件新模块的内部软件验证研究应包括功能测试、可靠性测试，以及软件的精密度、准确度、敏感度和特异性研究。

对用于统计计算的新软件或现有软件新模块的内部软件验证研究应包括功能测试、可靠性测试，以及软件的精密度和准确性研究。

对不影响分析过程、解释或统计计算的软件应至少进行功能测试。

3）上述软件修改后应进行评估，以确定修改是否将导致软件的重大或次要修订。具体包括以下 4 点。

对作为仪表、仪器组件的新软件或现有软件的新模块修改后，应在实施前进行软件验证。软件验证研究应包括功能测试、可靠性测试和回归测试。

DNA 数据分析、解释所用软件的重大修订应在实施前进行验证。软件验证研究应包括功能测试、可靠性测试、回归测试,以及适用的精密度、准确度、敏感性和特异性研究。

对用于统计计算的修改后软件应在实施前进行验证。软件验证研究应包括功能测试、可靠性测试、回归测试,以及精密度和准确度研究。

对于不影响分析过程、解释或统计计算的微小修改,应至少进行功能测试。

4)软件验证研究和软件测试可由多实验室系统中的所有实验室共享。每个实验室应提供共享验证数据的摘要,并完成、记录和维护现场特定的可靠性测试。

5)应记录软件验证和测试全过程。软件验证和测试应在实施前由技术负责人审查和批准。

(9)开发验证研究、内部验证研究、修改程序评价和软件测试,以及技术负责人的批准意见均应保留记录以供审查。

4.5.4　其他方法

虽然核酸检测这一方法极为重要,但其不可能准确寻找出生物剂的来源。因此,需要对证据的化学和物理属性进行分析,以获得更多信息。然而,对于微生物和污染物的化学组成如何反映它们的生长环境方面我们还缺乏了解。化学和物理性质的匹配有助于确定不同事件的相关性,结果不匹配则提示证据可能具有排他性或提示事件更为复杂。

4.6　生物威胁相关微生物数据库的建设与应用

4.6.1　国家法医微生物数据库

4.6.1.1　现状

我国于 2000 年依托国家公用数据网建立了卫生防疫网,形成了由疫情报告系统、全国疾病监测系统和单病种检测系统三大监测体系组成的传染病监测网络。该网络已成为我国传染病预防与控制的基础信息库,为分析疾病趋势、发现异常现象、早期传染病预警和识别奠定了基础。但是,我国目前尚无满足法医需求的国家级微生物数据库,建立国家法医微生物数据库涉及诸多部门,有效的组织运作体系是建立国家级法医微生物数据库的重要保障,只有形成一个国家级连接不同部门的综合网络和分析系统,才能最大限度地发挥数据库的预警、识别与应对能力。

4.6.1.2 建议

将现有的病原体和毒素的收集、储存、运输方法等资料进行整合、归纳并形成数据库。使数据库允许对检测方法进行初步比较,以确定哪些检测方法已得到充分验证、哪些检测方法可能需要进一步验证、哪些方法可能有效、哪些方法可能无效,并允许研究者利用先验知识来改进处理及分析,这将大大减少重复性工作。数据库还应包括样本采集设备的信息、生物剂的类型、使用的下游分析方法、材料收集方法、样本储存条件、运输条件和媒介、解释指南和支持验证数据,以及其他与法医学有关的材料[28]。

4.6.2 国际法医微生物数据库

4.6.2.1 现状

WHO 早在 1992 年就建立了旨在预警全球人类、动物、植物传染病,以及生物剂相关疾病的 ProMED – mail 系统。该系统已拥有来自世界各地的会员。加拿大卫生部建立了全球公共卫生信息网络(global public health information network, GPHIN),该系统可通过网络搜索重要传染病、细菌耐药等信息。美国农业部也启用了新兴问题中心(center for emerging issues,CEI)。但上述都是内部分析网络,未形成全球范围的有效数据库。为了进行食源性传染病的主动监测,美国疾病控制中心于 1995 年建立了一个名为食源性致病菌分子分型国家电子网络的食物生产和配送网络体系。其以各州为基础,涵盖 22 个国家和地区的病原体数据,通过对比分析,实现了在疾病流行前预报、流行时溯源,从而预防疾病传播,为建立国际法医微生物数据库提供了借鉴。

4.6.2.2 建议

法医微生物分析发挥作用的基础是建立微生物基础数据库,并在此基础上发展更加快速、准确的检测与数据分析手段。通过国际合作建立各种病原体的具有地域特异性的基础数据库,这也是支持微生物来源调查和未来法医微生物学发展的关键。

4.6.3 法医微生物相关标准的现状及建议

4.6.3.1 现状

法医微生物实验室应该是高通量分析实验室,其目的是在生物恐怖袭击及传染性疾病发生时,快速、有效、全面地完成微生物的检测、鉴定和来源分析,进而完成溯源。实验室的正常运转必须遵循完善的标准和体系规定,我国《微生物和生物医学实验室生物安全通用准则》中规定了确保实验室工作人员不受实验对象侵染,同时确保周围环境免受污染的一系列措施。为了给从事法医微生物分析和研究的实验室开展质量保证工作提供指导,美国联邦调查局成立了一个微生物遗传学和法医学工作组(Science Working Group on Microbial Genetics and Forensics, SWGMGF),制订了微生物法医学工作实验室的质量保证指南。该指南为众多实验室构建各自的质量保证体系提供了参考标准。

4.6.3.2 建议

建立法医微生物相关标准时,首先,应对广谱的细菌种属、菌株、病毒及毒素的检测方法进行验证。目前,有许多检测方法因没有经过严格验证而无法有效评估,这就限制了犯罪现场调查人员在制订行动计划时做出最有效决定的能力。如果没有验证数据,分析结果的后续解释也可能会受影响。其次,应制订学科的验证标准。尽管难以规定所有用于勘查、发现、提取、检测病原体的工具或方法,但仍需要一些通用标准来指导现场调查人员和实验室人员。这些标准应该包括检测方法的灵敏度、特异性、回收率、完整性,以及对病原体或毒素分析检测的影响。

4.6.4 数据库开发与共享

4.6.4.1 现状

根据目前的学科发展,开发不同类型的微生物数据库,通过国际合作建立并共享多种具有地域特异性的微生物基础数据库,是支持生物来源调查和取证及未来法医微生物学发展的关键。通过共享数据库,为区分遗传重组株与天然菌(毒)株提供科学依据,为疫情溯源提供支持,为生物恐怖袭击案件的调查提供依据。在建立针对相关病原体的基础数据库的同时,还应建立国家级烈性病原体种库,所有从事相关微生物研究的单位都应将保存的菌(毒)株提供给国家菌(毒)种库,并保存其详细表型和遗传特征,建立相应的标准化菌(毒)种管理体系与规程。到目前为止,已有多种病原体被证实可用于生物威胁,并且这类病原体种类还在快速增加,因此建立微生物数据库具有非常重要的意义。

4.6.4.2 建议

在犯罪现场调查期间,最终是否能成功获得证据,取决于病原体及其载体的类型。部门间的相关数据应当共享,以选择最有效的采集工具及最佳的储存条件。这对于改进操作计划的制订、促进对有效特征类型的识别及将潜在抑制剂的影响降至最低至关重要。对于经验数据应详加说明,如为什么采集工具和采集方法会因病原体的下游检测方法不同而有所不同。了解公共卫生工作者在疫情调查方面取得的进展,也有助于调查生物恐怖袭击(尤其是涉及食品安全的生物恐怖袭击)。

(赵　东　赵　锐　李介男　安志远)

参考文献

[1] DAVID O, CARTER, JEFFERY K, et al. Metcalf. Forensic microbiology[M]. WILEY, 2017: XXV.

[2] NOLTE K B, HANZLICK R L, PAYNE D C, et al. Medical examiners, coroners, and biologic terrorism a guidebook for surveillance and case management[J]. MMWR Recomm Rep, 2004, 53(RR-8): 1-27.

[3] Federal Bureau of Investigation, Centers for Disease Control and Prevention. Joint criminal and epidemiological investigations handbook[R/OL]. [2022-06-01]. https://www.fbi.gov/file-repository/joint-criminal-and-epidemiological-investigations-handbook-2016-international-edition.

[4] Centers for Disease Control and Prevention. Reportable or Notifiable: What's the Difference? [EB/OL]. [2023-04-04]. https://www.cdc.gov/nndss/about/index.html.

[5] NOLTE K B, LATHROP S L, NASHELSKY M B, et al. Med - X: a medical examiner surveillance model for bioterrorism and infectious disease mortality[J]. Hum Pathol, 2007, 38, 718 - 725.

[6] 贾德胜，钱万红，王忠灿，等. 反生物恐怖袭击医学救援中人员洗消不同方法的效果比较[J]. 中华卫生杀虫药械，2012，18(1)：16 - 18.

[7] SCHUTZER S E, BUDOWLE B, ATLAS R M. Biocrimes, microbial forensics, and the physician[J]. PLoS Med, 2005, 2(12): e337.

[8] ORTATATLI M, CANITEZ K, SEZIGEN S, et al. Evaluation of gamma - radiation inactivation of a bioterrorism agent, bacillus anthracis spores, on different materials [J]. Indian J Microbiol, 2017, 58(1): 76 - 80.

[9] LACH V H. A study of conventional formaldehyde fumigation methods[J]. J Appl Bacteriol, 1990, 68 (5): 471 - 478.

[10] HOILE R, BANOS C, COLELLA M, et al. Bioterrorism: the effects of biological decontamination on the recovery of electronic evidence[J]. Forensic Sci Int, 2011, 209 (1 - 3): 143 - 148.

[11] BUDOWLE B, SCHUTZER S E, BURANS J P, et al. Quality sample collection, handling, and preservation for an effective microbial forensics program[J]. Appl Environ Microbiol, 2006, 72(10): 6431 - 6438.

[12] JENSEN C, JOHNSON F B. Comparison of various transport media for viability maintenance of herpes simplex virus, respiratory syncytial virus, and adenovirus[J]. Diagn Microbiol Infect Dis, 1994, 19(3): 137 - 142.

[13] WILSON, M L. General principles of specimen collection and transport[J]. Clin Infect Dis, 1996, 22(5): 766 - 777.

[14] KOTULA A W, PIERSON M D, EMSWILER B S, et al. Effect of sample transport systems on survival of bacteria in ground beef[J]. Appl Environ Microbiol, 1979, 38(5): 789 - 794.

[15] OHKUSA T, MIWA H, ENDO S, et al. Helicobacter pylori is a fragile bacteria when stored at low and ultra - low temperatures[J]. J Gastroenterol Hepatol, 2004, 19(2): 200 - 204.

[16] 张士尧. 三种生物恐怖因子重组优势抗原表位融合蛋白的表达，纯化及活性鉴定[D]. 吉林大学硕士论文，2013.

[17] 徐华，顾大勇，胡春凌，等. 四种重要生物恐怖毒素液相芯片多重检测方法的建立[J]. 中国国境卫生检疫杂志，2012，35(3)：154－160.

[18] BUDOWLE B, JOHNSON M D, FRASER C M, et al. Genetic analysis and attribution of microbial forensics evidence [J]. Crit Rev Microbiol, 2005, 31 (4): 233－254.

[19] VAN ERT M N, EASTERDAY W R, SIMONSON T S, et al. Strain－specific single－nucleotide polymorphism assays for the Bacillus anthracis Ames strain[J]. J Clin Microbiol, 2007, 45(1): 47－53.

[20] VERSALOVIC J, KOEUTH T, LUPSKI J R. Distribution of repetitive DNA sequences in eubacteria and application to fingerprinting of bacterial genomes[J]. Nucleic Acids Res, 1991, 19(24): 6823－6831.

[21] LUPSKI J R, WEINSTOCK G M. Short, interspersed repetitive DNA sequences in prokaryotic genomes[J]. J Bacteriol, 1992, 174(14): 4525－4529.

[22] SIRAGUSA G R, DANYLUK M D, HIETT K L, et al. Molecular subtyping of poultry－associated type a clostridium perfringens isolates by repetitive－element PCR [J]. J Clin Microbiol, 2006, 44(3): 1065－1073.

[23] SHARPLES G J, LLOYD R G. A novel repeated DNA sequence located in the intergenic regions of bacterial chromosomes[J]. Nucleic Acids Res, 1990, 18(22): 6503－6508.

[24] LOUWS F J, FULBRIGHT D W, STEPHENS C T, et al. Specific genome fingerprints of phytopathogenic Xanthomonas and Pseudomonas pathovars and strains generated with repetitive sequences and PCR[J]. Appl Environ Microbiol, 1994, 60(7): 2286－2295.

[25] VERSALOVIC J, KOEUTH T, LUPSKI J R. Distribution of repetitive DNA sequences in eubacteria and application to fingerprinting of bacterial genomes[J]. Nucleic Acids Res, 1991, 19(24): 6823－6831.

[26] YANG R, KEIM P. Microbial forensics: a powerful tool for pursuing bioterrorism

perpetrators and the need for an international database[J]. J Bioterrorism Biodefense, 2012, 2(S3):1 -8.

[27] Federal Bureau of Investigation. Quality assurance standards for forensic DNA testing laboratories[R/OL]. [2022 - 06 - 01]. https://www.fbi.gov/file-repository/quality-assurance-standards-for-forensic-dna-testing-laboratories.pdf.

[28] 安志远，张埕砜，叶振，等. 法医微生物学在应对生物犯罪中的研究及应用进展[J]. 中国法医学杂志，2019，34(2)：173 -176.

第5章
法医微生物组学应用概述

5.1 法医微生物组学相关检材的收集和保存

法医微生物组学是重点研究尸体腐败微生物组、人体体表或体内微生物组、土壤微生物组、水体微生物组、环境微生物组、空气微生物组等,利用微生物学、分子生物学、基因组学、生物信息学等手段,通过分析嫌疑人、受害人、作案车辆、作案工具,以及遗留在现场的各种微生物信息,来分析犯罪行为的新兴学科。与案(事)件现场相关联的法医微生物学所有研究对象均可以成为法医微生物检材(forensic microbial sample),主要包括能为案件侦破提供线索、为法庭提供证据的生物样本,或含有、承载可进行法医微生物学检验的其他所有物品。在实际工作中常见的检材包括:①人体体内或体表微生物检材,如现场发现的唾液(斑)、精液(斑)、阴道液(斑)、排泄物、皮肤擦拭物、衣物及人身可能携带或接触的所有其他物品(如手表、手机、首饰等)。②尸体腐败微生物检材,包括尸体各组织、器官及其擦拭物,尸体接触的土壤或环境样本,运输尸体的工具或包裹尸体的包装物等。③土壤微生物检材,包括案发中心现场及周边相近生态环境土壤样本、不同生态环境对照土壤样本,鞋、车辆、工具上附着的泥土,嫌疑人或受害人身体、衣物上附着的泥土等。④环境微生物检材，包括与案（事）件现场相关建筑的室内、室外重点部位擦拭物或物件整体，与痕迹、足迹相关的环境擦拭物或物件整体，以及环境中可能存在的现场外来遗留物。⑤水体微生物检材，包括与案（事）件现场相关水体不同水面、不同深度的水样，现场周边和较远距离相同或相近以及不同生态环境对照水体样本等。⑥空气微生物检材，包括与案（事）件现场相关的封闭或开放空间，不同时间段的空气、灰尘样本等（图 5.1）。

相较于传统的痕迹、DNA 和微量物证检材，法医微生物检材既有与其他专业方向相同或者交叉的检材，也有一些全新的现场检材，其能够发挥法医微生物特有的应用价值，为案件侦查、破获提供全新的思路、方向和解决方案。

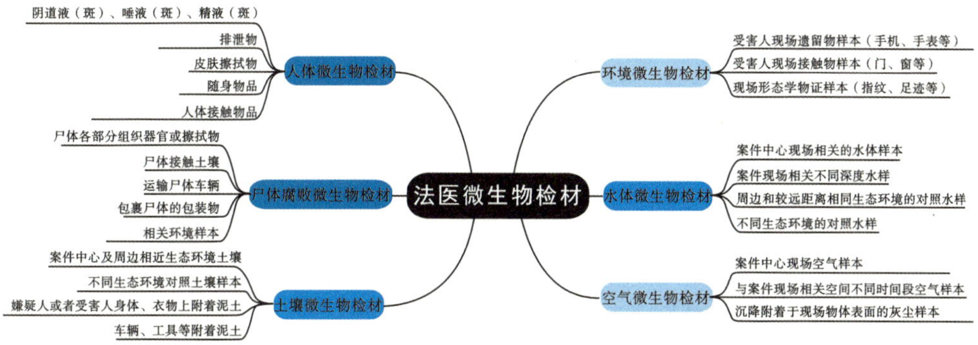

图 5.1　常见的法医微生物检材

5.1.1　法医微生物检材收集的原则

法医微生物检材的收集遵循其他类型检材收集和保管的基本原则，即合法性原则、科学性原则、公正性原则、及时性原则、安全性原则、客观性原则。

法医微生物检材作为法庭证据，必须满足证据审查的要求，证据审查主要包括以下几项。①证据材料来源是否合法，是否依照法定程序收集。②证据材料与案件事实有无关系，特别是因果关系，没有关系的材料即便真实也不能作为证据。③分析每一份证据材料本身是否前后一致；证据应合乎情理，证人与案件是否有利害关系；鉴定结论所依据的资料是否可靠，全部证据之间是否有内在联系、有无矛盾等[1]。

5.1.1.1　合法性原则

合法性原则是指现场检材收集必须严格遵守法律、法规的规定，它是评判收集程序是否合法和检材是否具备证据效力的前提。只有提取的过程符合法律要求,在证据审查时才能确保检材的合法性,有效证明检材来源合法。因此,法医微生物检材提取应由具备专业知识、接受过相关培训且具有现场勘验、检查资格的人员进行。提取检材前应进行照相或录像,并保存相应的提取记录。提取记录的内容应包括案(事)件名称、提取地点、提取时间、提取方法、检材名称、检材数量、检材外观描述(如颜色、尺寸等)和提取人(签字)等。提取检材时,不同检材应分别提取、独立包装、统一编号,同时应确保检材在提取和保管过程中不能出现破损、毁坏或物质改变。

5.1.1.2　科学性原则

科学性原则是指现场勘查人员在提取、保管检材时,应以严肃、科学的态度,认真、全面地对待提取和保管的全过程,保证检材依照法定程序收集且不遗漏。因为微生物“看不见、摸不着”,为了防止外来的微生物对现场检材产生破坏和影响,要求现场勘查人员在提取检材时应穿着洁净的工作服,戴帽子、口罩、一次性手套,帽子应包裹住头发,手套应戴过袖口,提取不同检材时应更换手套。提取检材时使用的试剂应该去核酸处理,用于转移和保存检材的载体应经过无菌处理,封装所用容器、包装袋、非一次性器械应保持洁净。提取检材时使用的试剂应标明有效期,并在有效期内使用。从各种载体上提取检材时,应采用相同的方法提取对照样本。如有条件,对照样本尽可能设置重复,重复数以 3 ~ 10 个为宜。提取后,应根据检材类别选择合适的温度条件保存。为了最大程度保证样本中微生物的数量和种类不发生变化,有条件的检材应尽快置于 -20℃或者 -80℃保存。

5.1.1.3　公正性原则

公正性原则是现场勘查与司法活动永恒的价值追求,实事求是、客观公正是指导现场勘查的根本准则。同时,在证据审查层面,现场勘查人员应考虑检材同案件事实有无关系,特别是因果关系,对那些不确定能否证明案件事实的检材应提尽提。因此,现场勘查人员在提取保管法医微生物检材时应做到全面、细致、客观。现场勘查人员应既重视中心现场的检材,又重视外围部位的检材;既重视明显被嫌疑人触碰过的物品上的微生物检材,又重视看似未触碰过的物品上的微生物检材;对于有毁证匿迹的现场要善于发掘那些不被重视的微生物检材。同时,不能因为提取的微生物检材不利于证明嫌疑人的犯罪行为而故意忽视,要做到客观公正、应提尽提。在保管微生物检材时要保证检材不被他人替换或混淆，确保检材信息与登记时的信息完全一致。

5.1.1.4　及时性原则

及时性原则也称时效性原则，是指在现场勘查活动中勘察人员要及时发现微生物检材并提取。犯罪现场具有复杂性和易变性的特点。由于受人为因素和自然因素的影响，犯罪现场遗留的痕迹、物品和现场现象真伪并存，使犯罪现场呈现出明显的复杂性。犯罪现场形成后，由犯罪行为造成的物质形态及对物质形态的印象都会发生变化，因而呈现出犯罪现场的易变性。为了保证检材不会因提取、保存不及时而被破坏或者变性，充分保证其证据效力，现场勘查人员面对任何痕迹都应及时提取，避免出现意外情况破坏现场痕迹而使证据灭失。除此之外，现场绝大多数微生物检材为微量检材，量小体微，不易察觉，倘若不及时提取，在之后的勘查活动中容易被遗忘。

5.1.1.5　安全性原则

遵循安全性原则不只为保护现场勘查人员的人身安全，更是为保守案（事）件涉及的国家秘密和个人秘密。在微生物犯罪现场往往存在一些会引起人类、动物或植物患病的微生物，但是微生物个体微小，肉眼不可见，稍有不慎就会沾到皮肤表面，对个人健康产生严重威胁。因此，现场勘查人员提取微生物检材时应注意自身防护，穿戴好防护用品，使用必要的防护设施和器具。禁止重复使用一次性器械，使用过的器械、一次性物品应妥善处理。在保管检材的过程中要严加看管，防止发生二次污染和泄漏。除此之外，有时通过人体微生物检材可能会检测出案件相关人员患有某种特殊的疾病（如艾滋病等），为了保护个人隐私及社会秩序，现场勘查人员禁止向无关人员透露案件相关信息。

5.1.1.6　客观性原则

客观性原则又称真实性原则，是指微生物检材的收集和保管应当以实际勘查活动情况为依据。微生物检材必须是客观存在的事实，不能是潜在的、推测的、臆断的，检材是分析、推进案件的基础，不以办案人员的主观意志为转移。客观性原则要求收集和保管的检材必须是勘查现场中客观存在的，并且要有合法的收集、保管依据；要求现场勘查过程具有客观性，即所用的勘查方法和标准应该符合检验鉴定的要求，不能凭空捏造。

5.1.2 法医微生物检材的提取

5.1.2.1 法医人体微生物检材的提取

微生物群对人的健康和疾病的发展有重大影响，因此人体微生物基因组也被称为人的“第二基因组”[2]。在法医学领域，由于不同个体所携带的微生物群落具有高度特异性和相对稳定性，人体微生物组也被形象地称为人体“微生物指纹”[3]。案件现场往往会存在一些人体微生物检材，包括唾液（斑）、精液（斑）、阴道液（斑）、排泄物、皮肤擦拭物、衣物及人身可能携带或者接触的所有其他物品。

已有研究发现，不同个体之间因性别、年龄、生活习惯、卫生习惯等因素的不同，其微生物群落的组成具有高度的个体特异性[4-5]。另外，不同工作环境和生活环境下人体手部皮肤微生物组呈现出高度特异性和鲜明的职业特征，男性与女性由于皮肤厚度、毛发浓密程度、汗液和皮脂腺分泌情况不同导致微生物组成差别很大。女性的皮肤因较男性薄、pH 值偏低、较少出汗而表现出更大的微生物多样性[6-7]。通常在案件现场提取到的人体微生物检材中，某些特征性成分能够反映痕迹供体的相关信息，这将利于进一步确定侦查方向。例如，充分挖掘阴道微生物组的信息，可能会对性侵案件提供更多的线索和帮助。对于猥亵和无射精案件，如果在嫌疑人手指、阴茎上提取的擦拭物中含有阴道分泌物成分，则可以证明有猥亵、阴道性交行为；如果确定受害人颈部或乳房皮肤擦拭物含有嫌疑人的唾液成分，则可以推断嫌疑人在性侵过程中存在啃咬或亲吻行为。

因此，人体微生物组将成为刑事证据领域全新的物证类型，其研究成果也将极大地拓展法庭科学技术检验的外延和内涵，进一步增强传统生物物证的证据价值，为刑事案件的侦查、起诉与审判提供更加多维的证据信息。法医人体微生物检材提取操作过程如下。

（1）在案件现场，体液斑痕往往会附着或凝固在其他物体上，因此针对不同的客体，提取操作也不同。例如，对各种纺织物品上的体液斑痕，小件的可以整件提取，不便整件提取或痕迹附着在较大件物品上时，可以将有体液斑痕的部分剪下送检并记录其所在部位，同时剪取体液斑痕附近的空白织物作为对照。

（2）小件木质类载体，如树叶、草叶、禾秆等上附着的体液斑痕均可以整件（应有空白处)提取送检。对于较大的木质类载体上的体液斑痕,可根据载体的情况采取切削薄片状或锯掉端、角等方法,提取有体液斑痕部位的检材。

(3)对于质地松软载体中的体液斑痕,应尽量全部提取并尽可能少混带载体物质。如沙灰墙上的体液斑痕只能刮下送检,刮取时应尽量不混或少混沙灰,将全部体液斑痕刮下,同时需在附近提取空白沙灰检材一并送检。泥土上的体液斑痕尽量挖出带斑迹的完整土块,勿使土块破碎,包装后勿挤压冲撞。

(4)针对人体排泄物、皮肤擦拭物、衣物及人身可能携带或接触的所有其他物品,在现场条件允许的情况下,尽可能将实物整体提取;倘若无法整体提取,可采取局部提取或者采用特定工具擦拭提取。

(5)将提取后的检材放入统一的物证袋中,用物证胶带密封容器,在胶带上签名并注明日期。

(6)在每个物证袋上粘贴识别信息标签,包括箱号、日期、物证编号、提取地点的简要说明及采集人员签名。

5.1.2.2　法医尸体微生物检材的提取

在涉及尸体的刑事案件中,死亡时间推断始终是重点,它是侦查人员推断案件发生时间、寻找犯罪嫌疑人的重要线索。人体内含有大量微生物群落,人死亡之后血液不再向体内的细胞和组织运送氧气,细胞死亡后对细菌也就失去了抵抗力,在细菌和多种酶的作用下机体组织发生蛋白质分解,即腐败。已有研究表明,尸体腐败过程中的微生物群落演替规律可以用来估计死亡时间[8]。肠道内源性厌氧菌,如厚壁菌门的乳杆菌科及拟杆菌门的拟杆菌科在死亡发生后进入腹腔并大量增殖,产生含有烃类、有机胺类、氨类气体,这是造成尸体肿胀的主要因素;而尸体的进一步腐败和组织消融则由肠源性微生物和经血液、淋巴液传播的微生物共同造成。尸体体表的破溃使得叶杆菌、生丝微菌、布鲁氏菌等需氧菌和兼性厌氧的肠杆菌等成为导致尸体腐败的主要菌群。最终,环境中的真菌,如毛霉菌、白地霉菌、青霉菌等将转移至残存的尸体组织,形成霉斑、霉尸。J. L. Metcalf 等[9]根据小鼠尸体样本数据建立的随机森林回归模型推断死亡时间,其精度达到3.30 ± 2.52 天,而且他们发现在尸体腐败前期(死亡后的 34 天内)模型推断效果最好。

因此,法医除了对尸体进行常规的法医病理学检验之外,还可以对尸体内脏器的微生物 DNA 进行提取、检验。法医尸体微生物检材提取操作过程如下。

(1)选择尸体解剖过程中所需要采集的器官或其表面擦拭物。

(2)对提取微生物检材的器官进行拍照。

(3)根据取样对象选择取样程序,规范操作。主要取样对象包括尸体头部、鼻腔、后肩、臀部、腋窝、手部和足部等。

(4)注意提取尸体不同部位接触其发现地的土壤样本。

(5)如尸体穿着的衣物上附着有泥土,也需提取样本。

(6)如有运输尸体的车辆或包裹尸体的包装物,也应注意提取样本。

(7)将提取到的各类检材和拭子放入无菌且配套的容器或包装袋中,及时置于低温环境下保存。

(8)用物证胶带密封容器,并在胶带上签名并注明日期。

(9)在每个容器上粘贴识别信息标签,包括箱号、日期、物证编号、提取地点的简要说明和采集人员签名。

5.1.2.3 法医土壤微生物检材的提取

土壤是人类赖以生存和发展的物质基础,拥有数量巨大、种类繁多且功能活跃的微生物资源。谢尔盖·温诺格拉斯基(Sergei Winogradsky)将土壤微生物特别是细菌,分为两大类,即自生微生物和发酵微生物。土壤中的自生微生物种群总是均匀和恒定的,因为它们的营养来源于本地土壤的有机质;而发酵型微生物需要外部能量,正常情况下,它们在土壤中的种群数量较低。H. Habtom 等[10]分析了以色列 5 个降水量不同的地区,发现在不同地理位置同一土壤类型的细菌种群结构差异显著。相较于土壤类型,地理位置对土壤微生物多样性差异的解释度更高,说明地理位置对土壤微生物群落的影响大于土壤类型。因此,检测人员通过检测在案(事)件现场提取的土壤微生物检材,分析其微生物的种类、丰度、分布等信息,可以将这些信息应用于法庭科学领域内的样本比对、土壤物证区域环境推断和地理溯源等。法医土壤微生物检材提取操作过程如下。

(1)在全面、充分了解案情的基础上,结合当地土壤环境背景资料,制订尽可能详细的包括水平和垂直维度的采样方案。

(2)记录各采样点 GPS 定位信息,对采样点及周边环境的方位、概貌、细目和重点部位进行拍照、录像，固定原始土壤分布位置信息。

（3）选择现场所需要采集的土壤样本及可疑地点的对照土壤样本，搜集当地一定时间段内的气象信息。由于土壤具有极高的异质性，故每个采样点注意设置 3～10 个重复样本。

（4）如果需要从地面挖掘，应使用清洁的铲子或其他合适的工具。采集表土上层约 10cm 的土壤，包括地面物质。把土壤放在一个洁净的、未使用过的塑料或金属漆罐里，不要按压土壤样本。

（5）若要收集物品上的土壤颗粒，应尽可能收集整个物品，并将其置于适当的容器中，不允许将土壤颗粒逸出。如果无法收集整个物品，则应使用新的或清洁的刷子，轻轻地将土壤颗粒刷到一张崭新干净的白纸上，然后将样本包好放入物证信封中，或者用漏斗把这些颗粒倒入洁净的塑料瓶或玻璃罐里，用螺旋盖封口。

（6）使用新的或清洁的工具清洁罐口四周。

（7）用橡皮槌轻轻敲打罐盖使其密封，注意敲打过程中不可损坏罐体。

（8）用物证胶带密封容器，在胶带上签名并注明日期。

（9）在每个容器上粘贴识别信息标签，包括箱号、日期、物证编号、提取地点的简要说明和采集人员签名。

5.1.2.4　法医环境微生物检材的提取

法医环境是指案（事）件的第一现场及与案（事）件相关联的其他现场环境，包括室内和室外环境。其检材包括各环境中可能存在的现场遗留物以及人物活动过程中与环境相接触遗留下来的接触痕迹所属物品。现场遗留物主要指现场可能含有受害人或者嫌疑人信息的生活用品，如牙刷、水杯、烟头等。尽管可能受空气、阳光照射等环境因素的影响，皮肤表面的微生物构成会有一定程度的波动（相比于稳定的肠道微生物群），但是对于现场遗留物使用人，皮肤微生物群确实显示出了较好的应用前景。现场接触物主要包括门、窗、锁、室内照明开关、家具、洁具、衣物等。研究发现，相同个体所有物品的微生物群比较类似[11]。为了研究不同温度和不同时长对微生物样本的影响，研究人员还模拟了不同的案发时间和环境温度，发现即使环境温度差别较大（－20～20℃），取样时间距案发时间差别较大（3～14 天），依然能够利用宏基因组学的方法区分不同个体及其物品。因此，现场遗留物蕴含着丰富的个人身份信息，是现场勘验不可忽视的一部分，现场遗留物微生物检材提取操作过程如下。

(1)检材提取前，应对提取部位整体和细节拍照固定。

(2)对于体积较大的生活用品可以直接提取，在保存时应做好固定，防止其抖动或者与其他物体发生过多接触。

(3)对于部分频繁使用的生活用品，可以只提取经常使用的部分，如牙刷的刷头、水杯的把手等，如此可以大大节约检材所占的空间，也利于保存。

(4)将提取后的检材放入统一的物证袋中，用物证胶带密封容器，在胶带上签名并注明日期。

(5)在每个物证袋上粘贴识别信息标签，包括箱号、日期、物证编号、提取地点的简要说明和采集人员签名。

5.1.2.5 法医水体微生物检材的提取

微生物群落既是生态系统的初级生产者和主要分解者，又是物质循环中的重要成员及物质和能量的储存者，对生态系统的稳定起决定性作用。同时，菌群的空间分布特征是与环境因子综合作用的结果，能够快速反映水域生态系统的状态[12]。已有研究发现，同一水域不同地点的硅藻及其他浮游真核微生物的分布和差异，不同取水点的微型浮游生物组成比例也存在显著差异，种水平上的分析显示，所有取水点均具有特异性物种。因此，当遇到一些涉水案件，现场勘查人员可以通过收集受害人、嫌疑人或勘查现场的液体检材，判断受害人、嫌疑人是否经过或曾出现在某个水域。在溺水死亡案件中，通过死者身上携带的水体微生物可以进行死亡地的溯源[13]。法医水体微生物检材的提取过程如下。

(1)选择现场所需提取的水体微生物检材，拍照固定。

(2)根据案情的需求提取比对样本。比对样本应是具有代表性的水样，取样地点的选择非常重要。通常河水采样应选择深20～30cm的水层进行取样，若调查垂直分布，则应选择河流深处为采集点；湖水采样应在湖泊中心与沿岸具有代表性的区域内进行；在判断污水对河流和湖泊的影响时，一般应在污水口处一定距离范围内分别取样，同时还应在没有污染的上游水域取样作为对照。海洋及港湾取样地点的选择也要根据具体环境设点，一般近岸采样点较密，远岸采样点较疏。

(3)采集水样前，准备好无菌采样瓶、采水球、移液管、水样引出管、水样储存瓶、过滤器、培养皿等器具，并且使用前先用 DNA/RNA 清除剂进行去核酸处理。

(4)将提取后的检材放入统一的物证袋中，用物证胶带密封容器，在胶带上签名并注明日期。

(5)在每个物证袋上粘贴识别信息标签，包括箱号、日期、物证编号、提取地点的简要说明和采集人员签名。

5.1.2.6　法医空气微生物检材的提取

空气中的微生物对较干燥的环境和紫外线具有抗性，包括附着于尘埃而从地面"飞起"的球菌属、形成孢子的需氧杆菌（如枯草芽孢杆菌）、色串孢属等野生酵母、霉菌的孢子等。微生物能通过飞沫或尘埃等散布于空气中，以气溶胶（由颗粒构成的空气中的胶体分散系，液体颗粒为雾，固体颗粒为烟）的形式存在。这种气溶胶能长期悬浮于空气中，使空气中含有一定种类和数量的微生物[14]。有文献表明，人和动物的数量、居住环境、清洁频率、自然通风程度，以及建筑物周围植被的丰度和类型等均会对室内空气中的微生物分布产生影响[15]。因此我们可以通过空气微生物的组成成分来大致推断室内的原始居住情况和居住人的生活习惯等。法医空气微生物检材的提取过程如下。

(1)选择现场所需提取的空气微生物检材，拍照固定。

(2)采用专用的空气微生物采样器，选取合适的高度、采样流速、采样时间进行检材收集。

(3)收集过程中使用的所有工具均应选取无菌器具。采样膜和颗粒物切割头的进气口和出气口均用铝箔包好进行无菌处理，采集后的采样膜置于 1.5mL 灭菌干燥的离心管中，贴上标签，于 -20℃ 环境中保存。

(4)将提取后的检材放入统一的物证袋中，用物证胶带密封容器，在胶带上签名并注明日期。

(5)在每个物证袋上粘贴识别信息标签，包括箱号、日期、物证编号、提取地点的简要说明和采集人员签名。

5.1.3　法医微生物检材的保管

微生物具有体积小、分布广、种类多、繁殖快、易变异的特点，并且微生物群落容易受到温度、湿度、空气流通、光照等环境因素影响，因此针对不同的微生物检材需要采用不同的保存方法。常见的保存方法包括传代培养保存法、液状石蜡覆盖保存法、冷冻保存法、真空冷冻干燥保存法等。真空冷冻干燥保存法是目前菌种保存最有效的方法之一，但是此方法操作过程烦琐，且需要专用的设备（冷冻真空干燥机），成本较高[16]。在微生物检材到达实验室后，对于一般的微生物检材，需要尽快完成检验；对于无法及时检验的微生物检材，需要尽快采取冷冻（－20℃临时保存，或－80℃长期保存）等方式进行保存；对于干燥的微生物检材，尽量使用密封袋、密封盒存放，保存时要注意隔绝水源[17]。样品保存时，要将相关数据记录与存档，首先对微生物检材建立电子档案，由实验室数据库统一进行维护与管理，注明日期、案（事）件名称、检材名称、提取部位、提取人等相关信息，在微生物检材盒上标注直接信息，保证密封盒的密封性，相关实验人员要按照规定严格进行实验检材的科学保存。

法医微生物检材有着其他痕迹、微量物证检材不具备的功能和特点，但是其作为新兴的侦查手段，目前还没有广泛应用于案件侦破。根据洛卡德物质交换原理，凡物体与物体之间发生接触，一定会存在物质的转移，犯罪嫌疑人可能会抹除一切与自身有关的宏观痕迹物证，却往往会忽视遗留在现场的微量物证，更是无法将自身携带或改变的微生物群完全清除干净。因此，现场勘查人员要树立提取微生物检材的意识，不放过犯罪现场中任何一处微生物检材，分析其中蕴含的关于案件的信息，与传统的物证线索相结合，拓宽侦查思路，提高破案效率。

5.2 法医微生物组学的技术方法

传统微生物研究技术的基础是细菌的分离及培养，在适宜的条件下进行培养，然后根据其形态、生化和遗传特征进行鉴定。然而，由于缺乏合适的条件或方法，自然界中的大多数微生物无法用标准技术进行培养。近年来，分子生物学和生物信息学技术不断发展，微生物学的研究也进入了分子时代，可以根据微生物的基因组进行识别鉴定，从宏基因组的角度研究微生物群落，而无须进行分离培养。随着大规模平行测序（massively parallel sequencing, MPS）技术的测序通量及速度不断提高，测序成本逐渐降低，其越来越广泛地被应用于研究人体微生物的群落组成、结构与功能。基于大规模平行测序技术已经能够较为全面地刻画微生物群落各方面的特性。其分析流程如下:首先,对特定靶向区域进行扩增子测序,获得群落的具体组成结构,揭示其多样性变化规律;其次,进一步开展宏基因组研究,通过深度测序,结合全微生物组关联分析(microbiome-wide association studies, MWAS)策略,更全面、精细地展示整个群落的功能代谢谱和表达谱,从原理上阐明微生物群落在生态系统中发挥作用的根本机制,进而更深入地探究法医微生物组在解决如个人识别、死亡时间推断和体液来源鉴定等法医相关问题的应用潜能。

法医微生物组学技术操作流程主要包括:样本收集、DNA提取、文库制备、测序及数据分析等(图5.2)。其中任何一个流程处理方式的不同,都可能会引起微生物群落组成结构和多样性的变化。研究中通常会面临以下两个问题:DNA制备是否需要特殊处理?如何选择测序策略、扩增子标记基因及测序平台?在这一节中,我们将系统地阐述这些内容,以期为法医微生物组学技术方法的选择提供参考。

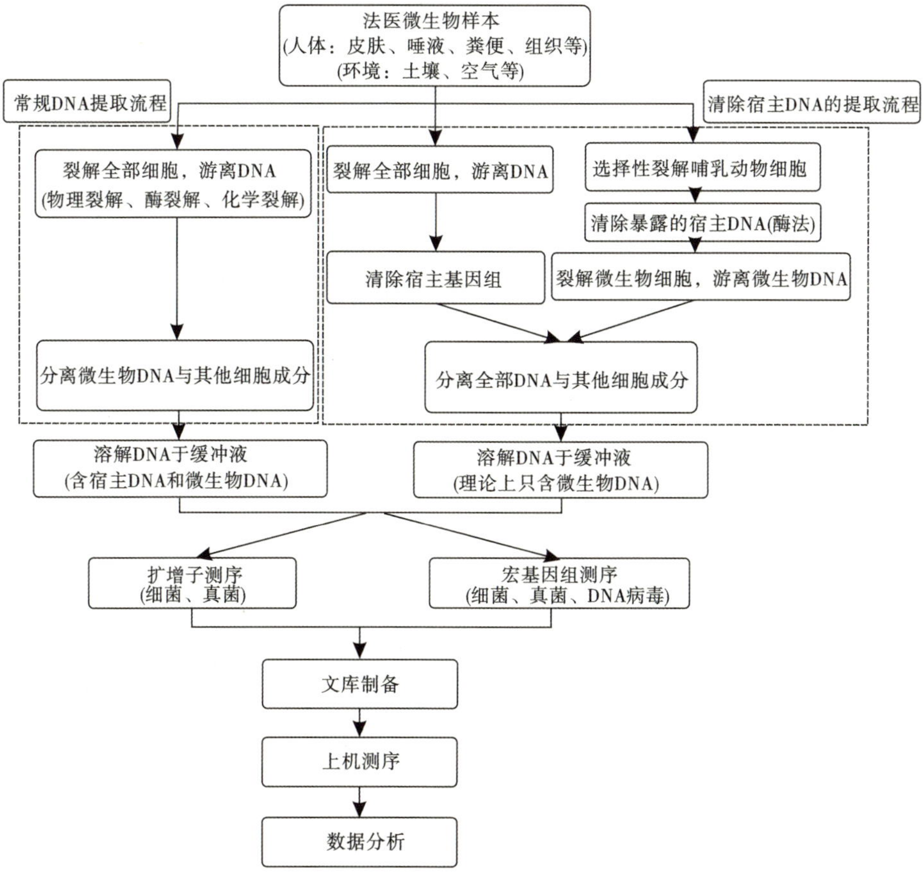

图5.2 法医微生物组学技术操作流程

5.2.1 法医微生物组的 DNA 提取

微生物样本的 DNA 提取是法医微生物组学研究中重要的环节之一，核酸样本质量将直接影响到下游的测序和后续生物信息学的分析结果。无论何种样本，法医微生物 DNA 提取的总原则与常规 DNA 提取的原则相同：①裂解细胞，释放 DNA 分子；②将DNA 分子与其他细胞成分分离；③将 DNA 制备成可以进行下游检测分析的形式。法医微生物 DNA 提取与常规 DNA 提取在提取过程中略有不同：一是二者在细胞裂解过程中存在差异，二是法医微生物 DNA 提取过程中需要清除宿主 DNA，尤其是在宏基因组测序中。

5.2.1.1 细胞裂解

与人体细胞相比，大部分微生物细胞具有细胞壁结构，尤其是革兰氏阳性菌具有稳固的肽聚糖结构，这一特性使得微生物 DNA 提取过程中需要进行特殊的细胞裂解处理。目前，常用的微生物细胞裂解方法为物理裂解（如超声波法、珠磨法和冻融法等）、酶裂解（如蛋白酶 K 法和溶菌酶法等）及化学裂解（如十二烷基硫酸钠法和十六烷基三甲基溴化铵法）。物理裂解能较为均一、全面地裂解细胞，但同时会造成 DNA 的断裂。化学裂解和酶裂解法作用较温和，但对于结构稳固的微生物裂解效果不佳，且单一使用化学裂解或酶裂解法耗时长，不利于法医实验室的快速检测。在面对实际的法医微生物检材时，可以根据样本类型，采用物理、化学和酶联合裂解的方法破坏细胞壁和细胞膜，从而游离微生物 DNA。联合裂解也是目前微生物组研究的常用策略，如用于微生物 DNA 提取的 QIAamp DNA Microbiome Kit 就是采用物理和酶裂解的优化组合策略。

5.2.1.2 清除宿主 DNA

在宏基因组测序中，人类基因组大约比普通细菌基因组大 1000 倍，宿主 DNA 可能掩盖微生物 DNA 的测序读数，这将使微生物数据的输出受到严重限制，导致微生物 DNA 测序低效及测序成本的增加。因此，清除宿主 DNA 进行宏基因组测序，对几乎所有宿主来源的微生物组研究至关重要。

目前，清除宿主 DNA 的方法可分为两大类，即在微生物 DNA 提取前的清除策略和在微生物 DNA 提取后的清除策略[18-19]。微生物 DNA 提取前的清除策略通常遵循两个步骤:第一步,选择性地裂解哺乳动物细胞,这一步骤很容易实现,因为哺乳动物细胞膜比大多数微生物细胞膜或细胞壁稳定性差;第二步,用酶清除暴露的宿主DNA,只留下完整的微生物细胞用于下游分析。通常商业试剂盒都采用此种策略,以提高各种类型样本的微生物测序率。然而,这种策略在提取过程中需要进行多次洗涤,在面对微量检材时,将面临一定的挑战和困难。也有研究发现此策略会损失细菌DNA,以及对革兰氏阳性菌群造成潜在偏差。微生物 DNA 提取后的清除策略原则是在 DNA 游离后根据宿主和微生物基因组的差异选择性地清除宿主基因组,保留微生物基因组进入下游分析。例如,针对宿主甲基化的核苷酸进行靶向结合,可以达到清除宿主 DNA 的目的。在人类 DNA 中,4% ~6% 的胞嘧啶呈现甲基化状态,这些甲基化的胞嘧啶有 60% ~90% 位于 CpG 位点。相比之下,在微生物基因中 CpG 位点的甲基化较为罕见。利用人类基因组和微生物基因组这种甲基化模式的差异,可在 DNA 游离后选择性地结合并清除 CpG 甲基化的宿主 DNA。这种策略也已成功地应用于商业试剂盒的开发。然而,有研究表明这种策略可能对基因组具有丰富腺嘌呤及胸腺嘧啶的微生物的检测造成偏差。

5.2.2 高通量测序原理和平台

5.2.2.1 基于 PCR 的二代测序技术

二代测序技术是对传统测序技术的一次革命性改良,二代测序技术一次能对几十万到几百万条 DNA 分子进行测定,借助于 PCR 富集靶基因,放大检测信号[20]。二代测序技术以边合成边测序为核心,其中具有代表性的检测平台包括以下四种。①Roche:使用 454 测序仪进行测序。它应用一种基于非荧光聚合的技术,通过一系列耦合的酶促反应来测量聚合反应中焦磷酸的释放,每次核苷酸的结合都会释放信号。此种测序技术允许对基因组进行从头测序(*de novo* sequencing),其缺点是在单一碱基重复区域容易出错。②SOLiD:通过寡核苷酸连接检测进行测序。其原理是将已知序列的标记八聚体连接到 DNA 链上获得该序列,随后检测每次连接后发出的荧光信号。这种情况下的测序错误率较低。③Illumina:适用于 Solexa 系列测序技术,并逐步推出了一系列仪器,如 MiSeq 和 HiSeq 等。它应用一种基于 DNA 聚合的方法,把荧光标记和保护的核苷酸纳入新生链,阻止新生链进一步生长。在检测到荧光信号后,保护基团被移除,使另一个标记的核苷酸进入,并开始一个新的循环。与 Roche 测序相比,SOLiD 及 Illumina 在解决单一碱基重复的区域测序难度大的问题上具有优势。④Ion Torrent:其基础是用半导体芯片进行测序。它检测的是聚合酶在加入核苷酸后释放的氢离子引起的溶液 pH 值变化,直接将化学信号转变为数字信号。这种测序方法无须对核苷酸进行修饰,也无须激光器或光学检测设备,因而大大缩短了运行时间并达到较小的测序偏差,实现简捷、快速测序。

5.2.2.2 三代测序技术:单分子测序

与大多数依赖于 PCR 扩增模板文库的二代测序技术相比,三代测序技术无须进行 DNA 扩增,可直接对单分子进行测序,实时捕获分子的序列数据。理论上避免了由于 PCR 技术本身的缺陷而产生 PCR 偏倚导致的测序偏差。三代测序应用了基于 DNA 模板链读取的单分子实时测序(single molecule real - time, SMRT)技术,将小分子纳米技术发挥到了极致,同时还兼具测序成本低和测序速度快的优势。三代测序技术的主流平台包括以下三种。①HeliScope:由 Helicos 生物科技公司开发,该技术可以对附着在固体表面的数十亿个单一小 DNA 分子进行实时测序。鉴于产生的读数很小,建议将该技术用于基因组重测。②PacBio:由太平洋生物科技公司开发,基于检测单分子 DNA 聚合酶的连续工作方式,以获得更快的检测速度。PacBio 平台常被用来测定全基因组序列。③纳米孔(nanopore)测序:是目前最新的测序技术之一,可以对特定的 DNA 和蛋白质进行测序。它检测的是 DNA 链与带电蛋白纳米孔相互作用产生的电流变化。这些检测结果可用于推断核苷酸序列。

无论是二代测序技术还是三代测序技术,优势都在于无须对微生物进行分离培养,省时省力,且更为全面地对样本中的微生物进行物种组成等分析。测序技术的不断发展和进步,很大程度上拓宽了法医微生物组研究的广度,同时也极大地丰富了法医微生物组的研究内容。

5.2.3 扩增子测序

扩增子测序(amplicon sequencing)是一种高靶向性的测序方法,以分析特定基因组区域的基因变异,来反映微生物组成的差异。扩增子测序是法医微生物组分析中使用最广泛的高通量测序方法,适用于所有类型的法医学相关检材。在扩增子测序中通常采用两步 PCR 的策略,其基本流程为:①制备微生物 DNA,对 DNA 样本进行检测;②进行第一步 PCR,扩增靶向基因,纯化产物,并进行 PCR 产物定量和混样;③文库构建,进行第二步 PCR,纯化并进行文库质检;④在相应的测序平台上机测序。扩增子测序首先需要根据实验目的进行靶向基因的选择,常用的基因包括原核生物的 16S rRNA 基因、真核生物的内部转录间隔区(internal transcribed spacer, ITS)序列、*rpo B* 基因及规律成簇的间隔短回文重复序列(clustered regularly interspaced short palindromic repeats, CRISPR)等。根据靶向基因测序获得的序列信息,进行物种注释和分类,得到微生物的分类组成和种群结构。

5.2.3.1 16S rRNA 基因

16S rRNA 基因是由卡尔・沃斯在 1975 年提出的古老分子,是编码核糖体亚基的 DNA 序列,存在于目前发现的所有细菌中,其结构和功能随着时间的推移一直保持不变,具有保守性和特异性,其序列包含保守区和可变区。在大多数细菌中,保守区序列相同,而可变区在细菌物种间一般具有特异性,能够反映物种间的亲缘关系远近,可据此对细菌进行分类和鉴定[21]。

选择 16S rRNA 基因的不同可变区作为测序靶点时,可选单一可变区,如 V4 或 V6,也可选多个可变区,如 V1 ~ V3 或 V3 ~ V5。选择可变区时,需要考虑测序平台的测序读长、菌群结构准确性等因素。S. Chakravorty 等[22]研究了 110 种常见细菌中 V1 ~ V8 可变区的选择,结果显示:①没有一个单一的可变区可以区分所有的细菌;②V2 和 V3 区域区分能力相似,V2 适合区分分枝杆菌类的物种,V3 对区分嗜血杆菌类的物种效果最好;③相较于其他高变区,V5 区域序列保守度更高,物种鉴定能力较弱;④将 V2、V3 和 V6 区域组合分析,可获得较高的序列多样性信息。除需考虑物种鉴定分类的准确性,测序平台的读长也需纳入考虑范畴。针对 V3 ~ V4 区域的测序,一般用 Illumina MiSeq 平台,因为该区域对细菌种群的覆盖度最高,而该平台可完整覆盖该区域。对 V7 ~ V9 区域的测序通常采用 Illumina HiSeq 平台,其与 Sanger 测序结果最为接近。对 V4 ~ V6 区域的测序采用 454 平台,该区域测序结果与 16S rRNA 基因全长结果相似。在法医微生物组的实际应用过程中,需要根据样本类型、测序平台,结合现有的文献报道,慎重选择 16S rRNA 基因可变区进行扩增子测序。

基于 MPS 的 16S rRNA 基因扩增子测序可获得细菌的分类学特征,在测序深度较高及细菌基因序列差异大的情况下，该技术可达到辨别细菌种的水平。与真核生物相比，细菌的16S rRNA基因保持了长度的相对同质化，更有利于研究对比。此外，16S rRNA基因具有丰富、详尽的参考数据库，如Greengenes数据库、核糖体数据库、人类口腔微生物组数据库等，可供进行序列的参考比对。如今的三代基因测序平台，如PacBio和Nanopore都能常规进行超过1500bp读长的测序，使得16S rRNA全基因测序越来越普及。随着对16S rRNA基因测序的不断深入，以及其在法医微生物组学中的广泛应用，微生物群落的许多未知信息正在被不断揭示。

5.2.3.2 *rpo B* 基因

rpo B 是编码RNA聚合酶β亚基的基因，为单拷贝基因。R. Morse等[23]首次报道了 *rpo B* 基因作为一种管家基因，在细菌中普遍存在，且序列高度保守，是细菌鉴定的标记基因和系统发育分析的位点。*rpo B* 基因同样含有交替的保守区和可变区，可为含有可变区的保守区设计广谱引物，利用可变区进行细菌鉴定，不同的 *rpo B* 基因片段已被用于分析同一群体或密切相关群体内的细菌结构[24]。有研究表明，*rpo B* 基因的第五可变区较适合在种和亚种水平上进行鉴定，以及用于系统发育分析。

目前，普遍认为基于16S rRNA基因的分析可获得细菌属水平的准确分类结果，而细菌种水平的分类结果较为缺乏，不能解决近缘物种之间的分类问题。管家基因 *rpo B* 则只具有单一拷贝，且不同菌株 *rpo B* 基因变异程度明显高于16S rRNA基因。*rpo B* 在种水平上比16SrRNA基因具有更好的分辨率，适合于系统发育分析。但目前还未有开放共享的 *rpo B* 基因序列数据库，这很大程度限制了 *rpo B* 基因在法医微生物组学的应用。

5.2.3.3 ITS序列

在真核生物中，位于18S rRNA基因和28S rRNA基因之间的ITS是真菌研究中常用的生物标记。用于真菌鉴定的ITS序列通常包括：序列高度变异的ITS1、高度保守的5.8S rRNA基因和序列中等变异的ITS2。ITS序列变异的速度快，是18S rRNA基因变异速度的10倍。由于18S rRNA基因和28S rRNA基因保守性强，能在物种属水平上检测和鉴定真菌，因此可设计通用引物对ITS区域进行测序。ITS在真菌中序列多态性好，表现为种内相对一致，种间差异明显，较适用于物种鉴定和识别。不同真菌的ITS序列差异很大，分析ITS序列可以在种水平上鉴定真菌。真核生物的ITS1和

ITS2 都表现出广泛的序列多样性,这些序列多样性均可被应用于物种鉴定和识别。

rDNA - ITS 序列分析是一种基于对核糖体 RNA(rRNA)基因的 ITS 进行 PCR 扩增、测序的多态性序列分析方法,该方法在遗传多样性与亲缘关系鉴定等方面具有广阔的应用前景。rDNA - ITS 序列分析技术还可用于真菌的鉴别与分类,研究存在于土壤、水体、植物、动物体内的微生物之间的关系及进化趋势。基于 rDNA - ITS 序列分析建立起来的系统进化树可以客观反映出微生物进化的过程,为法医的地理定位、植物种属的亲缘鉴定等提供准确的分子证据。此外,有研究表明,从临床标本中提取致病菌 DNA 并进行 rDNA - ITS 序列测序分析能快速、有效鉴定皮肤致病性真菌,若致病性真菌的鉴定结果与医疗系统信息库结合,可为案件侦破缩小侦查范围。人体皮肤真菌的 rDNA - ITS 序列分析将为法医学个人识别提供新的探究方向。

5.2.3.4　CRISPR 序列

CRISPR 是原核生物基因组内的一段重复序列。CRISPR/Cas 系统是细菌长期进化过程中抵御噬菌体入侵和外源质粒转移而形成的一种获得性免疫系统,该系统于 1987 年由石野良纯在大肠埃希菌中发现。细菌为了将病毒等外源入侵基因清除而进化出 CRISPR/Cas 系统。该系统由识别组件 CRISPR 和切割组件 Cas(CRISPR - associated proteins)组成。当外源 DNA 侵入细菌时,Cas 蛋白会识别外源 DNA,将其特定的一段序列进行剪切,剪切下来的外源 DNA 会被整合到 CRISPR 序列中,形成一个新的间隔序列。因此,当病毒 DNA 侵入人体时,人体内外的细菌群落作为人体免疫系统的一道屏障,将会在细菌 CRISPR 基因座上留下一个病毒 DNA 的信息库。因此,人体细菌群落的 CRISPR 基因座可以反映出一个人的感染史。不同个体之间的感染史具有差异性。随着测序微生物的不断增多和生物信息学的发展,在绝大多数细菌和古菌中均发现了 CRISPR/Cas 系统,使细菌、古菌和真菌功能基因、菌株改良、重要基因定点突变等研究有了突破性进展。目前,有研究发现细菌的 CRISPR 多样性可应用于法医微生物组,为法医学个人识别提供了新的研究思路和方向[25]。但由于面临缺乏开放共享的序列参考数据库,CRISPR 测序在法医微生物组学的研究仍处于一个早期探索研究阶段。

5.2.4　宏基因组测序

宏基因组(metagenome)最早于 1998 年由乔·汉德尔斯曼(Jo Handelsman) 等人

提出，是指特定环境中全部微生物遗传物质的总和。宏基因组学是分析特定环境中复杂微生物群落的微生物多样性、群体结构、功能、进化关系及微生物群落与环境之间的相互关系的学科。与传统的单基因组学方法不同，宏基因组学不依赖从微生物混合样本中进行单个细菌的克隆，而是通过对混合微生物群落的所有基因和基因组进行测序，并专注于分析来自环境中所有微生物 DNA 的测序数据。宏基因组测序能够获得种及种以下更精细的种群组成分析，还能表征微生物种群代谢和功能，从多方面对比组间的差异，并从代谢功能角度分析宿主的生理状态。近年来，宏基因组测序在环境微生物组、肠道微生物组、口腔微生物组和皮肤微生物组基因分析中都得到了广泛应用[26]。

与扩增子测序相比，宏基因组测序能够对所有微生物基因组进行深度测序，分析微生物所有种群的结构及相关功能，分类信息可精确到种或菌株水平（表 5.1）。宏基因组测序的主要分析流程包括：①制备微生物 DNA，对 DNA 样本进行检测；②DNA 分子片段化，修复末端；③制备测序文库并通过质检；④在相应的测序平台上进行测序，最终获得微生物样本的基因组序列信息。

表 5.1　扩增子测序和宏基因组测序的优势和局限性

研究方法	优势	局限性
扩增子测序 (16S/18S/ITS)	快速分析 所需生物量较低 可用于被宿主 DNA 污染的样本	存在 PCR 和引物偏好性 只能分类到属水平 生物量过低会导致产生假阳性率
宏基因组测序	分类可精确到种或菌株水平 可研究基因功能 获取不可培养菌的基因组信息	成本高 数据分析复杂耗时 易产生宿主污染

宏基因组测序在大规模基因组学中的应用越来越广泛，诸多学科都已经详细研究了微生物群落的分类和功能组成。在法医微生物组学中，16S 扩增子测序仍是首选的测序技术，但随着法医微生物学的持续快速发展，宏基因组测序也将成为常用的检测手段，尤其是在法医环境微生物组学领域。例如，土壤是一种常见的法医学证据，常出现在被丢弃的凶器上，受害者皮肤、指甲，以及抛尸现场等处。对土壤样本的传统分析（理化性质和基础微生物分析）能提供的信息有限，而且传统分析不能提供更深入的

土壤样本比较分析。此时就有必要引入宏基因组学分析,以满足完整的微生物多样性分析的需要。除了土壤以外,基于公共环境的微生物分析,建立城市微生物组图谱,以及基于人体微生物组和环境微生物组建立个体"微生物指纹",也高度依赖宏基因组测序技术。目前,宏基因组学处于快速发展阶段,其在法医微生物组学中的应用潜能也将不断被发掘。

5.3 法医微生物组学的测序数据分析

目前,法医微生物组学采用的测序数据分析流程与其他学科的分析流程相同。本节将简要概述基于 Illumina 平台的测序数据分析流程(图 5.3)。

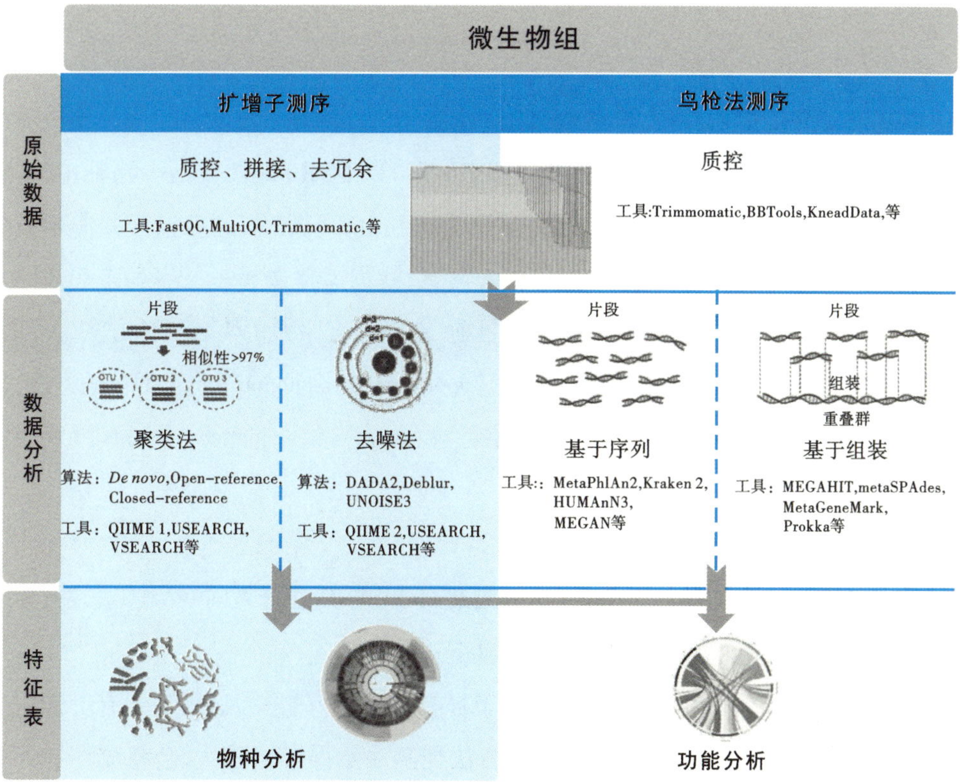

图 5.3 法医微生物组学的测序数据分析流程

5.3.1 扩增子测序数据分析

扩增子测序原始序列通常为 fastq 格式，FastQC[27] 和 MultiQC[28] 可提供测序质量的评估。通常下机数据包含多个样本的测序结果，因此在分析时需要根据建库过程中人为添加的标签（barcode）将不同样本的测序数据进行拆分（demultiplexing）。Illumina 测序平台所产生的扩增子测序数据通常为双端数据，需根据双端数据的重叠区（overlap）进行序列合并以获得扩增子序列，一般要求至少有 20 个以上碱基重合。单端测序数据则没有序列合并这一步[29]。序列合并后去除 barcode、引物序列、嵌合体及低质量序列（<Q20 或 <Q30）。这几个步骤可在 USEARCH[30]、VSEARCH[31]、QIIME1[32] 或 QIIME2[33] 等软件中完成，不同的流程中步骤的先后顺序也有所不同。

5.3.1.1 代表序列选择算法

在扩增子测序中，如何去识别和定义一个独特的序列是扩增子分析需要解决的关键问题。因为高变区（如 16S rDNA、18S rDNA 和 ITS 区域）即便在同一物种中，甚至同一细胞内都可能是不同的。另外，测序无法做到 100% 准确，这些错误并非随机分布，而是在某些特定区域更容易出现错误。因此，我们需要选择一条序列来代表同一物种的数千条序列，以此来解决该问题。目前，选择代表序列主要有两种方法，一种是将序列聚类（clustering）到可操作分类单元（operational taxonomic unit，OTU）的方法，另一种是采用去噪法鉴定出扩增子序列变异（amplicon sequence variants，ASV）的方法[30]。

1. 聚类法

聚类法即根据序列相似性阈值（通常为 97%）将序列划分为同一 OTU。在具体操作中，根据分析过程是否使用数据库分为以下三种算法。

（1）*De novo*：不依赖数据库，而是基于自有数据进行聚类，适用于含有已知物种较少的样本（如某些极端环境样本）。此方法受测序错误影响较大，会将测序错误的序列划分为独立的 OTU，影响后续的分析结果。

（2）Closed－reference：将自有数据与数据库提供的代表性序列进行聚类，可以与代表序列聚类的视为同一 OTU，在 OTU 聚类的同时也能够得到 OTU 的物种注释信息。本方法所获得的 OTU 可信度高,可将不同区域的测序数据进行合并分析。缺点是会将不能与数据库聚类的序列丢弃,不利于新物种的发现。

(3) Open - reference:兼顾上述两种聚类方法的特点,先将自有数据与数据库提供的代表序列进行聚类,得到能够比对到 OTU 的注释信息,未比对上的序列再进行 *De novo* 聚类。此方法无法用于不同区域测序数据的合并分析。

当序列聚类完成之后,接下来就是从 OTU 中选择代表序列,方法有三种:一是选择长度最长,或者是丰度最大的序列;二是选择聚类完成后的第一条序列;三是选择同一 OTU 中与其他序列平均系统进化距离最近的序列。此步骤常用 QIIME1 软件中的 Uclust 和 USEARCH 软件中的 UPARSE 模块运行。事实上,以 97% 的序列相似度进行 OTU 聚类会掩盖部分测序错误的序列,导致一些 OTU 的丰度不准确,而且 OTU 聚类不能检测物种或菌株之间的细微差异,从而错过真实的生物学序列变异。近年来多项研究提出用去噪法来替代聚类算法,这也是扩增子数据分析发展的趋势。

2. 去噪法

去噪法是剔除错误序列,将阈值设置为 100% 后进行聚类。ASV 相比于 OTU 具有以下优点:①ASV 不依赖于数据库的参考序列,同一 ASV 的序列完全相同,所以当与其他批次样本数据进行比较时,结果具有一致性和可比性,无须重新分析;②更容易检测到嵌合体。

当然去噪法也并不完美,其算法容易将样本中的稀有物种序列判定为错误序列而剔除。目前,主要有 DADA2、UNOISE3、Deblur 三种算法[30]。

(1) DADA2:核心算法是校正 Illumina 扩增子测序中的序列错误,具体原理是将所有不同的序列作为一个分区(partition),指定丰度最高的序列为中心序列,所有其他不同的序列与指定的中心序列进行比较,根据 P 值来判别一条序列是否为扩增错误,如果 P 值低于设定的阈值,则表明并非是扩增错误,从而得到一个新的中心序列。其他序列再与新的中心序列比较并计算 P 值,如此不断迭代,直到每条序列被划分到最可能的 partition 中。此方法实际上是以 100% 的相似度进行聚类,能够保留真实的生物学序列变异。目前,DADA2 扩增子分析流程配套完整,有相应的 R 语言包,并且已集成到 QIIME2 中以供使用。

(2) UNOISE3:是在 UPARSE 算法基础上进行的测序错误、嵌合体识别流程的优化升级。其主要分为两步:①去除测序过程和 PCR 过程中的点错误;②去除嵌合体,生成 ZOTU(zero - radius OTU)。其核心算法是使用 fastq - uniques 计算出不同的序列,并按照序列的丰度进行排序,根据两个指标来判别两个不同的序列是否来自同一模板,指标分别为 *d* 和 *skew* 值。*d* 表示两条不同序列差异碱基的个数,*skew* 值为两条不同序列丰度的比值(丰度低的序列∶丰度高的序列),如果 *d* 和 *skew* 值足够小,那么表明丰度低的序列是丰度高的序列的点错误变体,需要去除。UNOISE3 是集成在 USEARCH 软件下的算法。

(3) Deblur:Deblur 算法与上述两种算法的分辨率均能够达到单核苷酸的精度。其核心算法是:①将不同的序列按丰度由高到低进行排序;②从序列中删除基于上界错误率和汉明距离(Hamming distance)预测的错误测序片段(reads);③当某个序列的 reads 数降为 0 时,该序列被删除。相比于其他两种算法,Deblur 不仅可以对混合样本进行操作,还可以对单个样本进行操作。目前,Deblur 算法已集成到 QIIME2 软件中以供使用。

由于去噪法运算量更大,因此运算速度慢于聚类法。去噪法中,UNOISE3 运行速度最快,Deblur 次之,DADA2 运行速度最慢[34]。

5.3.1.2 扩增子数据库

将代表序列与微生物参考数据库进行比对可以得到物种分类注释信息,进而在分类学各水平(界、门、纲、目、科、属、种)统计样本群落组成。目前,扩增子数据库版本众多,下面主要介绍几个主流的扩增子数据库。

(1)Greengenes 数据库[35]:是针对细菌和古菌 16S rRNA 基因的数据库。该数据库数据由人工整理,因此数据较为准确,但是更新较慢,最新的版本是 2022 年更新的 Greengenes2,物种注释采用 7 级分类层级。QIIME1 软件中默认的物种注释数据库就是 Greengenes 数据库。另外,PICRUST 预测微生物群落功能也是基于此数据库开发的,利用 Closed - reference 算法得到注释结果后进行功能预测。

(2)Silva 数据库[36]:是一个核糖体 RNA 数据库,提供细菌、古菌和真核生物中的小亚基(16S/18S, SSU)和大亚基(23S/28S,LSU)核糖体 RNA 序列数据集。Silva 数据库收录全面,更新及时,最新更新时间是 2020 年(Silva 138.1)。物种注释采用 14 级分类层级。其缺点是比对的假阳性率较高。另外,Tax4Fun 和 Tax4Fun2 预测微生物群落功能也是基于此数据库的比对结果进行功能注释的。

(3)核糖体数据库[37]:提供细菌、古菌 16S rRNA 基因和真菌 28S rRNA 基因序列。最新更新时间是 2016 年(RDP Release 11.5),核糖体数据库是目前较常用的 16S rRNA 基因高通量测序后作为比对注释的参考数据库。

(4)UNITE 数据库[38]:是针对真菌 ITS 序列高通量测序后进行分类、注释的比对数据库,是目前真菌 ITS 序列整理最全面的数据库。最新更新时间是 2020 年(UNITE 8.2)。

除以上数据库外,还有针对真核微生物 18S rRNA 基因的 PR2 数据库[39]、针对微生物功能基因序列的 FunGene 数据库[40]、针对人类口腔微生物的 eHOMD 数据库[41]等,这些数据库均可以提供扩增子测序的数据注释比对。NCBI 数据库是最为全面的数据库,然而该数据库中的信息没有专人整理,因此比对的错误率较高,使用时需要自行整理和甄别。

5.3.2　宏基因组测序数据分析

鸟枪法宏基因组测序可以提供功能信息和更高分辨率的分类注释,因此对计算资源和生物信息学分析能力的要求更高。鸟枪法宏基因组测序可以覆盖样本的所有 DNA 片段,所以数据中不仅包括微生物 DNA,也包括宿主 DNA 信息[42]。在进行分类和功能注释之前,需要进行质量控制和去除原始数据中的宿主 DNA 信息。Trimmomatic[43]、KneadData 和 BBTools 是应用较为广泛的质量控制和去除宿主 DNA 污染的工具[42]。KneadData 是集成 Trimmomatic 和 Bowtie2 的质控分析流程,Trimmomatic 用于质量控制和剔除引物和接头,Bowtie 2 用于比对宿主 DNA,并且将与之匹配的序列剔除,最终输出纯净的微生物组序列。

1. 宏基因组学物种分类和功能注释分析的策略

用宏基因组学进行物种分类和功能注释分析的主要有以下两种策略。

(1)将质控后的序列与参考数据库进行比对,直接获得特征表,即基于序列的方法。MetaPhlAn2[44]是分析鸟枪法宏基因组测序数据的计算工具,可辨别微生物至种水平,获得物种的相对丰度,并进行菌株的鉴定与追踪。MetaPhlAn2 可将宏基因数据序列与通过分析已知数据库得到的各物种特异性标记基因进行比对,从而确定物种的分类信息。Kraken2[45]是基于 K – mer 算法进行高精度比对,并采用 LCA 投票结果进行宏基因组序列物种注释的分类软件。通常 Kraken2 要与 Bracken 配合使用,用 Kraken2 与微生物数据库比对出物种注释信息后,再用 Bracken 基于贝叶斯算法估算宏基因组样本中种水平的相对丰度。HUMAnN3 是对宏基因组测序数据进行物种分类和功能注释的分析软件,该软件采用分层算法比对标记基因、泛基因组和蛋白数据库,同时可提供功能通路内物种组成信息,以进一步研究具有特定功能的微生物物种[42]。MEGAN[46] 是宏基因组学进行物种和功能注释的常用软件, Diamond 与 MEGAN 配合使用,形成一套比较完整的物种和功能注释分析流程。通过 Diamond 对宏基因组序列进行比对,将比对结果输入到 MEGAN 软件进行物种和功能注释。MEGAN 可使用 NCBI 数据库和自定义数据库进行物种分类分析,使用 InterPro2GO、SEED、eggNOG 或 KEGG 等数据库进行功能注释。

(2)对宏基因组序列进行物种分类和功能注释不足以全面理解一个群落中微生物的功能,为了能够获取样本中完整的基因组信息,需采取组装(assembly)策略[42]。具体步骤为:①基于测序片段(reads)之间的重叠区(overlap)进行拼接,获得的长片段称为重叠群(contigs);②利用组装后的重叠群与参考基因组的序列比对进行物种分类和功能注释。组装的方法有基于参考基因组的组装和从头组装。前者对于参考基因组要求较高,如果有大的插入、缺失或者多态性,组装效果会较差;后者对计算资源的要求较高。MEGAHIT[47] 是运行速度较快的宏基因组序列组装工具,尤其适合组装超大规模的宏基因组数据。metaSPAdes[48] 组装的重叠群更长,质量更好,但运行速度慢。SOAPdenovo[49] 是由华大基因开发的宏基因组序列组装软件,主要用于组装比较大的基因组,运行速度较快,但错误率较高。Meta - IDBA[50] 采用基于 K - mer 的 de Bruijn 组装策略,适合组装测序深度不一的短测序片段,运行速度较慢,比较消耗计算资源。组装好的重叠群可以使用 MetaQuast 评估宏基因组拼接的质量。然后使用 MetaGeneMark[51] 或 Prokka[52] 识别重叠群中的开放阅读框(ORF)进行基因预测,获得各个样本所对应的基因预测结果。采用 CD - HIT[53] 软件对预测的基因或蛋白序列进行基因去冗余,按照一定阈值聚类后,选取代表性序列。之后采用 Bowtie2 软件对样本中的序列与代表序列进行比对,生成基因丰度表,也可以使用 Salmon 软件,不通过比对计数而直接对基因进行定量,最后进行物种和功能注释。功能注释是基于功能同源的序列往往具有序列相似性的原理,将去冗余后的基因或蛋白序列与数据库进行比对,从而得到功能注释[42]。

2. 宏基因组学功能注释分析的数据库

目前,常用的宏基因组学分类和功能注释分析的数据库主要有 KEGG[54]、egg-

NOG[55]、CAZy[56]等。

(1)KEGG 数据库:是一个基因功能注释方面的综合性数据库,包括基因的功能、分类、代谢通路等信息。其中,最核心的是 KEGG ORTHOLOGY 数据库和 KEGG PATHWAY 数据库。KEGG ORTHOLOGY 数据库将行使相同功能的基因聚在一起,称为基因直系同源簇;KEGG PATHWAY 数据库总共分为 4 层,第一层将代谢通路划分为 6 大类,分别是新陈代谢、生物体系统、细胞过程、环境信息处理、遗传信息处理和人类疾病;第二层将 6 大类代谢通路又细分为 43 种子通路;第三层为代谢通路图;第四层为代谢通路图的具体注释信息。目前,KEGG 是宏基因组分析使用最多的功能注释数据库。

(2)eggNOG 数据库:该数据库对同源基因进行了非监督聚类分析,使用 Smith - Waterman比对算法对构建的基因直系同源簇进行功能分类和注释,包括系统发育树构建、HMM 模型构建、基因本体论注释、KEGG PATHWAY 注释、SMART/FRAM 结构域注释和 CAZyme 注释等。

(3)CAZy 数据库:是研究参与合成及分解碳水化合物和糖复合物的酶类的数据库,根据蛋白质结构域中的氨基酸序列相似性,将这些酶类归入不同的蛋白家族,包括糖苷水解酶、糖苷转移酶、多糖裂解酶、碳水化合物脂酶、碳水化合物结合模块及辅助模块酶 6 大类。CAZy 数据库提供这些酶的物种来源、功能分类、基因序列、蛋白质序列及结构等信息。

另外,宏基因组测序混合了不同微生物的序列,在研究过程中我们需要重建其中某个单一微生物的基因组来进行进一步研究。因此,需要将混合了不同微生物序列或组装得到的重叠群按照其所在物种进行归类,这个过程称为宏基因组分箱(binning)[42]。宏基因组分箱的基本原理是通过分析序列或重叠群的 4 种核苷酸频率、GC 含量和必需的单拷贝基因等特征有效区分其不同的物种来源,再结合丰度变化模式区分近亲物种。Metabat2[57]和 Maxbin2[58]是使用较广泛的分箱软件,从分箱数量、完成度、分箱纯度、精准度和效率几方面看,这两款软件均表现出色。MetaWRAP[59]和 DAS_Tool[60]整合了多种分箱工具,可将不同宏基因组分箱后进行整合,获得质量更高、完整度更好的非冗余分箱,还可以提供分箱的物种和功能注释及分箱的定量。CheckM[61]可以提供宏基因组分箱结果的评估。

5.4 法医微生物组学的统计分析和证据解释

对微生物组学的数据主要有两个分析策略：第一个分析策略基于菌群的物种构成，对不同分组样本的菌群结构差异、多样性差异及菌群结构变化趋势等进行数据挖掘。菌群物种构成的分析可在不同的分类学单元精度上进行，根据测序文库构建方法（16S rDNA扩增子文库或全宏基因组文库）、测序数据量、样本中微生物核酸占比等具体情况决定。比如，基于 16S rDNA 高变区的数据分析，获得的可操作分类单元（OTU）的分析精度主要在属水平；而宏基因组测序数据的分析一般在种水平，通过一些生物信息方法或工具，还可对菌群中的高丰度微生物实现株水平分析。另一个分析策略为基于基因或通路的分析，即不考虑基因的不同微生物来源，在同源基因、基因家族或通路层面等进行各类统计分析。该类分析策略主要用于疾病的宏基因组关联研究（metagenome - wide association study，MGWAS），在菌群的物种构成特征不够显著时，基于基因或通路层面的分析可能有新的发现。由于基于基因层面的分析在法医学中应用较少，本节不再进行单独介绍。

在法医宏基因组统计分析和证据解释中，主要采用针对菌群构成的分析策略。样本中微生物的构成及其丰度数据，提供了丰富的“微生物指纹”信息，可用于辅助个体识别、特殊人群鉴定、样本地理溯源、死亡时间推断等诸多法医学应用。但不同于单个微生物，宏基因组学数据具有典型的高维度特征，且一般情况下数据维度远多于样本量，因此特别需要注意分析方法的选择，避免“维度灾难”和过拟合（over - fitting），以挖掘出有意义的、置信的结果。菌群结构分析的具体方法又分为两种：①可基于统计学方法，从微生物组数据中发现某类标志物，直接用于目标的判别推断。菌群结构的标志物类型多种多样，可以是一个具体的菌种或菌株，也可以是一些微生物的组合，或者是几个微生物的相互丰度关系，还可以是菌群 α 多样性和 β 多样性这类高阶指标。②通过机器学习方法，采用被标注的阳性和阴性菌群宏基因组学数据，训练可用于判别或推断的模型，并采用另外的标注数据对模型进行验证和评价。机器学习的方法可以跳过标志物挖掘步骤，适用于一些标志物难以确定、数据 - 目标关联比较复杂的场景。但是，缺乏明确的标志物也会导致模型的可解释性降低。本节将分别对这两类分析方法进行介绍。

统计的效能和样本量是微生物组学数据分析需要注意的问题。在实际的分析工作中,研究者经常提出一个问题:该项研究需要多大的样本量?在进行研究前,这个问题可能没有标准答案。比如,通过选择因素控制良好的实验组和对照组样本,且组间的差异非常明显,少量样本即可发现明确的标志物,并产生足够的显著性。但如果面对需要多个分组的研究,或其他因素难以排除或控制,以及本来菌群的差别就不是很明显,则需要大样本量以消除各种干扰,突显主要结论。比较可行的研究线路是先进行小样本预实验研究,对关注的问题进行摸底实验。总之,实验设计是整个研究的关键,良好的实验设计可以更有效地使用数据,也是后期各类分析的前提和基础。

5.4.1　物种、基因组成与差异分析

5.4.1.1　菌群的 α 多样性和 β 多样性

菌群的组内、组间多样性及其差异常用 α 多样性和 β 多样性进行评价。α 多样性用于量化样本内的特征多样性,也可基于样本的 α 多样性进行样本组间统计比较。α 多样性主要与两个因素有关,一是样本中物种数目,即某种分类学单元上的物种丰富程度(species richness),另一个是样本中各个种的相对密度,即群落中个体分配上的均匀程度(evenness)。常用的 α 多样性指标包括:物种丰富程度(如 Observed OTU 指数)、群落丰富度指数(如 Chao1 指数和 ACE 指数)、群落多样性指数[如香农 - 维纳多样性指数(Shannon - Wiener's diversity index)和辛普森多样性指数(Simpson's diversity index)以及系统发育谱系多样性等。α 多样性受测序深度影响,一般需要进行饱和度分析,即对测序数据进行梯度降采样,观测多样性指标同测序深度的关系是否达到稳定期,以免给后续分析和证据解释带来偏性。常见的肠道菌群 16S rDNA 数据,一个样本可以观测到几百至几千的 OTU。

不同于样本内的 α 多样性,β 多样性用于样本间比较,即衡量不同样本中分布微生物群落之间的差异程度,并用于观测样本群落分布聚集或分化程度。β 多样性也可用于衡量样本间相对差异距离的多种指标,常用的有 Bray - Curtis 距离、有/无权重的 UniFrac 距离、Jaccard 距离等。Bray - Curtis 距离主要基于 OTU 的计数统计,比较两个群落微生物的组成差异。UniFrac 指标需要系统发育树,根据构建的进化树枝的长度计算两个不同环境样本之间的差异,差异通过 0 ~ 1 距离值表示,无权重 UniFrac 和有

权重 UniFrac 的区别在于是否考虑每个物种的丰度信息。

任意两个样本间都可以计算差异距离,多个样本间会形成一个距离矩阵。但是距离矩阵不易观测和理解。一般做法是对 β 多样性数据进行降维,用于可视化展示及统计分析。β 多样性降维方法主要包括主成分分析(principal components analysis, PCA)、主坐标轴分析(principal coordinates analysis, PCoA)等(图 5.4)。通过将高维数据降维至二维或三维,再对不同分组的样本进行颜色或标记的区分,从而实现直观的各分组菌群数据可视化,可以直接观察差异,还可以基于降维数据进行置换多元方差分析(permutational multivariate analysis of variance, PERMANOVA)。PCA 是基于样本的相似距离(如欧几里得距离)矩阵来寻找主成分,可看成对样本物种构成和丰度的高维数据进行投影,并寻找可在二维或三维空间中最大展示原始分布状态的成分。但由于 PCA 基于线性模型,而微生物丰度呈单峰,不适用于物种丰度变化范围大的情况。与 PCA 不同,PCoA 是基于距离矩阵(如 Bray - Curtis 或 UniFrac 距离)来寻找主坐标,可以理解为是对样本间距离而非样本原始状态在二维或三维空间的投影,PCoA 更适合菌群分析,也是比 PCA 更常用的降维方法。

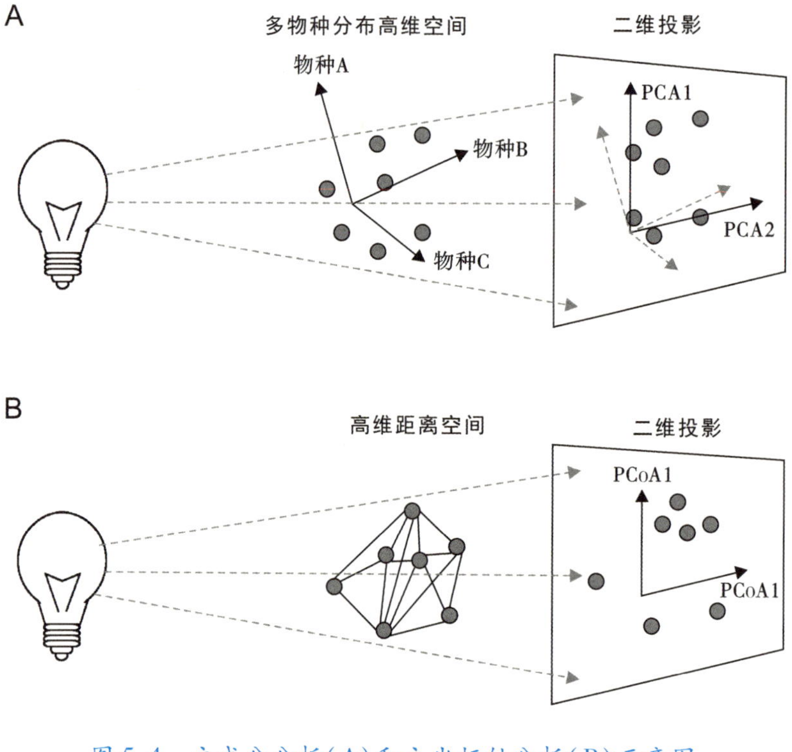

图 5.4　主成分分析(A)和主坐标轴分析(B)示意图

5.4.1.2 菌群多样性的差异统计分析

主流菌群宏基因组分析软件均可以对 α 多样性和 β 多样性进行统计分析，如 QIIME2、Mothur、R 语言 vegan 包、USEARCH，等等。其中，方差分析（analysis of variance, ANOVA）是进行 α 多样性组间比较的常用统计方法。α 多样性可以量化反应样本内特征（或物种）的多样性程度，也可以用来进行组间比较。如 α 多样性呈正态分布，可选用参数检验，如 t 检验、方差分析等。对于两独立样本，t 检验用于比较两个独立组的均值是否存在差异。例如，我们获得了 20 名健康志愿者和 20 名吸毒人员的口腔样本细菌 16S rDNA 扩增子测序数据，并进行基于 OTU 的生物信息学分析，获得物种分布和丰度信息，进一步计算各样本 α 多样性，且证明了测序深度饱和。由于样本分组为不相关独立且非配对样本，通过正态性验证后，可采用 t 检验来评估健康志愿者组和吸毒人员组的 α 多样性是否有分布差异，以评估 α 多样性是否有作为吸毒标志物的潜力。如果样本没有通过正态性验证，可采用非参数检验，如在微生物研究中被广泛用于比较两组间连续变量的 Wilcoxon 秩和检验。对于配对的、不满足正态性的样本，还可采用 Mann－Whitney U 检验。比较两组以上数据，如满足正态分布，可选择单因素方差分析（one－factor ANOVA），如不满足正态性，可选用非参数 Kruskal－Wallis 检验。

相较于 α 指数将样本内多样性进行量化比较，β 多样性主要用于分析组内和组间群落结构差异，属于比较多组矩阵的均值是否存在显著差异的多元方差分析。多元方差分析是一种对多个分组中检测了多个指标变量的样本整体均值的检验方法，需提前对数据独立性、每个分组内检测指标是否符合多元正态分布，以及每个分组内的检测指标的协方差矩阵是否一致进行检验。在微生物组数据分析中，变量是指每个物种的丰度信息。可首先对 OTU 或某分类学单元的菌群结构和丰度信息采用 PCoA 等方法降维。降维后的数据虽然可直观观测，但仍需要统计方法判断组间差异是否显著。最常用的方法是相似性分析（analysis of similarities, ANOSIM）和置换多元方差分析（PERMANOVA）。其中，PERMANOVA 可以直接处理多因子存在的交互效应，而 ANOSIM 则不能，但 ANOSIM 受样本量的影响更小。这些统计方法通过对一个样本间的距离矩阵或相似性矩阵构建 ANOVA 来分析类似统计量，然后对每组的观测结果进行随机置换来计算 P 值。ANOSIM 是一种用于分析高维度数据组间相似性的非参数检验方法,检验组间的差异是否显著大于组内差异。该检验依赖样本在多维空间的距离,将所有距离从小到大进行排序后得到排名(秩),然后计算组间距离秩的均值与组内距离秩的均值之差,作为统计量 R。R 值可以理解为组间与组内比较的差异程度,其取值范围(-1,1)。当 $R>0$ 时,说明组间差异大于组内差异,即组间差异显著,当 $R<0$ 时,说明组间差异小于组内差异,R 值的绝对值越大表明相对差异越大。PERMANOVA 是多元方差分析的非参数变体,基于伪 F 值的置换检验,分析两组或两组以上样本距离平方和的分解检验统计指标是否有差异。PERMANOVA 采用 Adonis 分析,其基于距离矩阵对总方差进行分解,比较不同分组因素对样本差异的解释度,并使用置换检验进行统计学显著性分析,即判断每组样本在其 β 多样性距离空间的中心点和离散度是否有差别。Adonis 分析可以检验某个因素对不同分组物种组成差异的影响,但是不能比较这个因素在多个分组中的任意两组是否有显著差异。如在对有半年吸毒史人员的口腔菌群研究中,需要判断吸毒 1 个月和 3 个月的人员口腔微生物群落构成差异是否显著,可以采用改进的配对 Adonis(R 语言 pairwise. adonis 函数)来进行两两配对检验。

5.4.1.3 微生物菌群结构的差异分析

另一种常用分析路线是寻找微生物组(实验组、对照组)间存在的显著差异。微生物组数据具有高维、松散、组成型等特点,鉴定解析微生物群落差异的分类群具有挑战性。虽然存在缺点,但目前直接对菌群各微生物物种分别进行组间的差异分析仍是常用的分析方法。具体来说,针对某一物种的丰度,采用常见的统计检验方法(如 t 检验、配对和非配对的非参数检验)计算组间的 P 值,再采用错误发现率(false discovery rate,FDR)校正,获得 Q 值,以发现最具显著差异的物种。这些分析一般配合可视化结果,如群落组成百分比堆叠图或热图来进行差异物种的挑选。

目前,还有一种主流的菌群结构差异分析方法,被称为线性判别分析有效种群数(linear discriminant analysis effect size, LEfse)。该方法是一种发现和揭示高维生物标识的分析方法,广泛应用于差异筛选分析,可以实现两个或者多个分组之间的比较,同时也可以进行组内亚组之间的分析比较,从而找到组(亚组)间在丰度上有显著差异的标志物。分析的第一步即寻找不同分组间丰度差异显著的菌种,并筛掉那些不具有显著差异的菌种。由于菌群微生物组的相对丰度数据通常为偏态分布,这一步骤通常采用非参数 Kruskal -

Wallis 检验，且需要验证差异菌丰度只存在于在不同组间，而在组内不存在差异。然后，使用 Mann – Whitney U 检验验证上一步差异物种在不同组内亚组中的差异一致性。最后，使用线性判别分析（linear discriminant analysis，LDA），来评估前两步分析保留下的显著差异菌的重要性。LEfse 分析的结果通常包含 LDA 值分布柱状图、分支进化图和特征表。

需要注意的是，如果没有采用特殊的技术（如加入内参标准品、使用绝对定量或细菌计数方法），菌群数据的丰度均为相对丰度，而非绝对丰度。如果一种微生物在实验组出现了相对丰度上调，由于比例总和为 1，必然有其他物种的相对丰度降低。例如，某种药物只特异性针对一个微生物属，对其他微生物无任何影响。但由于该微生物属的相对丰度减少，其他种属的相对丰度必然上涨，可能造成其他微生物过度生长的假象。这种情况会影响许多经典的参数或非参数检验的结果（如 t 检验、ANOVA、Mann – Whitney U 检验等），基于相关性的分析（如 Spearman 相关系数）更可能导致超 90% 的假阳性率。最近，组成意识（compositionally aware）方法对该类问题进行了分析方法的改进。其中一种方法是在统计检验上强制进行强生物假设，如 Lovell's 比例度量方法仅检验正相关。其他一些工具为微生物组数据专门做了优化，假定小部分物种是相关的，大多数的相关系数为 0，如 SparCC 和 SPIEC – EASI。等距对数比例转换（isometric log ratio transform，ILR）是一类值得推荐的方法，用于检测微生物群体间差异的 ILR 可以更好地控制假阳性率，其采用检测微生物丰度对数变化检验，并引入如微生物进化历史等先验知识。总的来说，基于 ILR，标准统计工具（如多元响应、线性回归和分类）可以更有效地检测平衡或对数比例的微生物组数据差异。

5.4.1.4 微生物菌群结构的相关性分析

在获得感兴趣的显著标志物后，可应用关联分析将标志物与生理指标进行关联，探讨微生物与各类因素的相关性。物种之间、物种与表型、生理指标、代谢物丰度等均可作为因素进行关联性分析。相关性计算最常用的是 Pearson 相关系数和 Spearman 相关系数。相关系数越大代表相关性越强，显著性 P 值越小代表关联越显著。一般我们期望的结果是 P 值显著，相关系数大于经验值，比如 0.6。需要特别说明的是，相关性分析仅是两个变量之间统计学相关关系的度量，不代表因果关系。

使用 Pearson 相关系数分析计算需要满足以下 4 点：①两变量是否成对（源于同一个体）且均为连续变量；②两变量间存在线性关系（绘制散点图检验）；③两变量没

有明显的异常值(绘制箱线图检验);④两变量数值呈正态分布(常绘制 Q－Q 图检验)。我们首先可以确定数据源于同一个体且均为连续变量。然后绘制散点图检验数据是否存在线性关系,如果两个变量间不存在线性关系,即使使用 Pearson 相关系数衡量,其得到的结果也会出现较大的偏差。另外,离群点对于 Pearson 相关系数的影响也很大,可以根据实际情况考虑是否将其剔除。最后绘制 Q－Q 图检验数值是否服从正态分布。确认同时满足以上几点条件后,使用 Pearson 相关系数进行计算,获得代谢物与目标微生物的正负相关性,取值为正表示该目标微生物与这些代谢物呈正相关,取值为负表示呈负相关。

Pearson 相关系数计算结果的取值范围为[－1, 1],根据结果提供的数值可以判断变量的相关强度。这样的比较虽然有一定说服力,但始终有些主观,因此在实际应用中还需要关注 Pearson 相关系数的显著性,判断两变量间的相关关系是否只是偶然因素引起的。在进行 Pearson 相关系数计算时,研究数据已经满足是成对且来自正态分布的总体,因此可以使用 t 检验。然而微生物组数据常常无法满足正态分布,甚至较为离散,不满足线性关系。此时,我们需要确定示例数据是否包含等级变量(将数据从小到大排序),且两变量是否存在单调关系,比如代谢物是否随目标微生物增加而增加等。当数据满足以上两个条件时,适合使用 Spearman 相关系数分析两者间的相关关系。与 Pearson 相关系数一样,Spearman 相关系数计算结果也需要使用假设检验方法判断数据之间的相关性是否显著。如果在样本的数量小于 30 的情况下,可以直接使用 t 界值表获得 P 值,如果 Spearman 相关系数的计算值大于临界值,则可以推翻零假设(两者无相关关系),得到显著性的结论;如果样本数量大于 30,使用 t 检验法得到 t 值,再结合自由度 u 值($u=n-2$),查 t 界值表获得 P 值。

5.4.2 机器学习算法的应用和证据解释

机器学习(machine learning,ML)提供了一种很有效的,基于菌群结构高维数据建立各类预测模型的方法。机器学习是通过神经网络、决策树等算法,自主“学习”训练数据中的规律,从而生成经验模型,并应用于新数据的预测或分类。在生物医学方面,大量机器学习技术被用于人类微生物组学研究,主要体现在以下三个方面:①微生物群落的分类和预测,即微生物分类和物种注释;②通过将微生物群表型和生态环境联系起来预测宿主表型,即疾病预测;③利用微生物群落来了解疾病致病机制,以及在个性化医疗中的进一步应用,即生物标志物的发现。在法医学应用中,机器学习模型被用于基于菌群状态进行年龄或尸体死亡时间的预测、追溯分类微生物的来源等,具有很好的发展潜力。机器学习需要足够的样本量用于交叉验证。此外,最好有外部数据集来验证模型的可靠性。目前,在微生物组领域常用的机器学习方法有随机森林(random forest)、支持向量机(support vector machine,SVM)和 Adaboost 等。随机森林分类在饮食习惯分类、疾病诊断、植物亚种预测等领域有较多应用,而随机森林回归在法医学时间序列预测中也有很好的应用范例。

5.4.2.1　机器学习的分类

机器学习分为无监督学习、监督学习及半监督学习。无监督学习不需要预先对数据进行标注,只需要通过算法发现数据的内部结果。最常用的无监督学习为聚类分析,以观测是否出现实验组和对照组的分类差异,或是否出现某种因素的强相关性。常用的无监督聚类方法有 k 均值(k - means)聚类与层次聚类。在某些应用中,当难以获得数据的标注(如大量的人群宏基因组测序数据)时就可采用无监督学习,以实现对分布有所了解。监督学习是从标记的训练数据中产生一个推断的机器学习任务。训练数据包括一套训练实例,每个实例都是由一个输入对象和一个期望的输出值组成。监督学习算法可以用于映射新的实例。常见的监督学习方法包括回归分类和统计分类。半监督(semi - supervised)学习则是应用有标签数据与无标签数据混合的数据的机器学习算法,常见的半监督学习有简单自训练、标签传播算法和半监督深度学习等。

5.4.2.2　微生物组数据的机器学习工具

微生物组生物信息学分析工具 QIIME2 提供了几种监督学习方法。插件 q2 - feature - classifier 使用参考序列库(如 Greengenes,Silva,核糖体数据库等)中的参考序列文件和其相应的序列分类文件来训练朴素贝叶斯分类器(native bayes classifiers),之后对微生物组分析获得特征序列数据集进行物种分类注释。插件 q2 - sample - classifier 使用样本数据(如微生物群组成)预测样本属性值,如离散样本类(分类问题)或连续值(回归问题)。虽然插件 q2 - sample - classifier 预测数据通常是 ASV、OTU 或分类组成数据,但非微生物组数据功能表中包含的功能也都可以使用,只需要将观测值/特征表转换为 QIIME2 要求的格式并导入即可。该插件的训练模型包括监督学习分类器和监督学习回归器。监督学习分类器通过学习标记分类训练样本的组成来预测未标记分类样本在元数据类别的分类。例如，应用分类器可以根据粪便中的微生物组成诊断或预测疾病易感性，或者根据样本中检测到的变异序列、微生物类群或代谢物来预测新样本的类型。该分类器的工作原理：第一步，随机分配数据集的大部分数据（如2/3或4/5）作为训练集，剩下的样本作为测试集。注意，测试集应该保证至少有30个样本来测试训练模型的准确性。第二步，训练完成的模型用于预测与该样本关联的每个样本特征数据的目标值，并预测它们的分类概率。监督学习回归器则是通过学习训练集样本的组成，来预测未标记样本的连续元数据值。例如，我们可以使用回归器来预测微生物群落变化同时间的关系。该回归器已经应用于美国一项基于粪便检测婴儿肠道微生物组发育的纵向队列研究。类似于分类器的训练和测试流程，先使用训练集对回归器进行训练，随后使用测试集验证，即根据婴儿的微生物群组成预测婴儿年龄。与任何统计方法一样，该方法也需要足够的样本量才能获得有意义的结果。用作分类器目标的元数据列的每个分类至少应具有10个样本，用作回归器目标的连续元数据列不应包含许多异常值或严重不均匀的分布。较小的样本量将导致不准确的模型，从而造成模型的过拟合或欠拟合（under - fitting）。

线性判别分析（LDA）是一种在统计、模式识别和机器学习中的常用方法。线性判别分析又称Fisher线性判别，其思想为最大化类间均值，最小化类内方差。当应用于微生物组数据时，这种方法会在训练数据中找到微生物特征的线性组合，以模拟类别之间的多变量平均差异。基于线性判别分析，哈佛大学的Curtis Huttenhower教授团队提出了线性判别分析有效种群数分析方法，该方法专为在标记基因数据和宏基因组数据中发现生物标志物而设计，在微生物群落分析中得到了广泛应用。

目前，在微生物组分析领域常用的机器学习方法还有随机森林法。随机森林是一种包含多个决策树的分类器，决策树的每个分叉都拆分为一个预测变量，每个节点都有一个对目标变量的预测。森林中每棵决策树之间没有关联，其输出的类别结果由个别树输出类别的众数而定。简单来说，当一个样本进入随机森林，森林中的每一棵决策树都分别进行决策，最后采用多数表决的手段对该样本进行分类。随机森林是否可以应用在分类和回归问题上，取决于随机森林的每棵分类回归树（classification and regression tree，CART）是分类决策树还是回归决策树。分类决策树一般用于一些分类离散的数据（如疾病组和健康对照组的数据），常在饮食习惯分类、疾病诊断、植物亚种预测等领域有较多应用。反之，回归决策树对应的就是连续的数据（如婴儿发育阶段的体重变化)，在婴儿营养健康、法医学、时间序列预测等领域有广泛应用。

5.4.2.3 深度学习算法

深度学习是机器学习领域发展的新方法，需要更大的数据量和标注，但也可实现更为“智能”的推断或预测模型。人工神经网络最初的设计思想是模仿人脑的工作机制，它是一种图计算模型，被称为“神经元”的计算单元通过分层、相互连接，从而相互传递信息。利用具有深层架构的人工神经网络，深度学习可产生更高级别的抽象层。与传统机器学习相比，深度学习的优势在于其端到端的学习能力能够自动发现多个表征，以实现更好地预测。深度学习的几种典型框架以及应用如图5.5所示。

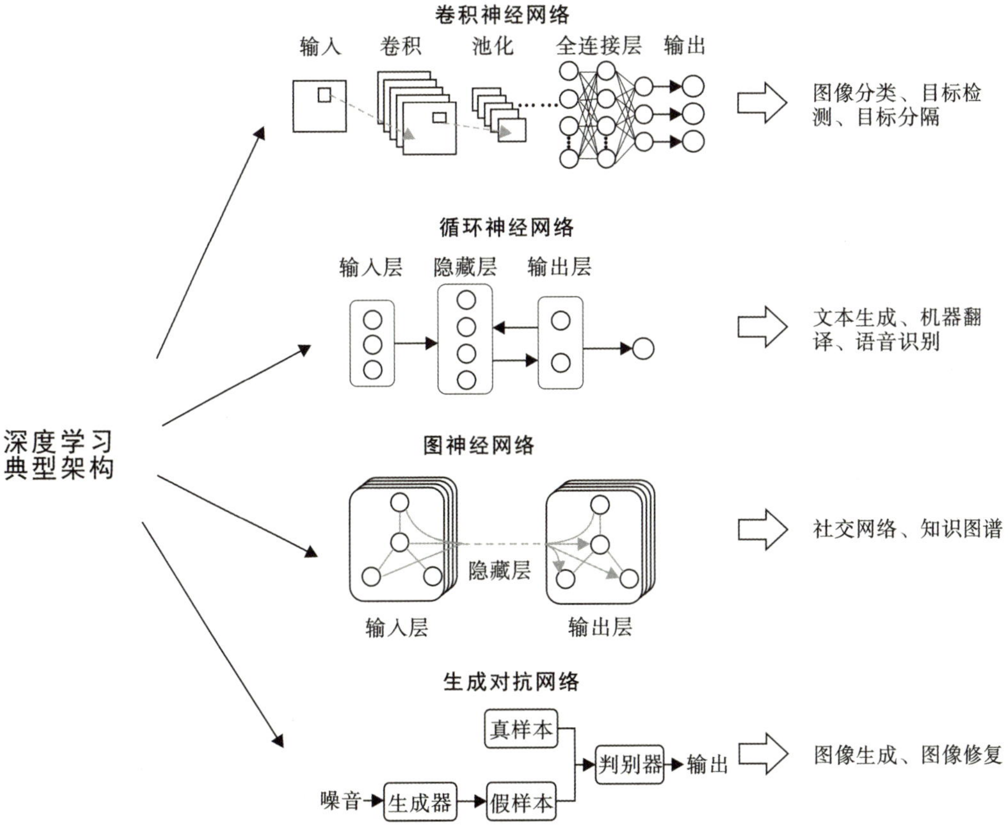

图5.5 深度学习的典型框架与应用

对于微生物组数据来说，常用OTU矩阵表作为输入层，隐藏层利用反向传播优化输入变量的权值，提高模型的预测能力，这个过程一直持续到最后一个隐藏层连接到输出层为止。输出层是基于来自输入层和隐藏层数据的预测。目前已有研究证明，基于肠道菌群数据的深度学习不仅能准确预测人类的真实年龄，还能正确识别来自皮肤、唾液和阴道上皮组织等的菌群，可见深度学习在法医学领域将有广阔的应用前景。

5.5 法医微生物组学的研究进展

5.5.1 地理溯源

在法医学领域，土壤、水体等与案发现场相关的可疑物证应用于案件调查已有上千年的历史。微生物是包括细菌、病毒、真菌，以及一些小型的原生动物等在内的一大类生物群体。它们个体微小、结构简单，在自然界中广泛存在，甚至在一些极端环境（如臭氧层、海底、火山口和岩芯）中都有微生物存在。微生物的分布具有明显的地域特征，不同地域的微生物群落各具特点，为研发基于微生物学的地理溯源新方法提供了理论依据。除了环境中的微生物外，人体内的微生物群落同样呈现出明显的地域差异特点，具有应用于法医学地理溯源的巨大潜力。本章将对微生物在地理溯源中的应用进行介绍。

5.5.1.1 环境微生物概述

微生物在自然界的分布极为广泛。江河、湖泊、海洋、土壤、矿层、空气等环境中都有数量不等、种类不一的微生物存在。目前，在地理溯源领域，以分析环境微生物的结构和多样性为主，并且以土壤微生物的研究最多。本节将对环境微生物的多样性和特点进行介绍。

1. 土壤微生物

土壤覆盖了大部分陆地表面，成分复杂，一个地区土壤的类型受许多因素影响，如气候、降雨、地形、水在本地区的运动、矿产成分、本地的动植物、附近的人类活动等。这些因素使得不同地区的土壤具有特殊的混合成分。土壤检验可以揭示犯罪地点的信息，也可将嫌疑人或受害者与犯罪现场联系起来，为案件的侦破提供极为重要的线索和侦查方向。传统的土壤检验内容主要包括对土壤的颜色、质地进行观察，对物质成分及其地质学特征进行分析。环境微生物学研究表明，土壤中分布着大量微生物，且呈现多样性，不同地区、甚至同一地区不同地点的环境中微生物种类和构成均不相同。土壤中的微生物主要有枯草芽孢杆菌、巨大芽孢杆菌、氨化细菌、硝化细菌、硫酸盐还原菌、蕈状芽孢杆菌、霉菌等。微生物群落易受到土壤类型、季节变化、植被覆盖等环境因素影响，特别是细菌和真菌群落具有非常显著的地理分布特征。

土壤作为地质证据中的重要内容，通过对涉案人员检材相关的土壤分析检验，可以根据个体可能携带的地理位置特异性微生物来推断其地域来源，从而有效将嫌疑人同案发现场联系起来。随着分子生物学技术的快速发展，人们对土壤微生物的认识不断加深。基于土壤微生物进行地理溯源已成为法医学新的研究方向。

针对土壤微生物的研究，目前主要应用末端限制性片段长度多态性分析（T－RFLP）与扩增长度异质性聚合酶链式反应（ALH－PCR）等 DNA 技术研究土壤等环境样本的微生物基因多态性。随着高通量测序技术的飞速发展，其显著的高效性、准确性等优势日益突显，该技术能够实现土壤微生物群落的快速全面分析。

2. 水体微生物

水体微生物生态是在一定时间和空间范围内由微生物的个体、种群、群落与它们所在的水体环境通过能量流动和物质循环所组成的一个自然体。水体包括天然水体和人工水体两大类。天然水体主要包括海洋、江河、湖泊、溪流等，人工水体包括水库、运河、下水道、各种污（废）水处理系统等。水体中的微生物种类丰富，水体的营养、盐分和温度均会影响水体细菌的多样性。水体中微生物的丰富多态性为研发水体地域溯源方法提供了新思路。

3. 空气微生物

空气微生物主要指空中的浮游生物。到目前为止，空气微生物的研究工作已有约 200 年的历史，其研究方法也由传统微生物培养法逐步转化到现代分子生物学法。空气中的微生物主要包括附着于尘埃上的球菌属、形成孢子的需氧杆菌等，它们多数对干燥环境和紫外线具有抗性。由于空气的流动性强，目前空气微生物应用在地理溯源中的研究较为少见。相比于土壤微生物和水体微生物，空气微生物的分布更为广泛。相信在未来，空气微生物在法医学领域也将具有良好的应用前景。

5.5.1.2　微生物与地理溯源

微生物的种群结构具有明显的地理分布特征。该特征能够为地理溯源推断提供有效信息。微生物的多样性与地理分布、土壤与水质类型和人类活动密切相关。法庭科学家可以通过分析微生物群落特征实现案件现场推断，通过对未知土壤和水体的相似性进行比对，为案件侦破提供有效线索。除了环境微生物以外，人体唾液微生物的多态性也为地域溯源提供了新的研究思路。下面将主要介绍微生物在地理溯源中的研究进展。

1. 土壤微生物与地理溯源推断

传统的法医学土壤检验主要是对土壤颗粒大小、pH 值和含水量等理化特性进行分析，但是根据这些特征得出的结论可能因检测人员不同而存在差异，除非土壤中含有罕见的成分，否则地质学特点将非常相似，区分来自不同环境的样本难度很大。同时，现有方法难以应用于鉴别距离较近的土壤。土壤中具有丰富的微生物群落，其数量受到包括土壤类型、季节变化、场地管理、植被覆盖和环境条件等多因素的影响，具有极其鲜明的分布特征。利用分析微生物群落在地域溯源的准确度高于以往的评价指标，能够较好地确定第一犯罪现场。随着二代测序技术的成熟和普及，对丰度极低的菌群也能进行有效分辨，可在短时间内获取微生物群落变化。使用细菌图谱来表征不同的土壤样本，也为土壤的精准溯源提供了新方法。

土壤微生物在大区域的地域鉴别领域应用较广，由于降雨、地理位置等因素的影响，相隔较远区域的微生物群落存在显著差异。H. Habtom 等[10]以以色列 5 个不同降水区为研究对象，分析了从南部沙漠到北部地中海气候地区，跨越 260km，年降水量从 100mm 增至 1300mm 的不同地域土壤，结果发现地理位置比土壤类型更重要。土壤距离越远，其细菌群落的差异越大，值得注意的是，在距离较远时，群落之间的差异并没有随着距离的增加而增加。在土壤的成分和环境因素中，影响土壤菌群分布的主要因素为年降水量，以及土壤中钠和铵的水平。在我国，T. Yang 等[62]研究了我国 10 个城市 61 个城区的微生物群落组成情况，空间跨度约 3000km，结果发现城市土壤细菌群落相似性随地理距离的增加而显著下降，在同一城市范围内土壤细菌的种群结构相似性较好。这进一步说明在千米以上的大尺度空间范围内，能够利用土壤微生物实现地理溯源推断。

随着微生物测序技术和微生物数据库的高速发展，人们对不同地理位置的土壤微生物群落分布特点有了新的认识。根据起始于 2010 年的地球微生物组计划，科学家们对全球不同地区的微生物群落多态性进行分析，发现不同地域的微生物群落存在相似性,这种相似性与纬度有关,为微生物应用于地理溯源提供了新的思路。

基于侦查和破案的实际困难,在一些案件中,对小尺度空间推断土壤来源或者进行样本比对具有重要意义。在小尺度空间推断中,土壤微生物也具有巨大的应用潜力。A. S. Khodakova 等[63]采集了居民区两个公园内的土壤,应用随机引物 PCR 扩增实现了对成分相似的土壤样本的有效分辨。D. Mummey 等[64]分析了美国怀俄明州均质草地和灌木草地的土壤,不同土壤样本的菌群结构和采样距离的关系存在差异。在均质草地样本中,100m 内细菌种群结构没有显著差异;在灌木草地样本中,当采样距离大于 3.6m 时细菌群落相似性开始下降。这提示我们微生物分析地理溯源需要做到"因地制宜",要对不同土壤寻找具有针对性的标志物。未来,在基于不同地区土壤大样本量微生物基因组数据的基础上,可考虑用不同地域土壤中相对稳定和具有代表性的特定群落作为法医鉴定中指示地理地点相关信息的依据。目前,前沿的微生物群落分析方法以高通量测序为主,特别是 16S rDNA 测序,由于其具有通量大、信息全、偏差小的特点,直接对采集的土壤样本进行细菌核酸提取和 16S rDNA 的 V3 ~ V4 区扩增宏基因组学测序以及生物信息学分析,能够在不依赖培养手段的情况下实现微生物群落的细分。有研究发现,应用 16S rDNA 不仅能够实现对地理位置较远的地区进行有效区分。在未来,随着高通量低成本测序技术的广泛应用,特别是三代测序技术的飞速发展,应用宏基因组测序将提供全部微生物基因组信息,使我们能更加深入、全面地分析微生物的构成和分布结构,这将进一步促进微生物在地理溯源中的应用。

2. 土壤类型鉴别

确定特定土壤检材的来源是法医实践工作的重要组成部分,通过分析转移到个体表面的土壤组成和特性可以辅助推断犯罪现场并提供嫌疑人线索。土壤中微生物种类繁多且数量庞大,不同土壤类型的微生物群落存在显著差异。例如在门水平,变形菌门在红树林沉积土壤微生物中占比高达 90% 以上,而在沙漠土壤微生物中仅占 30%;在科水平,外硫红螺菌科在红树林沉积土壤微生物中占比 35%,但在其他几种草地中所占比例不足 5%。对土壤微生物群落结构特征的分析有助于区分不同类型的土壤,为实现地理溯源提供有效证据。

除了有效鉴别土壤类型之外,研究人员发现土壤微生物的群落多样性与土壤深度存在相关性。结合检材表面的微生物群落特征,能够应用微生物群落特点实现土壤深度的精准推断。与传统的法医昆虫学方法相比，微生物能够提供更准确的法医信息来源。赵艳云等[65]对山东省无棣县贝壳堤地区芦苇、砂引草、二色补血草、大穗结缕草、碱蓬共5种典型植被群落中土壤微生物的分布特征进行了研究，发现所有植被群落中，微生物含量随土层深度的增加呈逐渐下降的趋势，细菌、放线菌、真菌都有所变化，但不同菌群变化幅度不同。这些研究提示，可以利用土壤微生物的群落特征分析嫌疑土壤样本的相似性及差异度，实现精准确定案发现场。

3. 水体中的微生物与地理溯源

不同水体的理化性质会影响水体中微生物的种类。水质的影响因素主要包括溶解氧饱和度、pH值、电导率、水温、总固体溶解度、氧化还原电位和盐度等。水质的差异将导致微生物群落存在差异。微生物将为水体的精准地理溯源提供信息，为案件侦破提供新线索。

水体微生物呈现明显的地域差异性特点，即使是地域相近的河流中的菌群，微生物群落特征同样存在差异。范廷玉等[12]选择芜湖市三条代表性城市内河河段（中央城河段、汇成河段、中山南路河段）作为研究对象，采用16S rRNA高通量测序技术测试了微生物群落，分析微生物群落结构特征。研究结果表明，芜湖市三条城市内河河段细菌多样性丰富，主要菌门种类相似，包括变形菌门、放线菌门、蓝细菌门和拟杆菌门，其中汇成河段中蓝细菌门从上游到下游显著增加。该研究结果提示，应用水体微生物能够为水体的区域位置溯源提供线索。

随着研究的深入，研究人员发现在同一条河流的不同区域、不同时期的菌群同样存在差异，谌志强[66]等为了解珠江水域指示菌和常见致病菌的时空分布规律及相关性，分别于7月（丰水期）和3月（枯水期）采集珠江水域上游、中游和下游5个断面，包括岸边和水域中心共20个水样，分别对水样中5种卫生指示菌（菌落总数、总大肠菌群、粪大肠菌群、大肠埃希菌和肠球菌）和4种常见致病菌（沙门菌、志贺菌、弧菌和大肠埃希菌）进行检测和分析。研究结果发现，珠江水域中除菌落总数和肠球菌外，各项指示微生物指标均呈现下游＞中游＞上游的规律。水体上游、中游、下游总大肠菌群、粪大肠菌群和大肠埃希菌均存在统计学差异。珠江岸边指示菌和致病菌均高于中心水域，丰水期的指示菌和致病菌均不低于枯水期。这进一步提示水体微生物应用于水体溯源时不仅要考虑区域因素，还要考虑不同时间对水体微生物多样性的影响。

目前有研究发现，不同水体会影响水中尸体微生物的群落组成和结构。J. M.

Lang 等[67]利用核糖体间隔基因分析技术对两个不同水域的家猪尸体微生物膜进行研究，发现其演替受水体环境的影响。当不同水域的理化因素存在差异时，尸体表面微生物膜的组成也会有差异。造成这一现象的主要原因在于水体的理化性质在微生物膜形成过程中发挥着自然选择的作用。另有研究发现，海水中的含盐量比较高，存在于陆地动物体表的微生物在高盐、高渗透压的环境中会迅速死亡。在很短的时间内，尸体微生物膜的组成就会由以陆地微生物为主转变为以海水中的耐盐微生物为主。海水中尸体微生物膜的演替与淡水中尸体微生膜演替也存在极大的差别，这为存在尸体移动的案件侦破提供了新的侦查技术手段。

4. 唾液微生物与地理溯源

除了环境微生物之外，许多人体体液微生物同样存在地域差异性表达的特点。其中，研究较多的是唾液。唾液作为一种常见体液，具有重要的法医学应用价值。人类口腔唾液中含有 700～800 种细菌，密度达到 1.4×10^{8}/mL。受地域、饮食习惯和生活习惯的影响，不同地域人群唾液微生物同样存在丰富的多样性，其在地理溯源领域具有良好的应用前景。

X. M. Liang 等[68]收集了广东、河南、浙江、青海、吉林 5 个地区的唾液样本，对 16S rRNA 基因的 V3～V4 高变区进行测序，分析了 5 个地区人群的唾液菌群特征，发现唾液微生物在属水平上均以链球菌属为主。各地人群的唾液微生物群落受地理因素的影响有所不同，但各样本的微生物仍以链球菌属、奈瑟菌属和罗氏菌属为主。基于属水平的细菌种类及其丰度，研究团队建立了一个用于识别不同地域唾液样本的随机森林模型，实现了应用唾液微生物进行地域溯源。总体而言，唾液斑中的菌群信息具有应用于地理溯源推断的潜力。

5.5.1.3 微生物在地理溯源中所面临的问题

微生物在地理溯源应用前景广阔，但也存在一些问题。由于微生物群落成分复杂，易受天气、人为活动等多方面因素的影响，微生物检测的准确性和可重复性不足，难以满足地理溯源在实践应用中的需求。以土壤微生物为例，G. F. Sensabaugh[69]提出将土壤微生物群落应用于法医学领域有 3 个亟待解决的问题：①需要有充分的证据证明不同地方微生物群落的组成存在差异；②分析方法需要有较高的可靠性和稳定性；③统计方法要对样本间相似性进行客观评价。为解决上述问题，需进一步优化样本的保存、DNA 提取、高通量测序等实验方法，特别是对 DNA 提取过程的优化尤为重要，由于 DNA 提取时极易引入外源性微生物污染而出现假阳性结果。因此在土壤微生物提取时应严格按照规程在屏障系统内完成操作，并对提取操作相关仪器和耗材做好无菌化处理。此外，由于土壤微生物检材成分较为复杂，DNA 提取的纯度和质量有限，这导致 PCR 过程容易受到 pH 及残余的腐殖酸等因素的影响。针对土壤微生物的分析步骤需要进一步优化，目前亟待建立高效、精准的环境微生物提取和分析的规范化操作流程。

当前，口腔微生物在地理溯源中的应用同样存在较大难度。由于人们的生活习惯、身体状态存在差异，即使是同一地域的人群口腔微生物群落都存在差异。以我国为例，不同地域人群的饮食、生活习惯不同，同时口腔微生物组成受口腔卫生、地理环境、遗传以及日益增长的人员流动量等多方面因素的影响，这些因素使得口腔微生物应用于精准地域溯源存在较大难度。同时需要注意的是，口腔或唾液中的微生物 DNA 容易受到唾液酶的影响而降解，这种情况使唾液微生物的有效检出存在困难，未来需要进一步对唾液微生物 DNA 的提取步骤进行优化。

5.5.1.4 展望

目前随着高通量测序技术的飞速发展，能够对每个样本的微生物谱信息实现全面和精准地解析，为微生物应用在地理溯源提供了有力支持。特别是生物大数据和机器学习等人工智能技术的不断发展，科研工作者的工作量减轻了，工作难度也降低了。在未来，为了更好地将微生物应用在地理溯源领域，需要汇总、综合不同地域土壤、水体和空气微生物的数据信息，建立涵盖不同环境微生物和覆盖不同地域人群的微生物数据库。相信不久的将来，在法医学实践中微生物组分析在地理溯源中将发挥越来越重要的作用，为法医鉴定与检测提供新的研究角度和解决问题的方法。

5.5.2 死亡时间推断

在法医学中，死亡时间是指个体死后经历时间，或称死后间隔时间（postmortem interval, PMI），即检验尸体距死亡发生的时间间隔。死亡时间推断是指推断死后经历时间或死后间隔时间，是法医学鉴定中需要解决的重要问题之一。准确推断死亡时间对确定案发时间、划定侦查范围乃至整个案件的最终侦破均具有重要作用。近年来，高通量测序技术为精确推断 PMI 提供了有力的技术支撑。

5.5.2.1 死亡时间推断的方法

1. 尸体现象

尸体现象,又称为死后变化,指个体死后因受内外因素的作用而发生的各种尸体变化,是法医病理学实践中用来推测 PMI 的依据之一。根据肉眼观察到的尸体变化发生顺序,可将陆地上的尸体降解划分为新鲜期、肿胀期、腐败期、后腐败期和残骸期。根据尸体变化发生的先后顺序及法医学实践的要求,可将死亡时间推断分为早期、晚期(腐败)及白骨化 3 个阶段。如出现尸斑、尸僵、尸冷、角膜混浊等早期尸体现象,可推断死亡发生在 24 小时内(早期);如出现腐败等尸体现象,可推断死后经历时间超过 24 小时(晚期);白骨化尸体可通过观察骨骼、牙齿以及毛发的形态学变化推断死亡时间,但可能受到温度、湿度等环境因素影响。

2. 生化指标

国内外许多法庭科学家通过对尸体组织和体液中的生化指标进行检测,发现一些生化指标具有死后时序性变化规律,可用于 PMI 推断。如血液、脑脊液、玻璃体液等体液中离子浓度(如钾离子、钠离子、氯离子等)的死后变化规律可以用于推断早期死亡时间。利用免疫组化、凝胶电泳、蛋白质印迹等方法对尸体的多种蛋白质进行检测,也可以为死亡时间推断提供依据。

根据超生反应、胃肠内容物的消化程度、含有生物遗传信息的核酸分子(DNA、RNA)的时序性变化规律、法医昆虫学数据、尸体微生物群落随时间进展发生的变化规律等,都可以进行死亡时间推断。特别是微生物数据,近年来已成为研究热点,有望为死亡时间推断提供重要帮助。

5.5.2.2 法医微生物学和死亡时间推断

1. 法医微生物学

法医微生物学是在传统的法庭科学、流行病学、微生物学和分子生物学等学科基础上发展起来的新兴学科,通过分析微生物生命活动规律和生物学特性,对法医学特定问题进行鉴识,为侦查提供线索,为审判提供证据。相对于法医学,法医微生物学更加强调利用微生物学信息技术解决法医学问题的重要意义。

腐败是重要的死后现象,无论尸体结构还是物质组成均会发生巨大改变,法医微生物学从尸体腐败的本质入手，探索腐败过程中微生物的演替规律，挖掘微生物菌群结构及代谢改变，分析优势菌群相对丰度变化等，利用微生物信息寻找判定犯罪行为的辅助证据、推断死亡时间、鉴定死亡地点、判断死亡方式和进行个体识别等。同时，在生物恐怖袭击病原体来源分析和生物犯罪指控方面，微生物研究也具有重要的法医学意义。

微生物在尸体的腐败过程中扮演着非常重要的角色，个体死亡腐败后微生物群的演替模式与死亡时间、性别、器官类型等均有相关性。腐败涉及整个尸体内部和外部的数万亿微生物的定植、增殖和死亡，导致随着时间推移，微生物群落的组成产生时空变化，因此可以利用尸体微生物信息推测个体的死亡时间。早年就有法医学者已将目光聚焦在微生物的法医学应用上，主要研究方向是单个菌种在死因分析方面的作用，但受制于当时的技术条件，微生物的研究对法医学的影响较小。随着微生物群落研究的深入和技术的进步，基于基因测序技术检测尸体微生物进而推断个体死亡时间的方法显现出强大优势，微生物群落对于法医学又有了新的意义。如今，通过研究尸体微生物群落的变化，挖掘其与 PMI 之间的关联，结合机器学习等技术方法，可以建立基于尸体微生物菌群测序结果的推断模型，以提高 PMI 推断的精确度。

2. 尸体不同部位的微生物特征

(1)肠道。肠道微生物是生活在人、畜肠道中的细菌、真菌和原生动物等微生物的总称。在个体肠道内存在大量微生物，肠道微生物不仅参与体内的代谢，也影响着尸体的分解发展和进程。个体死亡后由于免疫系统和生物屏障功能丧失，肠道内的微生物开始生长、繁殖，这在尸体腐败过程中发挥着重要的作用。因此，肠道微生物的时序性变化在推断死亡时间方面具有重要意义。

通过对不同死亡时间尸体的肠道菌群进行连续采样和测序发现，早期（尸体肿胀阶段中期之前）微生物群落多样性较高，主要以拟杆菌门（*Bacteroidetes*）中的拟杆菌属（*Bacteroides*）和副拟杆菌属（*Parabacteroides*），以及厚壁菌门（*Firmicutes*）中的普拉梭菌属（*Faecalibacterium*）、多形棒状杆菌属（*Phascolarctobacterium*）、布劳特氏菌属（*Blautia*）、毛螺菌属（*Lachnospiraceae*）为主。晚期（尸体肿胀阶段中期之后）微生物群落的丰富度高于早期微生物群落，但多样性低于早期微生物群落，厚壁菌门仍然占主导地位，拟杆菌在门水平上的相对丰度降低。隶属于厚壁菌门梭菌目（*Clostridiales*）的梭菌属（*Clostridium*）、消化链球菌属（*Peptostreptococcus*）、阿奈罗斯菲拉属（*Anaerosphaera*）；

γ 变形杆菌纲的污蝇杆菌属(*Wohlfahrtiimonas*)、幼虫依格纳季氏菌属(*Ignatzschineria*)、不动杆菌属(*Acinetobacter*)和普罗维登斯菌属(*Providencia*)的可操作分类单元显著富集(图 5.6)。与死亡时间密切相关的微生物种类见表 5.2。

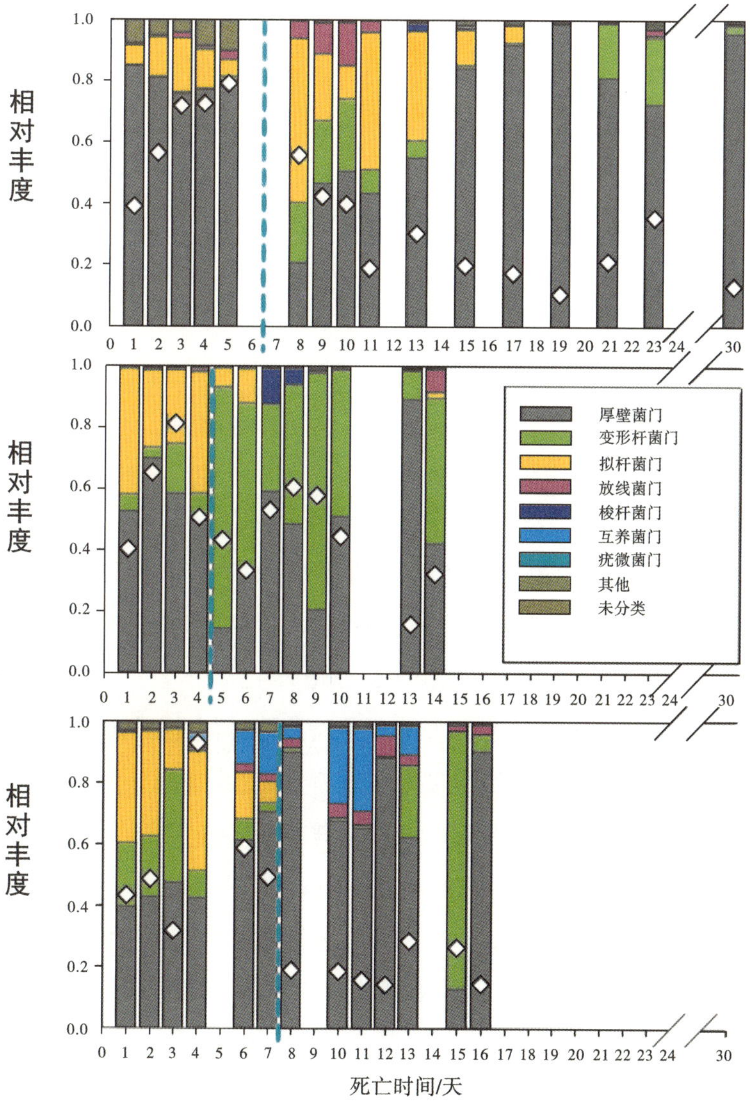

图 5.6 三个个体肠道细菌群落在门水平的相对丰度与死亡时间的关系

蓝色虚线前为“早期”,其后为“晚期”;白色菱形表示用辛普森多样性指数倒数估计的群落多样性

(资料来源:参考文献[70])

表 5.2　尸体降解早期和晚期占比最大微生物种类

（资料来源：参考文献[70]）

OTU	门	纲（目）	科	属
4	拟杆菌门	拟杆菌目	拟杆菌科	拟杆菌属
25	—	—	斑鳌科	拟副杆菌属
16	厚壁菌门	梭菌目	梭菌科	梭菌属
27	—	—	分类未定Ⅺ	阿奈罗斯菲拉属
26	—	—	毛螺菌科	布劳特氏菌属
12	—	—	瘤胃球菌科	粪杆菌属
20	—	乳杆菌目	肠球菌科	未分类
3	γ－变形菌门	黄单胞菌目	黄单胞菌科	幼虫依格纳季氏菌

（2）皮肤。皮肤是人体最大的器官，由于面积较大，且存在无数褶皱，容易被多种微生物占据。皮肤上的微生物包括细菌、真菌、病毒和螨虫等。目前利用皮肤微生物群落结构随时间的变化进行 PMI 推断的误差较大，但这些利用皮肤微生物预测死亡时间的研究为后续的 PMI 推断研究提供了新思路。

皮肤微生物群落结构与分布特点具有部位特异性、宿主特异性和时间稳定性。根据 pH 值、湿度、皮脂含量、含氧量、温度等生理特性，皮肤被划分为三大区域：湿润区（如腋窝、会阴、指间间隙等）、油性区（如头部、颈部和躯干等）、干性区（如四肢皮肤等）。不同区域的微生物群落多样性和丰度不同。油性区微生物多样性最低，干性区最高。研究表明，与种族因素相比，环境因素对皮肤微生物群落组成的影响更大，家庭成员间能否共享一些特异性群落，更大程度上取决于是否共同居住，而不是血缘因素。同时，低丰度的微生物和特异性菌株一般具有更好的个体识别能力。虽然皮肤微生物群落暴露于外部环境，其构成受到多种因素的影响，但研究表明，随着时间的推移，皮肤微生物群落结构基本上是稳定的。

对人类尸体降解过程中不同部位皮肤上的微生物进行连续检测发现，在门水平上，躯干和手臂上段部位变形杆菌门是尸体开始降解前两天内的优势菌群，在后续降解过程中，厚壁菌门和放线菌门的丰度不断增加，但放线菌门的丰度较厚壁菌门的丰度增加的幅度小。到降解后期，三种微生物群落的丰度相当，同为优势菌群。口腔微生物群落变化与上述部位的群落变化相似，变形菌门是开始阶段的优势菌群，并随降解过程的发展丰度下降，厚壁菌门的丰度逐渐增加，并在后期成为优势菌群，放线菌的丰度随降解过程的进展虽有增加，但与厚壁菌门相比增加量很少。面部的微生物群落变化与上述部位差异较大，在腐败期之前，门水平上最丰富的是厚壁菌门和拟杆菌门，在腐败期和后腐败期的间期，变形菌门成为优势菌群，厚壁菌门丰度下降，后腐败期之后，厚壁菌门丰度增加，与变形菌门同为优势菌群。上述部位的稀有微生物有梭杆菌门、蓝细菌和酸杆菌门（图 5.7 和图 5.8）。

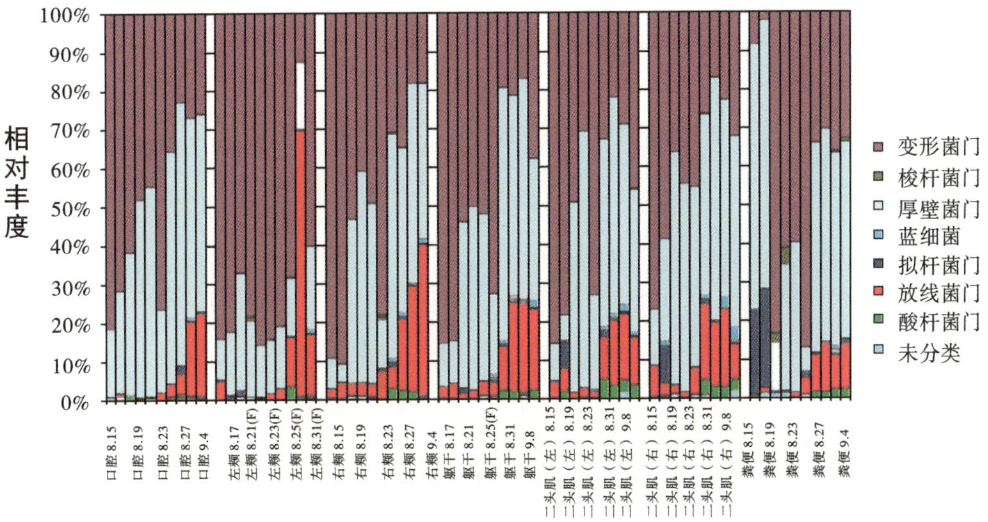

图 5.7　尸体降解过程中各部位皮肤在门水平的微生物相对丰度

（资料来源：参考文献[71]）

现有的关于尸体其他内部器官及表面微生物群落的研究提示，应该在死后 7 天内提取尸体样本组织，最佳样本为心包液和肝脏。变形杆菌属在死后晚期 PMI 推断方面表现较好，假单胞菌和罗氏菌属的表达具有性别差异，兼性厌氧菌和专性厌氧菌可以区分死后早期和晚期的尸体。相对于尸体内部器官和血液来说，尸体表面区域微生物研究在实践中实用性和可操作性更强。一方面，内部器官微生物状况受影响比较大（如饮食、体重等因素），且相对于尸体表面检材的获取有一定难度，尸体表面区域的标本通过擦拭即可轻松获取；另一方面，关于小鼠的研究表明皮肤样本比腹腔样本更能提供评估 PMI 的有用信息。

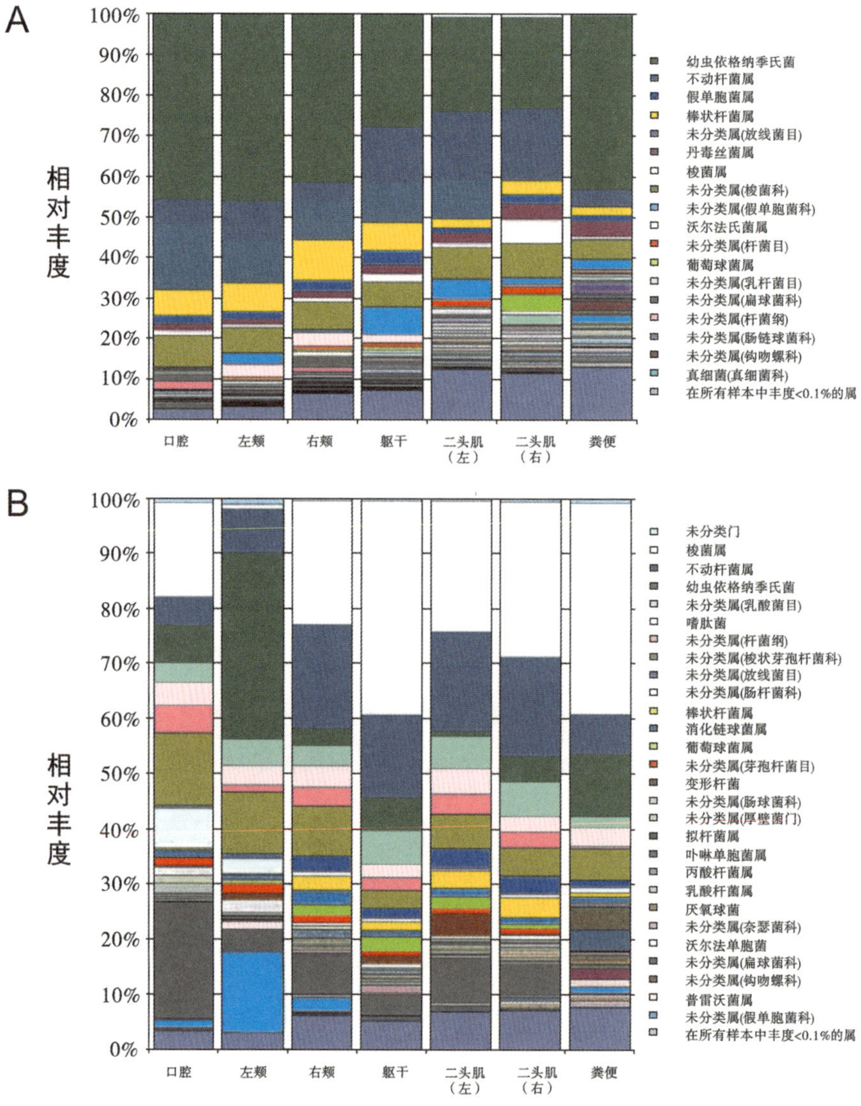

A. 85 岁女性尸体; B. 55岁男性尸体

图 5.8　室外自然条件下尸体降解过程中各部位皮肤在属水平的微生物相对丰度

（资料来源：参考文献[71]）

3. **微生物组数据在水中尸体 PMI 推断中的应用**

水中尸体的 PMI 推断是法医学界的难题。尸体在水中经过长时间的浸泡会高度腐败,并且因水体环境对尸体的影响,早期尸体现象不明显,应用尸体现象等常规手段推断 PMI 十分困难。有学者以猪为模型,研究了夏季水箱中尸体的降解过程,结合尸体在水中的位置、腐败程度及陆生嗜尸性昆虫的活动,首次将降解过程分为6个阶段(表5.3和表5.4)[72]。

表5.3 水中可上浮尸体的腐败分期及描述

(资料来源:参考文献[72])

分期	尸体描述
淹没新鲜期	新鲜,沉没于水下,尸冷,尸僵,无明显腐败外部迹象
漂浮早期	腹部尸斑、肿胀,漂浮于水面上,有明显腐败气味,可见蝇类产卵
漂浮腐败期	肛门有黄色液体渗出,肠管自肛门膨出,腹部皮肤变色,后肢变黑,肢体末端脱落,陆生嗜尸性昆虫活动活跃
肿胀变质期	软组织可见创口,尸体塌陷松弛,漂浮在水面,前肢脱落,陆生嗜尸性昆虫活动活跃
漂浮遗骸期	残存的上腹部暴露于水面的部分,逐渐干燥、变硬,残存少量昆虫
沉没遗骸期	尸体下沉,残余骨及少量皮肤

表5.4 始终淹没水下尸体的腐败分期及描述

(资料来源:参考文献[72])

分期	尸体描述
淹没新鲜期	新鲜,沉没于水下,尸冷,尸僵,无明显腐败外部迹象
漂浮早期	腹部尸斑、肿胀,尸体上浮,笼中尸体由于上浮压迫笼盖出现压痕,藻类生长明显
漂浮腐败早期	轻微腐败,软组织脱落,肌肉量减少,头部和腿部仍完整,尸体外形尚可辨别
漂浮腐败晚期	明显腐败,颅骨裸露,骨骼逐渐裸露或随水流冲走,尸体难以辨别
沉没遗骸期	尸体下沉,残余骨及少量稀糊样皮肤

由于尸体所处的环境不同，其微生物群落组成也会有不同，因此对于水中尸体，探究其微生物膜的群落结构和多样性，可能会对 PMI 推断有重要价值。

尸体或其他基材淹没在水中后，由于静电、氢键、范德瓦耳斯力等的作用，其表面在短短数分钟内会聚集多糖、糖蛋白等有机分子和一些无机化合物，形成一个富含蛋白的基膜，称为条件膜。条件膜的形成改变了基材表面的性质，为微生物的附着提供营养物质。条件膜形成后，数小时之内细菌和硅藻等微生物就会在条件膜上进行附着，繁殖，并且分泌胞外聚合物与基材表面进行黏结，形成微生物膜。

微生物膜形成过程中，微生物群落存在演替规律，微生物膜结构也由简单逐渐变复杂。尸体分解初始，水中的特殊细菌和尸体皮肤固有的细菌构成微生物膜的底层，随着浸泡时间的延长，细丝状藻类逐渐附着在微生物膜上。在微生物膜成熟时，大型藻类和真菌参与其构成。尸体腹腔破溃后，尸体内部的细菌也参与构成微生物膜。生物膜群落构成及多样性、结构复杂性与浸泡时间存在关联，研究尸体微生物膜有助于推断死后淹没时间（postmortem submersion interval，PMSI）。但在海水和淡水环境中，尸体微生物膜的细菌演替规律不同，即使是相同水域，在环境、季节、光照等因素的影响下，尸体微生物膜的细菌演替变化也有差异。因此，在应用微生物膜的群落结构和多样性推断水中尸体 PMI 时，要注意结合当地水域背景、季节等情况。

4. 研究方法

早期法医微生物的研究方法主要针对单一菌种，研究对象也局限于单个菌种的变化规律，而事实上微生物在自然界中无处不在，且 98% 的细菌以菌群的方式存在。传统培养方法可以培养出尸体降解过程中存在的某些特定细菌，但能够培养的微生物仅占微生物种类总数的 1%，有大量的菌种无法进行人工培养，因此无法准确解释物种多样性，也无法全面认识微生物的分布与功能。

然而，分子生物学手段解决了自然界大量的菌种不能人工培养的问题。通过检测原核生物共有的 16S rDNA，可获得微生物的条形码识别图谱。随着高通量测序技术的成熟，传统分子生物学技术信息分析量少的问题已得到改善，基于测序技术的微生物群落结构和多样性研究也更为广泛。高通量测序技术是现代生命科学研究的核心技术之一，它实现了同时对数百万个 DNA 分子测序，达到鉴定微生物的单一基因或全基因组的目的。利用高通量测序技术可以获得样本全部物种分类和丰度信息，进而利用微生物的群落结构信息和多样性信息，结合算法分析或者机器学习，构建 PMI 推断模型,进而应用到尸体的 PMI 推断并提高准确性。

基于高通量测序技术的宏基因组学研究策略主要包括扩增子测序和宏基因组测序两大类。扩增子测序主要包括 16S rDNA 测序、18S rDNA 测序和 ITS 测序,其中 16S rDNA测序技术应用较为广泛。16S rDNA 扩增子测序技术根据微生物的 16S rDNA 的序列特征(不同物种的高变区不同)对细菌进行类别鉴定,主要研究菌群的物种组成、群落多样性等,准确性较高,成本较低。但是扩增子测序属于靶向测序,某一基因区段的测序数据未必能完整还原微生物群落信息,当选择不同基因区段进行测序时,所获得的微生物物种组成和丰度信息可能存在差异。但是宏基因组测序可以完全注释到微生物种水平上,并能得到所有微生物的基因组序列,能够较为全面地揭示基因组遗传信息。但正是由于其可以检测到更多的遗传信息,导致分析过程更复杂、更耗时。同时,宏基因组需要高质量的 DNA,通过深度测序获得完整的相关生物信息。现有的基因比对数据库并不能完全满足宏基因组学研究的需求,获得的数据仍需进行深入挖掘。因此,与转录组学、蛋白组学联合起来进行全面分析显得尤为必要。

PMI 推断方法的单一应用或几种方法的简单人工经验性组合均无法满足犯罪行为日益复杂化、智能化的刑侦工作需求,大量学者投身于发掘新的 PMI 推断手段或提升现有手段的精度。近年来,随着计算机技术的快速发展,大数据与人工智能(artificial intelligence,AI)已逐渐渗透至科学研究与日常生活的各个方面。基于 AI 的 PMI 推断亦得到尝试,并取得了一定成果,在 AI 技术的催化下,基于微生物组数据推断 PMI 展现了光明的前景。

5.5.3 个体识别

5.5.3.1 概述

法医学个体识别的主要研究内容为个体特征推断及同一认定,主要研究目的为鉴别生物检材的性质及是否同属于某一个体。传统的个体识别方法主要是应用法医人类学的方法,根据骨骼鉴定年龄、性别,推断身高,以及应用法医 DNA 分析技术,根据短串联重复序列(short tandem repeat, STR)、SNP 分型实现个体识别。个体识别主要的研究对象为组织、体液斑、骨骼、牙齿和毛发等。在正常情况下,人体表面和内部存在着大量微生物,其数量是人体组织细胞总数的 10 倍,种类可达 1000 余种。这些微生物主要存在于消化道、泌尿生殖道、皮肤及口腔器官的表面，主要包括99.9%的以双歧杆菌和类杆菌为主的专性厌氧菌和0.1%的以肠杆菌科细菌为主的兼性厌氧菌。除了人体组织之外，在人体体液及排泄物中均包含丰富的微生物群落。研究表明，在人体周围空间中可以有效检出微生物群落，这些微生物具有丰富的多态性和表达谱相对稳定的特点，利用微生物群落组成特征进行个体特征刻画和同一认定成为法医学研究的新方向。

5.5.3.2 微生物与皮肤、体液鉴定

人体不同部位的微生物种类存在显著差异，利用微生物多样性和群落特征分析，能够实现组织和体液的精准溯源，为组织、体液斑鉴别提供新证据。接下来将按照不同的检材类型分别介绍微生物的皮肤和体液鉴定。

1. 微生物与皮肤鉴定

皮肤是人体最大的器官，直接同外界环境接触，具有保护、排泄、调节体温和感受外界刺激等功能，约占体重的16%。成人皮肤面积约为1.2~2.0m^2。皮肤表面的微生物占到人体全部微生物的15%，包含了丰富的微生物生态系统，不同部位皮肤微生物的种类及比例均存在差异。

正常的人体皮肤是干燥、偏酸性的，但不同部位的皮肤厚度、褶皱和毛囊皮脂腺分布密度不同，因此各部位的皮肤理化性质存在差异。油性区微生物多样性最低，干性区最高。例如，油性皮肤上的细菌主要以丙酸杆菌属为主，特别是青春期人群，油脂分泌旺盛，皮肤上的葡萄球菌、痤疮丙酸杆菌数目较多。潮湿皮肤上的细菌则以葡萄球菌属和棒状杆菌属为主。在干性皮肤上微生物种类最为丰富。除细菌之外，病毒和真菌的分布也具有特异性。病毒组分析结果显示，病毒在潮湿、褶皱多的皮肤部位丰度较高，如腘窝、肘窝、脸颊和枕部。皮肤中有大量的微生物群落，这为建立基于微生物分析技术的皮肤鉴别新方法提供了依据。

S. Saheb Kashaf等[73]将细菌培养和宏基因组测序相结合，组装了皮肤微生物基因组集（skin microbial genome collection, SMGC），其中包括622个原核生物，174个新发现的细菌种和12个新发现的细菌属，包括丰富的假丝酵母菌属。此外，科学家们对不同部位皮肤的真菌表达谱进行了研究，K. Findley等[74]对10名健康成年人的14个皮肤部位的真菌群落进行了测序和分析。研究发现，臂部以马拉色菌属真菌为主，足跟、趾甲和脚趾

3 个部位的真菌多样性较高。对细菌和真菌群落的并行分析表明,不同部位的皮肤的微生物群落存在显著差异。通过对不同皮肤部位的细菌、真菌和病毒群落进行相关分析,发现微生物在皮肤不同位置存在特异性表达,这能够对皮肤溯源提供依据。

新近研究发现,皮肤病毒组学同样能够为个体识别提供新方法。E. H. Graham 等[75]评估了人体皮肤病毒群的稳定性、多样性和个体化,发现皮肤表面的病毒特征可以与传统的法医 STR 位点结合使用,有助于建立更为精准的个体识别方法。研究人员收集了 42 名志愿者的三个部位(左手、右手和头皮)的人类病毒宏基因组样本,并对其进行了高通量测序,筛选出三组稳定的推定病毒标记,确定了 59 种病毒标志物。这些标志物在采样期间表达稳定。此外,研究人员发现这 59 种病毒标志物的表达情况在不同受试者之间存在显著差异,证明了人类病毒群不仅可用于人类鉴定,同时具有应用于法医个体识别的潜力,进一步开拓了法医病毒学在法医学的应用范围。

2. 微生物与体液鉴定

微生物广泛存在于人体皮肤、口腔、鼻咽腔、外耳道、眼结膜、胃肠道、尿道和阴道等部位,其群落特点具有明显的组织特异性。在人类的体液斑检材中同样可以检出丰富的微生物群落,许多微生物群落具有体液特异性表达的特点。因此,应用微生物群落分析进行体液斑鉴定同样受到了广泛关注。

体液(斑)鉴定是法医学中分析犯罪现场的血斑及其他生物斑迹的重要方法。明确生物斑迹的组织来源,对于案件的定性及犯罪现场的重建尤为重要。法医实验室对人体组织体液类型的识别主要基于免疫学反应或酶促反应,当前仅人体血液、人体精液的溯源鉴定有成熟的行业标准。对于唾液及月经血斑还缺少特异性好、灵敏度高的方法;很多陈旧的生物检材存在不同程度的腐败和降解,传统方法难以满足检测的需要。例如,对于唾液的识别主要应用唾液淀粉酶实验和上皮细胞显微镜检测的方法,但唾液淀粉酶实验特异性差,传统的上皮细胞显微镜检测对检材会造成破坏。再如,阴道分泌物缺少用于识别的特异性蛋白质,采用组织学检测方法容易导致误判。

E. N. Hanssen 等[76]对来自唾液及皮肤微生物的 16S rDNA 基因进行测序并分析,发现微生物群落能够有效区分唾液和皮肤,同时发现唾液的微生物群落具有丰富的多态性。在一些涉及性侵案件的生物检材中(如面部或隐私部位擦拭子、内裤、床单等),可能检出人体唾液、阴道分泌物和精液等。这些混合检材的性质鉴定对于案件的侦破、案件性质认定具有重要意义。研究表明,应用体液特异性菌群,如对唾液链球菌、浅黄色奈瑟菌、变形链球菌、惰性乳杆菌、加氏乳杆菌和詹氏乳杆菌等多种菌株进行联合分析，能够实现唾液与阴道分泌物的精准鉴别，这为侦破性侵案件提供了新思路。随着微生物数据库的不断完善，针对不同地域人群不同体液的微生物群落的研究也越来越丰富。法医微生物数据库（FMD）分别收集了 35 个国家人群不同部位的微生物组数据，重点研究了皮肤、唾液、阴道分泌物和粪便，发现微生物群的分布存在体液特异性表达的特点，如乳杆菌可以作为阴道分泌物的鉴定标志物。随着全世界越来越多微生物群数据库的建立，微生物相关的体液斑鉴定将有良好的应用前景。

除了体液斑性质鉴定之外，应用微生物分析技术还可以实现体液斑的物种鉴定。B. Brenig等[77]利用高通量测序平台结合宏基因组学分析案件中不明来源的血斑，对其进行宏基因组扩增后测序，通过比对已知微生物和哺乳动物基因数据库，确定了该血斑的宏基因组的组成及来源，表明宏基因组学可用于分析、鉴定未知斑迹的基因组成与来源。

5.5.3.3 微生物与同一认定

由于遗传背景及生活习惯的不同，不同个体之间的微生物群落多态性也存在差异，应用微生物群落差异能够提供人群来源信息，从而达到缩小嫌疑人的范围、为案件侦破提供线索的目的。目前，基于微生物研究个体同一认定的新方法是法医学研究的热点。下面将介绍微生物在个体同一认定领域的研究进展。

1. 环境微生物与同一认定

随着人们对微生物研究的深入，环境微生物逐渐成为人们关注的热点。俄勒冈大学的 J. F. Meadow 等[78]提出了“微生物云”的概念，即每个人释放到环境中的所有微生物，“微生物云”可能都是独一无二的，与“微生物指纹”有异曲同工之处。利用人体细菌 DNA 分析能够把“细菌指纹”和个体有效地联系起来，为法医物证鉴定提供新的分析策略。有研究表明，通过检测细菌属的丰度可以实现对房间居住者的性别推断，准确率高达 79%。该研究发现阴道中常见的微生物在女性居住者的房间中更为常见，而与人类皮肤或男性泌尿生殖系统相关的微生物在男性居住者的房间中更为常见。该研究还进一步分析了细菌的多样性，证明了空气、粉尘中的微生物同样具有潜在的法医学应用价值。另有研究表明，性别因素对不同种类的微生物的影响程度不同。J. C. Luongo 等[79]研究了从一所大学宿舍的 91 个房间收集的空调空气过滤器和沉降板上细菌和真菌的多样性,发现居室人员性别对细菌群落的影响较为显著,而对真菌群落的影响不显著。

2. 皮肤微生物与同一认定

人类皮肤含有多种可转移到接触物表面的微生物。这些微生物被视为类似于“接触 DNA”的法医标记。当某个体的指纹留在物体表面时,来自供者皮肤的微生物也会滞留。同时,由于皮肤微生物群在不同的个体之间存在较大差异,通过对皮肤表面细菌群落和被触摸的物体之间进行微生物联合多态性分析,能够实现个体的同一认定。

2010 年,N. Fierer 等[3]选择了 16S rRNA 基因测序的方法比对物体和皮肤上的微生物样本,以实现将物体与个体匹配。有学者进一步研究了影响皮肤细菌的因素。该研究要求 45 名志愿者用他们的优势手和非优势手触摸去核酸化的扑克牌,随后用拭子擦拭卡片,通过 16S rRNA 测序确定细菌群落。将细菌的多样性和丰富性与志愿者的性别、年龄、种族、住所、职业、饮食类型、优势手,以及使用的保湿剂、洗手液,乃至使用公共交通工具的特征进行了比较。结果表明,细菌图谱与性别、种族、饮食类型,甚至洗手液等的使用之间存在相关性。具体地说,乳球菌的表型与饮食有关,而异种球菌的缺乏更倾向于共体为女性。通过对预测模型进行测试,对性别预测的准确率最高,而对其他特征的预测成功率有待进一步提升。此外,还有学者探究了残留在织物上的皮肤细菌在法医学分析中的应用潜力。研究对象分别是 100% 棉,55% 棉、45% 涤纶以及 100% 涤纶的织物面料。三名志愿者分别牢牢抓住每一种面料,而后提取所有样本的 DNA,并对其进行 16S rRNA 基因分析。采用高通量测序技术检测个体与织物之间的微生物群落关系。分析证实,织物上保留了供者皮肤表面的微生物。这项研究揭示了该方法在法医个人识别鉴定中的潜在价值。以上这些研究表明,供者手部某些细菌物种的存在与法医学相关的个人特征之间具有相关性,提示皮肤微生物组学分析具有应用于法医学同一认定的潜力。

皮肤微生物能够在体外保持较强的稳定性,这有助于分析陈旧检材。有学者评估了指纹接触面在室温下暴露 30 天后的微生物群落,即“接触微生物群”的可转移性和持久性。研究人员采集志愿者的皮肤微生物样本后,要求志愿者触摸显微镜载玻片以保存指纹。随后研究人员分析了志愿者和接触微生物群的 DNA。使用 Illumina MiSeq 平台对微生物的 16S rRNA 基因的 V4 区域进行测序。在 22 个接触 DNA 样本中,有 5 个样本成功获得了 STR 分型,而在 22 个接触微生物样本中,有 20 个获得了微生物图谱。研究人员确定了6个皮肤核心微生物群落，提示这些微生物群落能够应用于个人身份鉴定，微生物群落能够在接触DNA检测不理想的情况下为法医学个体同一认定提供新方法。在未来的研究中，需要收集更多种类的检材，以评估在不同环境接触微生物群的稳定性，进一步增强接触微生物在真实法医环境的适用性。

3. 口腔微生物与同一认定

口腔中具有丰富的微生物群落，主要附着在牙齿和牙龈上。目前已知人体口腔微生物群由700种以上的细菌及上百种真菌组成。口腔中的厌氧菌主要包括放线菌、拟杆菌、双歧杆菌、真杆菌、梭杆菌、乳杆菌等；真菌主要包括假丝酵母菌、枝孢菌、曲霉、镰刀菌等。口腔微生物也参与龋齿和牙周疾病的发生和发展。口腔是微生物进入呼吸道、消化道、血液的门户，由于口腔特殊的解剖结构及生理特点，口腔中存在多类型、多层次的复杂微生物群落，这造就了口腔微生物群落丰富的多样性。口腔细菌的异质性较肠道更为明显。对口腔微生物的研究也是法医同一认定研究的新方向。

近年来，随着分子生物学技术和高通量测序技术的飞速发展，人们对口腔微生物群落的认识达到了前所未有的广度和深度。基于二代、三代测序技术的宏基因组学研究已经从整体上揭示了健康人体口腔微生物组的生物多样性，以及口腔微生物组的稳定与变化。E. Pasolli 等[80]基于人类微生物组计划，对其中的200名志愿者的口腔样本进行分析，结果发现微生物群落存在差异，具有用于个人识别的应用前景。口腔微生物除存在个体差异外，同样具有地域特异性。T. Takeshita 等[81]分析了健康的韩国人和日本人，发现与日本人相比，韩国人的唾液微生物群中奈瑟菌、嗜血杆菌和卟啉单胞菌的比例更高，普雷沃菌和细孔菌的比例更低。此外，地理位置对唾液菌群的影响显著高于年龄、性别和吸烟的影响。在中国人群中，唾液微生物群以链球菌、奈瑟菌、嗜血杆菌、普雷沃菌、卟啉单胞菌、细孔菌、孪生球菌、罗氏菌、颗粒菌、梭杆菌、放线菌和别普雷沃菌12属为主。其中，嗜血杆菌和普雷沃菌是健康个体唾液中最丰富的属。

口腔微生物在咬痕中也广泛存在，咬痕中遗留的微生物同样可作为个体同一认定的标志物。目前，研究发现通过从咬痕（伤）中提取口腔细菌DNA，与嫌疑人口腔及牙齿某些细菌的分布特征与种属特异性进行比较，也可以实现同一认定。L. M. Borgula 等[82]与 M. Rahimi 等[83]分别利用细菌DNA指纹图谱与随机引物PCR技术对皮肤实验性咬痕（伤）中的链球菌DNA进行分析，并与施咬者牙齿上的链球菌DNA进行比较

（链球菌是目前公认的口腔主要菌种，其具有丰富的基因型和亚型）。其研究结果表明，口腔链球菌在咬伤形成后至少 24 小时之内可以与咬痕（伤）进行准确的匹配。D. M. Kennedy 等[84]利用链球菌 16S rRNA 基因扩增的方法同样证实了咬痕（伤）中链球菌 DNA 与施咬者门齿的链球菌 DNA 相互匹配。然而，这些口腔细菌与咬痕（伤）中细菌的匹配研究只是针对链球菌这一主要口腔菌种进行的。除了链球菌及其所在的厚壁菌门，拟杆菌门、放线菌门、变形菌门等也是已有报道的口腔微生物中丰富的细菌群落，它们与口腔其他众多种类的低丰度细菌对咬痕（伤）同一认定也具有重要价值。

除此之外，在一些疑难领域（如同卵双生子的鉴别），口腔微生物同样具有良好的应用前景。S. L. Leake 等[85]的研究表明，同卵双生子的唾液微生物表达谱存在差异，提示基于唾液微生物群落分析能够为鉴别同卵双生子提供新方法。S. S. Stahringer 等[86]同样分析了同卵双生子之间唾液菌群多态性的差异，发现差异与个体生活习惯不同有关。

4. 阴道微生物与同一认定

宿主的内分泌系统、阴道微生物群、阴道解剖结构及阴道局部免疫系统共同组成阴道微生态。应用阴道微生物的多态性进行分析，能够为案件侦破提供有效证据，特别是能为性侵案件提供有力线索。

在性侵案件中，如能够鉴定出含有阴道液和精液的混合样本，表明可能发生阴道性交。目前，有学者已发现阴道内有多种菌群能够为案件侦破提供线索，包括乳酸菌、乳杆菌、普雷沃菌、丹毒杆菌、双歧杆菌、厌氧球菌和葡萄球菌。暴露的阴道液中还发现了扁担菌、白色布劳氏菌、志贺菌和嗜麦芽窄食单胞菌等。乳酸菌在保护宿主尿道和生殖器免受感染以及维持阴道微生物平衡方面发挥着重要作用，它们主要存在于健康妇女的阴道微环境中。阴道 pH 值和乳酸菌多样性和优势度因个人生活方式、身体健康状态而存在差异，这是在未来应用阴道微生物进行个体同一认定研究时需要注意的。

5.5.3.4 微生物与个人识别的局限性

微生物的多态性为个人识别提供了新的方向，但是由于微生物易受环境影响，对样本的收集、保存、运输和检测过程都需要严格控制实验环境，提高检测效率，确保实验结果的可靠性。研究人员发现延迟采样会大大降低微生物群落数据分析的匹配准确度。由于微生物的多态性与个人身体健康状态有关，同时也容易受到个体所处生活环境、饮食习惯等的影响,从而导致同一个体不同时间或不同阶段内微生物群落特征存在差异。

要排除如外伤或者生活习惯等原因导致的体内外微生物群落的变化,就应寻找更为稳定的微生物标志物,以及建立微生物的规范化定量分析方法,这些都是科学工作者需要解决的问题。但可以肯定的是微生物作为个人识别的新型标志物,将会在未来法庭科学领域扮演越来越重要的角色。

5.5.4　组织溯源及其他应用

体液组织溯源指通过鉴定未知斑迹或体液的组织来源,推断案发现场可能发生过的犯罪活动,为重建案发现场提供线索,为案件侦破提供有力的证据支持。传统法医学实践中使用的体液鉴别方法包括化学试验、光谱分析和显微镜检查等,这些方法往往不能兼顾特异性和灵敏度,且每次只能检测一种体液。随着分子生物学技术的发展,一些新型的体液鉴别方法,如 RNA 分析、DNA 甲基化及微生物组学研究等展现出很好的应用前景,有望取代传统的体液组织溯源方法。

5.5.4.1　体液组织溯源

1. 体液组织溯源的法医学意义

古希腊学者希波克拉底曾提出“气质体液说”,他认为人体内含有 4 种不同的液体,即血液、黏液、黄胆汁和黑胆汁。4 种液体形成了人体的性质,而机体的状况取决于 4 种液体的配合。而在现代医学中,体液的定义为体内的水及溶解在水中的各种物质。以细胞膜为界,体液可分为细胞内液与细胞外液。细胞外液主要包括血浆和组织间液。

法医学中研究的体液主要指能从现场采集到的与人有关的生物源性液体,包括血液(外周血、月经血)、唾液、精液、阴道液、粪便等。其中,具有法医学研究价值的主要有 5 种:外周血、月经血、唾液、精液、阴道液。

在法医实际检案中,体液(体液斑)是常见的生物物证检材。采集犯罪现场的体液斑迹并进行分析鉴定是法医检案的重要内容,对于明确案件性质和现场重建十分重要。体液(体液斑)的分析研究往往能揭示很多现场勘验难以捕获的信息。分析这些信息有助于正确把握案件的走向,加速案件的侦破。

2. 体液斑组织溯源方法

传统的体液识别方法检材消耗量大,无法兼顾灵敏度和特异性,且通常一次实验仅能分析一种体液。物理学方法如交替光源法、拉曼光谱法等,对检材无损耗,但方法的可重复性、识别多个样本及混合样本的能力还有待进一步研究。近年来,基于 DNA 甲基化水平、不同类型 RNA 表达水平差异及特定微生物分析进行体液识别的分子生物学技术得到广泛的关注(图 5.9)。

由于体液所处的生理环境及组成成分不同,其中包含的微生物群落也具有差异,这种差异可用于体液斑的组织溯源。目前,在精液、唾液、阴道液、月经血及皮肤中均检出一些丰度较高的特征性微生物,即核心微生物(表 5.5)。

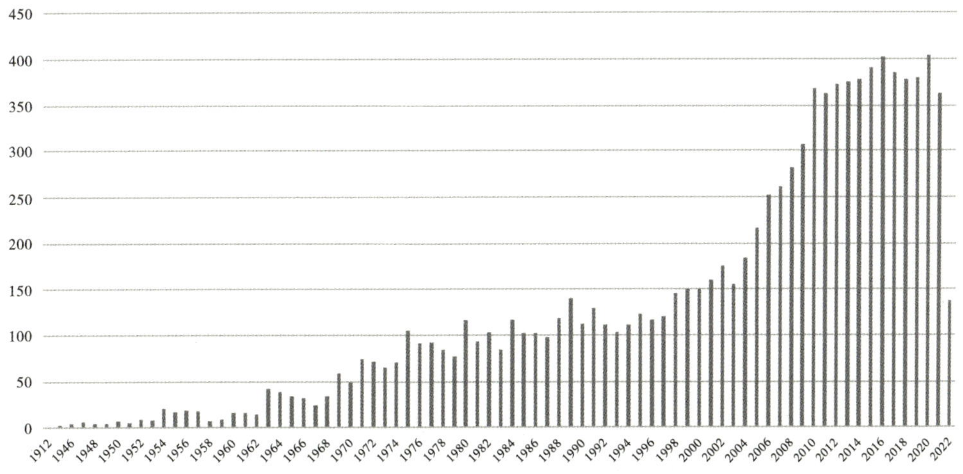

图 5.9 PubMed 上体液斑鉴定历年文献数

表 5.5 不同体液及皮肤中的核心微生物

(资料来源:参考文献[87])

体液	核心微生物
精液	厚壁菌、变形杆菌、放线菌、拟杆菌、乳酸杆菌、链球菌、葡萄球菌等
唾液	链球菌、奈瑟菌、嗜血杆菌、棒状杆菌、放线菌、拟杆菌、梭杆菌等
阴道液	乳酸杆菌(卷曲乳杆菌、加氏乳杆菌、惰性乳杆菌、詹氏乳杆菌等)、拟杆菌、变形菌、放线菌、厚壁菌等
月经血	乳酸杆菌、双歧杆菌、链球菌、普雷沃菌、葡萄球菌、放线菌、肠杆菌、假单胞菌、棒状杆菌、不动杆菌等
皮肤	丙酸杆菌、葡萄球菌、棒状杆菌、链球菌、马拉色菌等

（1）唾液斑组织溯源：唾液是一种由口腔分泌的无色、稀薄的消化液，主要成分是水、黏蛋白和淀粉酶等。传统的唾液（唾液斑）鉴定依赖于淀粉酶、口腔脱落上皮细胞和腮腺素等的检测，以及由此衍生出的碘淀粉试验、口腔黏膜脱落上皮细胞检出法、抗腮腺素血清检验等多种方法。尽管 α－淀粉酶存在于所有体液中，但唾液中的 α－淀粉酶活性远超其他体液。常见动物如狗、猫、牛、山羊、绵羊和马的唾液 α－淀粉酶几乎没有活性，而小鼠、大鼠、豚鼠和松鼠的唾液 α－淀粉酶具有相对较高的活性，提示在运用此方法进行唾液斑鉴定时应注意是否存在动物唾液的干扰。

近年来，基于 DNA 甲基化、体液特异性 RNA 及微生物组学的各类方法在唾液组织溯源中展现出巨大优势。mRNA 用于唾液鉴定已有大量研究，SPRR3、SPRR1A、SPRR2A、KRT4、KRT6A、KRT13、STATH、HTN3、PRB1、PRB2、PRB3、FDCSP、MUC7 等都是在唾液中高表达而在其他体液中低表达的 mRNA 分子，这意味着以上分子均可以作为特征性识别唾液的 mRNA 分子标志物。基于 RNA 的方法是目前最为可靠的唾液鉴定方法，预测准确率可达 99%。缺点是 mRNA 极易降解，而且 mRNA 为小分子片段，特异性较差。

DNA 甲基化是一种表观遗传学修饰模式，80% 以上的甲基化发生在 CpG 岛中胞嘧啶的5′碳原子上，通过是否发生甲基化来调控基因的关闭或表达。DNA 甲基化在不同组织基因的表达差异是其作为唾液鉴定的根据。甲基化 DNA 在离体状态下非常稳定，不易发生改变，是法医学体液鉴定可靠的分子标志物。

目前，微生物用于体液鉴定的方法主要基于测序技术，包括 16S rRNA、ITS、宏基因组测序等。利用实时荧光定量方法可以对微生物进行定量，获得特定种类细菌丰度信息。宏基因组测序是进行大规模组织/体液特异性细菌初筛的最佳选择。

微生物方法用于唾液鉴定，主要针对唾液链球菌等细菌 DNA 的研究。通过对唾液样本中的 16S rRNA 测序发现，唾液中在门水平的优势菌为厚壁菌门、拟杆菌门、变形菌门和梭杆菌门。健康个体唾液中属水平的优势细菌为链球菌（34.16%）、奈瑟菌（10.57%）、卟啉单胞菌（6.88%）、嗜血杆菌（6.45%）、普雷沃菌（4.93%）、韦荣球菌（4.14%）和孪生球菌（4.14%）。N. H. Eirik 等[88]使用 16S rRNA 测序检测 144 个口腔和皮肤微生物样本，建立唾液斑组织溯源模型，交叉验证的准确率达到 94%。总的来说，链球菌、奈瑟菌、卟啉单胞菌、嗜血杆菌、韦荣球菌、惰性凝聚杆菌、普雷沃菌和孪生球菌等可作为唾液特异性微生物。

S. S. Stahringer 等[86]对 107 名志愿者的唾液细菌群落进行了为期 10 年的纵向调查,结果发现唾液中的细菌丰度差异很大。S. G. Oliveira 等[89]使用扩增子测序和鸟枪法宏基因组测序对唾液细菌数据进行了分析和总结,他们指出这两种测序方法在微生物的分类水平方面具有相似的敏感性,而鸟枪法宏基因组学可以进行更多微生物种类和功能的深入分析。因此,可以认为目前常用的微生物组学测序方法都能够在唾液的核心微生物中鉴定出相似的属。

尽管丰度存在一定差异,但微生物的组成在来自相同或不同个体的所有混合样本中是相似的,并且相对稳定,这为进一步研究其他混合模型提供了理论基础。此外,可以尝试构建基于更多混合模型的测序数据预测混合样本中体液成分的方法。

(2)精液组织溯源:精液是性犯罪案件中常见的体液证据。正常精液是一种黏稠的液体混合物,由精子和精浆组成,精浆占精液体积的 90% 以上。新鲜的精液挥发出独特的气味,正常精液颜色是灰白色或略带黄色,液化后为半透明的乳白色,而干燥的精液呈淡黄色至灰色,凝结成块,坚硬而有光泽。

在未知样本中检测到精浆成分,可以将其标记为疑似精液样本。酸性磷酸酶可用于精浆检测。酸性磷酸酶在精浆中含量高,可以通过比色测试进行鉴定,如磷酸苯二钠试验和 α - 磷酸萘酚 - 固蓝 B 试验。磷酸苯二钠试验阳性结果为立即出现红色;α - 磷酸萘酚 - 固蓝 B 试验阳性结果为出现稳定的紫色。

如果精浆检测的结果为阳性,可以进一步通过组织细胞染色和显微镜下观察等方法进行精子检测,常用的染色方法是苏木精 - 伊红染色。使用抗原抗体免疫杂交的血清学方法,也能用于精浆确证。在一些特殊案例中(如无精子症或少精子症),组织细胞染色结果往往为阴性,此时精浆检测就很有必要。前列腺特异性抗原(PSA)、精蛋白都是经典的精浆免疫反应标志物。但是 PSA 并不只在男性前列腺中特异表达,在女性的尿道周围腺体中也有表达。有文献报道,部分女性在服用避孕药后,甚至可在近期无性交的情况下检测到 PSA。因此,当 PSA 阳性时,需加做其他检测予以确证。

目前,miRNA 和 DNA 甲基化用于精液鉴定已有报道。J. L. Park 等[90]使用覆盖 450000 个 CpG 位点的 Illumina Human Methylation 450K 芯片对 16 个样本(分别来自血液、唾液、精液和阴道液)的甲基化组数据进行研究,筛选出 2986 个甲基化水平程度差异足以体现不同体液特异性的甲基化位点,其中包括 618 个血液特异性甲基化差异位点,37 个唾液特异性甲基化差异位点,2155 个精液特异性甲基化差异位点,以及

176 个阴道液特异性甲基化差异位点，并进一步从中筛选出对应于 4 种体液（唾液、精液、阴道液、血液）的 8 个特异性位点。

近年来，高通量测序技术的突破使得微生物群检测领域发生了革命性技术创新。然而，对精液微生物群落的研究远远不如唾液、阴道液等其他体液，并且已有的精液微生物群研究主要集中在疾病方面，如不育、前列腺炎、低精子活性症等。目前，精液中多种微生物群落的起源尚不清楚，它与尿液、尿道、冠状沟和女性阴道的微生物群落密切相关。

微生物组学研究在精液鉴定和检出方面的潜力巨大。A. Dobay 等[91]研究发现，精液样本在室内暴露一段时间后仍可以保留相关微生物特征，不影响基于 16S rRNA 扩增子测序的精液鉴定。

微生物用于体液斑鉴定的相关研究已经取得了许多成果。基于 16S rRNA 测序的研究发现，新鲜精液中微生物（门水平）以厚壁菌门最多（平均 47.40%，范围为 11.10%～96.89%），其次是放线菌门（平均 19.58%，范围为 0.18%～58.92%）。属水平微生物中，拟杆菌、罕见小球菌、普拉梭菌、丹毒丝菌、厌氧菌、葡萄球菌、加德纳菌、棒状杆菌等在新鲜精液中丰度均较高，可以作为精液特异性微生物。研究者使用 193 份精液样本（测试集和验证集比例为 7∶3）构建随机森林模型进行精液鉴定，正确识别率达到 100%。

精液在室外暴露 15 天后，葡萄球菌成为优势菌群，而其他不适应环境的细菌减少，葡萄球菌属、棒状杆菌属等几乎稳定分布在所有样本中。此外，新鲜精液样本和暴露精液样本无法通过微生物群落区分，但可以与其他体液进行区分。

以上研究提示我们，精液的鉴定应结合微生物群落组成特征，而不是依靠单一的微生物标志物，并且基于 16S rDNA 高通量测序方法无法实现种水平的注释，进一步的研究则需要结合细菌 DNA 测序技术和基于培养的微生物学研究。同时，仍需要进一步研究、探讨不同环境因素和不同底物对精液微生物群的影响。

（3）阴道液组织溯源：与其他体液不同，阴道液没有可识别的特征性蛋白，因此无法通过检测其特异性蛋白大分子进行组织溯源。组织染色是阴道液检查的重点，例如巴氏染色、鲁氏碘液染色等。其中，鲁氏碘液染色法有效可行，这是因为阴道组织内壁被覆复层鳞状上皮细胞并含有丰富的糖原。不过，口腔细胞也为上皮来源细胞，行该试验也可呈阳性，因此该试验只针对明确不为口腔来源的样本。针对人阴道液沉淀素设计抗体进行免疫扩散和免疫电泳的血清学方法也有研究报道，但由于没有高滴度抗体，因此很少开展血清学检测。

目前，已有学者研究开发了特异性针对 ESR1、SERPINB13、KLK13、CYP2B7P1 和 MUC4 相关基因的多重检测体系，用于阴道液鉴定。此外，有研究者通过 GC－MS 靶向检测 17β－雌二醇（17β－E2）、LC－MS 靶向检测小脯氨酸丰富蛋白 3（SPRR3）和脂肪酸结合蛋白 5，由此开发出新的阴道液鉴定方法。

在健康女性的阴道内环境中，雌激素支持阴道上皮细胞增殖和上皮内糖原形成，而孕激素支持上皮细胞溶解和释放糖原。乳酸杆菌和其他产酸细菌能够将糖原代谢成葡萄糖和麦芽糖，进而生成乳酸，使得阴道内环境 pH 值维持在 3.8～4.4。对阴道液样本进行细菌 16S rRNA 测序，结果显示 5 类阴道菌群分型中 4 类为单一菌种主导，1 类是由多种不同的菌种组成的。选择阴道液中重要性排序前三十的属水平物种作为特征值，构建随机森林模型，正确识别率可达到 76%；选取物种重要性排序前五的属水平物种（普雷沃菌属、节杆菌属、嗜胨菌属、芽球菌属和伯克氏菌属）为特征值，分别构建广东、河南与新疆人群样本的随机森林模型，ROC 曲线下面积 *AUC* 分别为 0.938、0.938 和 0.828[92]。

个体的种族背景同样对其阴道微生物群落存在影响。例如，白色人种阴道微生物群落以惰性乳杆菌为主，黄色人种以卷曲乳杆菌为主，黑色人种和西班牙裔女性以詹氏乳杆菌为主。然而，也有部分女性阴道菌群中无乳酸菌属，而由加德纳菌属和阴道阿托波菌等主导。

卷曲乳杆菌、詹氏乳杆菌和阴道阿托波菌在阴道液中丰度高，可以作为阴道液特异性微生物。在已有的对阴道液微生物鉴定的研究中，采样来源往往取自无基础疾病、近期无激素服用史、无微生物感染症状、近期无性交行为的志愿者。这种做法简化了研究对象，但也与实际检案工作中的阴道液微生物鉴定的初衷相背离。要克服这一困难，阴道液鉴定就应结合阴道液微生物群落组成，而不是单一的标志性微生物，这也意味着仅依靠一个简单模型来检测可疑样本中是否存在阴道液是具有一定风险的。充分挖掘阴道液微生物组学特征，同时结合其他组织溯源方法是提高阴道液组织溯源灵敏度和特异度的可行之路。

（4）血液组织溯源：血液是在犯罪现场最常发现的体液之一。血液的出现往往意味着暴力犯罪，但也有例外（如月经血、鼻血等）。

虽然人体内的动态微生物群落(如肠道微生物群落和唾液微生物群落)已被广泛研究,但血液微生物群落的概念相对较新。近年来,有研究发现健康血液中存在多种高度可变的微生物组。然而,血液中微生物组的起源和功能目前仍不清楚。

C. DÍEZ LÓPEZ 等[93]使用 16S rRNA 基因测序确定了血液的分类,他们将血液分为 4 类:月经血、静脉血、鼻血和皮肤血。对于法医实际检案来说,具有重要研究意义的是月经血和静脉血。在门一级,血液中超过 80% 的细菌来自变形菌门,其次是放线菌门、厚壁菌门和拟杆菌门。C. DÍEZ LÓPE 的研究和大多数月经血相关研究相似,尽管月经周期的不同阶段和志愿者阴道疾病会影响测序结果,但月经血样本的优势菌总是乳酸杆菌。健康个体血液几乎是无菌的,只能检测到少量细菌,其中以变形菌门丰度最高。

3. 微生物用于体液斑鉴定的注意事项

不同研究甚至同一个研究的不同阶段,通过测序手段获得的体液(体液斑)中微生物的丰度与组成存在差异,造成这一现象的原因有很多。各种体液/体液斑鉴定的注意事项如下。

(1)唾液(唾液斑):个体差异不可避免,造成不同个体之间微生物差异的因素非常多。J. L. Kaczmarek 等[94]发现不同饮食习惯会影响胃肠道微生物的组成,其中限时喂食、饮食频率分别会对胃肠道微生物产生不同的影响。因此,要求志愿者在唾液样本采集前半小时禁饮、禁食,且不能咀嚼口香糖。不同类型的牙膏对于口腔微生物的影响也有差异,J. H. Meurman 等[95]报告了长期使用含氟牙膏会使得酵母菌、假丝酵母菌数量显著下降。相较而言,使用漱口水、饮酒等对口腔微生物的影响是直观显著且易理解的。此外,食物、饮食口味等的影响也不可忽视,A. Esberg 等[96]报告了糖摄入能驱动口腔微生物群转化:低 pH 值环境中富集产酸和耐酸物种。除个体差异外,采样过程中可能出现的样本间交叉污染、环境污染等都会影响体液斑鉴定的准确性,如何避免此类问题出现,值得我们思考。

(2)精液:由于精液在射出前会经过尿道。尿道本身为一狭长管道,而阴茎可以作为分隔外部环境和阴囊的天然屏障,因此,一般认为精液在射出前都是无菌的。如果存在尿路感染,精液在经过尿道时会受到微生物的污染,从而影响精液鉴定。精液在离体前还要经过龟头,龟头的冠状沟易藏污纳垢,其中存纳的微生物也会影响鉴定结果。另有学者曾报道过 HPV 感染引起的生殖器疣影响精液的相关参数。

(3)阴道液:不同于男性生殖系统,女性生殖系统阴道部分直接与外界环境相通,这使得外部环境因素很容易干扰阴道中微生物群落。性交、自慰等由于存在与阴道直接接触的行为而对阴道微生物产生影响;不洁净的内衣、卫生巾、卫生棉条等,由于与阴道近距离接触,也会产生影响。同时,由于阴道后接子宫,子宫分泌物、月经血等都可能和阴道液混合,从而干扰实验结果。正常阴道微环境由乳酸杆菌促成的弱酸性环境组成,可以抑制大多数微生物繁殖,但耐酸性微生物可以破坏酸性微环境(破坏原有稳态)。此外,妇科疾病治疗过程中阴道给药也会破坏原有正常微环境,导致原有微生物组分被破坏,进而影响阴道液鉴定。

(4)血液:N. J. Ajami 等[97]的研究表明,血液中也存在少量微生物,这和血液样本测序发现的多种微生物相一致。在血液样本中发现了高丰度的变形菌。变形菌是人体皮肤的正常菌群,也是实验室常见的污染物。虽然在样本采集过程中已经对皮肤表面进行了消毒,但仍不能排除污染的嫌疑,这也提醒我们在进行血液微生物相关研究时要更加注意污染的防治。

综上所述,防止污染是体液鉴定的重要一环,样本采集前、采集样本时、采集样本后均需要防止污染。

样本采集前防止污染:需对样本提供者的健康状况严格把关。采集阴道液样本时要求提供者无妇科疾病,近期无阴道给药史。采集精液样本要求提供者无男科疾病,提前清理龟头冠状沟。采集唾液样本前要求提供者禁饮、禁食,不使用漱口水。采集血液样本前要求提供者无基础疾病,近期无抗生素使用史等。

采集时防止污染:应使用洁净的离心管、棉签,最好使用生物物证专用棉签。避免在月经期采集阴道液样本。采集静脉血时,对皮肤进行充分消毒。采集精液样本时需避免尿液成分误入采集管。

采集后防止污染:主要是防止样本间的交叉污染,如将样本按一定间距摆放,或者采集之后立刻密封,尽快开始测序。

进行数据分析时,要进行群体样本验证,保证模型准确性和特异性,而不仅仅局限于实验样本。并且,除了研究体液特异性的微生物丰度和结构组成外,L. Chen 等[98]还研究了细菌在遗传物质层面的差异,如细菌代谢通路丰度、细菌遗传组成的变异、细菌遗传组成的缺失,这些差异都可能用于体液斑鉴定。

体液斑鉴定相关研究包括通过挖掘单体液丰度较高的微生物鉴别某种体液;设计

体液特异性微生物复合检测体系鉴别多种体液;以及通过将体液微生物组学数据和人工智能、机器学习领域交叉,建立模型、算法进行体液鉴别。这些研究取得了相当多的成果,大大推动了法医微生物的研究进展。要克服个体、地域、种族等因素的影响,只有获得更多群体数据,增设更多变量,才能在更广的范围内开展研究。

5.5.4.2 体液斑遗留时间推断

体液斑遗留时间推断是法医实践中的热点和难点。在案件调查中,现场发现某个体留下的 DNA,有时并不能直接得到此人就是凶手的结论。但通过 DNA 分析推断出凶手在现场留下体液斑迹的时间范围,可以帮助调查人员评估可疑人员当时是否出现在案发现场,或提供寻找真凶的线索。当案发现场发现多个个体的 DNA 信息且在已知犯罪时间的情况下,体液斑遗留时间信息能提示调查人员选择最有可能是犯罪嫌疑人遗留的生物检材进行进一步分析,从而缩短办案周期,提高工作效率。同时,估计尸体上发现的体液斑遗留时间也可以作为推断 PMI 的补充方法。

1. 体液斑遗留时间推断常用技术

目前关于体液斑遗留时间推断已有大量研究,主要包括免疫电泳、光谱分析、RNA 降解、DNA 降解程度检测等。

1977 年 K. Rajamannar[99] 报道了利用免疫电泳技术检测血清中蛋白质含量的时间变化规律推断血迹遗留时间,开创了推断现场血迹遗留时间的先河。但是,受限于蛋白质特性和免疫电泳技术,推测结果误差大、样本需求量大,难以满足法医学实际应用的需求。

血液大分子基团对不同波长光的反射光谱变化有时间关联性。基于显微分光光度计、紫外可见光谱法、拉曼光谱、智能手机拍照图像分析等建立的血液遗留时间模型,同一血迹在 37 天内时间推断正确率为 99.2%,不同血迹 19 天内推断正确率 54.7%,平均误差 0.71 天。光谱学方法最大的优点在于无检材损耗、不影响后续的 DNA 检验,但是该方法受环境干扰大,不同颜色、不同载体材质均会对结果产生很大影响,并且对研究方法具有更高的专业要求。

RNA 降解是被研究最多的体液斑遗留时间推断的分子生物学方法,主要使用 mRNA 和 miRNA 标记。RNA 在环境中随时间变化发生降解,尽管这是一个复杂的非线性过程,但在体液斑遗留时间推断方面仍有应用价值。基于 RNA 降解的体液斑遗留时间推断方法具有独特优势，如引物具有高特异性、适合于微量样本的检验及 DNA 和 RNA 共提取。

DNA 在核酸酶、水解酶、微生物作用、水解氧化作用、辐射、紫外线照射等情况下发生降解，其降解曲线具有时间关联性。有研究利用这一特性建立了血液、唾液遗留时间推断模型，但只适用于新鲜样本。

2. 微生物组学推断体液斑遗留时间

体液离体后，随着微生物栖息环境发生改变，微生物群落会发生相应的变化。法医现场检材中，微生物群落组成并非一成不变，其演替受多方面因素影响，如温度、水分、氧气、初始群落状态等，使得微生物群落演替呈现出时间关联性。因此，可利用不同离体时间微生物种类和丰度的变化，建立时间关联模型，用于体液斑迹遗留时间的推断。

C. DÍEZ LÓPEZ 等[100]选择4种丰度随时间延长变化显著的口腔微生物：牙周梭杆菌、副流感嗜血杆菌、殊异韦荣球菌和小韦荣球菌，建立基于多重 qPCR 检测技术的唾液斑遗留时间推断模型，一周内预测准确率为 81.5%，一个月内平均绝对误差（mean absolute error，MAE）为5天，7个月内平均绝对误差为8.8天（图5.10）。

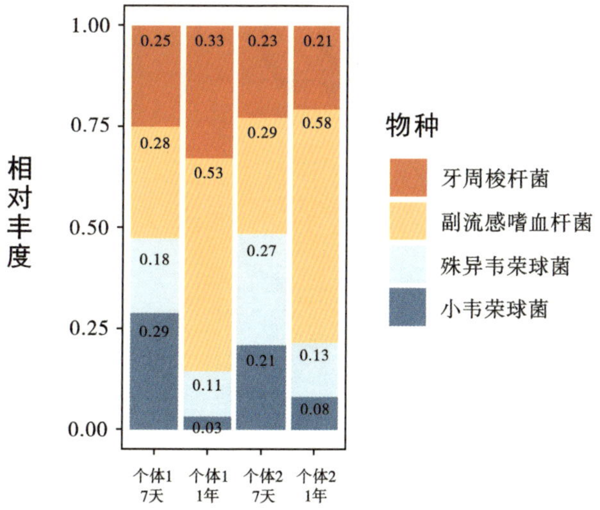

图5.10 唾液斑中4种细菌在遗留7天和1年后的相对丰度变化

A. P. Salzmann 等[101]则用微生物推断 RNA 遗留时间。通过对4个法医常见体液（血液、唾液、精液和阴道液）在7个时间点（0天、1天、7天、4周、6个月、1年、1.5年）

的微生物 RNA 测序数据分析，建立 Lasso 回归分析模型进行遗留时间预测。结果显示，在6个月内遗留时间的平均绝对误差为2周到4周，6个月到1年的平均绝对误差为4到6周。该研究还发现，观察到的体液斑迹中微生物种类和丰度随时间变化不是由体液特异性细菌导致，而是由于环境中细菌的定植导致的，这些环境细菌定植的先后顺序及规律是进行体液斑遗留时间推断的依据。

以上研究表明，微生物在体液斑遗留时间推断方面具有潜力，但仍存在许多干扰因素，如温度、水分、氧气，以及环境中的杀菌、抑菌物质和环境营养物质等。此外，微生物群落内部因素包括体液斑中初始微生物群落状态、先占效应等，都会对结果产生很大影响。基于微生物组学的体液斑遗留时间推断还需要进行更多更深入的研究。

5.5.4.3 法医微生物组学其他应用

近年来随着宏基因组测序和生物信息学技术的快速发展，微生物组学已成为法医学研究的热点。通过从群体水平研究特定环境或生态系统中全部微生物及其遗传信息，法医微生物组学除了用于在死亡时间推断、地理溯源、个人识别和体液斑鉴定的研究之外，又提供了一些新的法医学应用思路和方向（图5.11）。

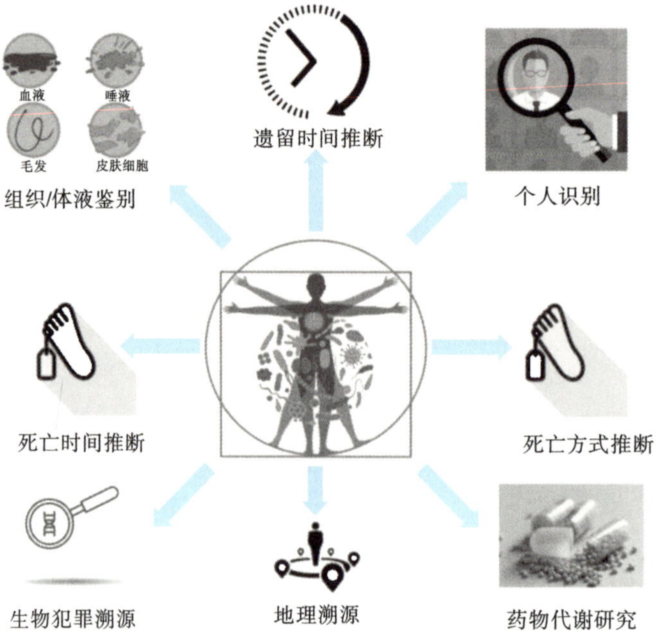

图5.11　微生物组学在法医学中的应用

1. 辅助判定犯罪行为

有研究报告指出,在很多性侵案件的 DNA 检测中,由于检材不含男性 DNA 或者 DNA 含量太低,导致不能获得 DNA 分型而无法进行数据库比对或嫌疑人认定。缺乏 DNA 证据可能会使性侵案施暴者逃脱法律的制裁。因此,解析阴毛微生物群落和生殖器微生物群落是解决这一问题的潜在方法之一。

阴毛微生物群落相对稳定,受环境微生物的影响较小。由于阴道液中存在特异性乳酸杆菌,可以明确区分女性阴毛与男性阴毛。当发生性交行为时,个体的微生物群落结构会发生改变。一项对性活跃情侣的研究发现,性行为会导致微生物群落的混合,个体微生物群落之间的相似性随着性关系频率的增加而增加。有研究者在 5 个月内采集了 7 名志愿者(其中有两人为同居关系)的阴毛样本,分别在 2 个月和 5 个月后检查菌群构成,发现男性阴毛和女性阴毛中细菌种类分别约有 73 种和 76 种,每个人的阴毛细菌都独具“个人特色”,且在 5 个月内变化很小。因此,阴毛微生物群落具备法医学应用的潜力,即通过对比嫌疑人和受害者阴毛上的微生物群,建立“微生物指纹”,辅助判断二者是否发生过性接触,为性侵案件的指证提供证据支持。

有研究人员针对强奸案进行了模拟场景设计,利用微生物组学技术,根据受害者、伴侣和未知嫌疑人构建微生物图谱,证明性接触可以导致生殖器微生物组特征细菌的转移。通过异性之间的细菌转移,有可能找到用于证明是否发生性接触的特征性生殖器微生物。研究发现,可用于法医鉴定的特征性生殖器微生物候选菌群包括加德纳菌、吲哚嗜胨菌、厌氧球菌和乳酸杆菌等。此外,通过研究特征性生殖器微生物,建立数学模型进行统计分析,还有可能缩小嫌疑人范围,为案件侦破提供调查线索。

2. 死亡原因推断

在法医学实践中,死亡原因推断是推进案件进展的关键环节,而微生物分析在某些案件的死因推断中发挥重要作用。

溺死是常见的死因之一,推断死者为生前溺水还是抛尸入水是尸检过程中经常遇到的问题,当尸体由于死后间隔时间延长而高度腐败时,死因推断会变得更加困难。受害者血液或器官中是否存在硅藻是溺水案检验的金标准。硅藻检测不仅可以区分生前浸没和死后浸没,甚至可以指明可能的溺水地点(如鉴定海水硅藻与淡水硅藻)。然而,此方法存在几个缺点:①部分水源中硅藻浓度很低,难以检测;②硅藻可在非溺水尸体的多个器官中发现;③部分硅藻类微生物由于直径较大,难以通过肺泡壁,从而无法在血液和器官中检测到。

随着法医微生物学的发展,人们也在寻找其他判断生前溺水还是抛尸入水的生物标志物。一项使用 16S rRNA 测序的研究发现闭合器官中微生物的群落结构可以作为溺水死亡的重要标志,与硅藻相比,这些微生物更丰富且体积更小,能提供更多信息,通过比较受害者和已知环境样本中的微生物群落,可以揭示死亡地点,甚至可以区分第一犯罪现场和第二犯罪现场。有研究人员在溺水组的肾脏中发现了诸如布鲁氏菌属、苍白杆菌属、绿脓杆菌属、根瘤菌属、红球菌属、丙酸杆菌属、螯台球菌属、棒状杆菌属、微杆菌属、金黄杆菌属、短杆菌属、甲基杆菌属、短波单胞菌属、嗜糖假单胞菌属和黄杆菌属在内的多种微生物,这些微生物无法在死后浸没组的闭合器官和心脏血液中检测到。因此,可以作为鉴别溺水死亡死因的标志性微生物。但需要注意淡水和海水中的微生物组成丰度存在差异,且海水组中可以观察到特异性沙雷菌属和泛菌属[102]。

对婴儿猝死综合征(sudden infant death syndrome,SIDS)的研究表明,多种病原体引起的感染是诱导 SIDS 发生的危险因素,常见的病原体包括疱疹病毒、巨细胞病毒、呼吸道合胞病毒、脑膜炎球菌、流感嗜血杆菌和百日咳鲍特菌等。SIDS 个体的肠道微生物与正常个体存在差异。因此,微生物组学研究有助于 SIDS 相关案件的判定,在尸检过程中加入微生物组学报告,表明存在可能与死因相关联的微生物菌群,将为死亡原因推断提供帮助。

目前,基于法医微生物组学的死亡原因推断研究仍在不断探索之中,诸多研究并未建立相关的预测模型,而筛选到的特异性菌属或菌群结构仍有待新研究的验证。随着微生物组学对于个体生老病死相关作用机制研究的深入,微生物组学在法医学死亡原因推断中将发挥更加重要的作用。

3. 人口拐卖追踪

微生物具有个人特异性和地区特异性,对微生物的研究甚至可以提供个体来源路径信息,这在法医学领域中具有广泛的应用前景。通过阐明多样本、多个体之间的联系,法医微生物组学可应用于人口拐卖案件的追查。格拉纳达大学与各国机构、组织合作开发了一项人道主义计划,即 DNA – Prokids,旨在打击人口拐卖。该计划将身份不明儿童的遗传数据构建成数据库,并使用从失踪儿童亲属处收集的样本创建参考数据库,以便追踪被拐卖的儿童。迄今为止该计划已经收集了 18000 多个样本并确定了

1800 名儿童的身份。

对人体表面和体内微生物的研究发现，不同地理位置和生存环境的个体微生物群的组成存在统计学差异，这可能是由于个人生活习惯、地理区域特征及当地工业化水平不同导致的。其中一些微生物或微生物的组合可供研究人员追踪个人地理来源甚至个人迁移途径。例如，欧洲、东亚和东南亚地区人群的肠道菌群存在区别，以拟杆菌门和厚壁菌门为主的微生物群落在不同种群中的丰度和比例存在显著差异；而日本人群中高丰度的放线菌门及哥伦比亚人群中高丰度的疣微菌门是区别于其他人群肠道菌群的特征。更进一步讲，厚壁菌门和拟杆菌门似乎对地理纬度特别敏感，北半球人群厚壁菌门的比例远高于南半球人群，虽然这种变化的机制仍不清楚，但这可能成为预测地理位置的有力证据。美国国家司法研究所（National Institute of Justice，NIJ）法医微生物组的研究人员提出，微生物组数据可能是基于 DNA 的人道主义项目中的一个具有潜力的工具，也可能是对类似 DNA - Prokids 这类项目的一种补充。具体表现在人口拐卖案件中的儿童受害者可以通过个体、土壤、附着物等的微生物溯源追踪到他们的祖国，包括他们从本国到拐卖地中间所经历的路线，这可以为警方提供关于国际拐卖犯罪网络的关键性证据。

4. 药物滥用检测

药物成瘾或吸毒成瘾是世界范围内主要的公共卫生安全问题之一。在法医实践中，确定个体是否存在吸毒史或药物滥用史，对于案件定性和量刑判决有辅助作用。近年来，大量研究发现肠道微生物群与中枢神经系统疾病之间存在联系，而成瘾是一种药物诱导的神经可塑性的表现形式，因此许多研究人员就肠道菌群失调与药物成瘾的关联展开研究。孙艳等[103]研究发现共生肠道微生物群与神经功能和行为联系紧密，对甲基苯丙胺（冰毒）成瘾的大鼠模型研究发现，其粪便的微生物多样性发生了改变。实验组与对照组间微生物群的分类差异明显，其中产丙酸盐的芽孢杆菌属由于被甲基苯丙胺抑制而大幅减少，提示这可能是一个新的分子靶标。进一步对芽孢杆菌代谢产物丙酸盐和丁醇及其衍生物进行 GC - MS 色谱分析，同样发现实验组和对照组间存在显著差异。

另外，对于毒品摄入的鉴定，常规体内检测主要以体液或器官作为检材，但当毒品在体内超过代谢周期后则无法再通过常规方法检测。而微生物组学的研究可以为法医鉴定提供新的思路，如甲基苯丙胺滥用者会伴随特征性的“冰毒嘴”症状，其口腔微生物群落组成会发生显著变化，同时肠道菌群的结构也与正常人群不同。这些检测结果只能对判断个体是否具有长期吸毒史提供帮助，而无法获取更多的毒品信息，也无法追踪毒品来源。

法医微生物的研究对因毒品致死的案例分析也有一定的帮助。微生物可导致药物或毒物降解，并形成其他代谢物。理论上，个体死后微生物活动会干扰药物消耗，从而改变对死因的解释。抗抑郁类药物、苯二氮草类药物、甲基苯丙胺、乙醇、γ－羟基丁酸酯及氰化物都会在死后经历由微生物主导的代谢过程。例如，不同种类的细菌会以不同的速率将苯二氮草类药物转化为7－氨基代谢产物。虽然到目前为止，药物代谢及降解中微生物参与的具体过程仍不清楚，但是在尸检时对多个身体部位的微生物组检测有可能解释药物和毒物浓度在个体死后发生的变化和原因，这可能会改变尸检报告的结果并进一步精确死因。

5. 毒品品系鉴定

大麻可能是已知使用最早、最广泛的一种软性毒品，长期服用大麻会引起失眠、食欲减退、性情急躁、易怒和致幻等症状。大麻素具有镇痛、消炎、抗抑郁和调节免疫的作用，大麻也是地球上最强壮的天然纤维之一，我国是大麻籽和大麻纤维的出口大国，这些具有经济价值的大麻称为工业大麻。为了防止工业大麻被加工成毒品，对工业大麻中四氢大麻酚（THC）的含量具有明确界定，按照 THC 含量，大麻可分为药用型（THC＞5g/kg）、中间型（3g/kg＜THC＜5g/kg）和纤维型（THC＜3g/kg）。目前，工业大麻已在30多个国家合法种植，而正因为工业大麻与传统大麻之间存在合法与非法的区别，区分二者在法医学领域具有特别重要的意义。当前常用的区分方法有两种：一是通过气相色谱分析法根据四氢大麻酚（THC）/大麻二酚（CBD）的峰面积比推断；二是通过傅里叶变换红外光谱进行区分，但由于工业大麻本身的 THC 含量特性，使结果存在偏差。微生物组研究为我们提供了全新的探索方向。虽然大麻的微生物组研究仍在不断完善，但大麻具有强大的、在整个生命周期，甚至是纺织脱胶过程中都存在的微生物组，其中变形杆菌门相对丰度最高（67.26%），属水平上假单胞菌和芽孢杆菌在花中含量最高，根瘤菌和鞘氨醇单胞菌在茎中含量最高。毒品大麻与工业大麻在菌属结构和丰度上都不同，这可以为二者的鉴别提供帮助。另外，微生物参与药物的代谢过程，因此对代谢产物中微生物群落的研究或许可以对吸食大麻和使用大麻药物的个体进行鉴别。

6. 食品分析和溯源

对食品的品类和地理来源进行调查是法医学的研究方向之一。这些调查可以保证消费者根据个人健康、饮食偏好、宗教信仰来选择商品,也能够检测具有欺骗性的食材替代品。虽然食源性商品的标签可以验证其成分和来源,但标签经常提供错误或不充分的信息。虽然一些遗传性标记已经被用于各类食品的鉴定,但在过去 20 年中,食源性疾病的发病率仍呈急剧上升的趋势。食源性疾病是食用被病原体或其衍生毒素污染的食物或水后所引发的疾病。常见的病原体包括痢疾志贺菌、产气荚膜梭菌、空肠弯曲菌、弧菌、金黄色葡萄球菌、大肠埃希菌 O157:H7 和李斯特菌等。为了克服传统微生物培养方法的局限性(主要的食源性病原体经常无法培养),基于基因组学的研究方法逐渐进入了大众视野。法医微生物组学可以提供包括品类鉴定、食源性细菌检测和产地溯源等一系列分析结果,具有快速、精准的特点,在食源性检测方面具备竞争力和潜力。

5.6 法医微生物组学数据库建设

建立法医 DNA 数据库有助于警方认定或排除嫌疑人。此外,它还可以通过将多个案件进行关联,以识别连环犯罪的嫌疑人,极大增强了法医证据的威力。截至 2015 年,我国的 DNA 数据库收集了至少 3000 万份各类样本的短串联重复序列(STR),在超过 100 万起案件的侦查中发挥了重要作用,精确地打击了犯罪分子[104]。近年来,法医微生物组学研究发展迅速,在个体识别、地理溯源、死亡时间推测、体液斑组织溯源等方面具有潜在的应用价值。目前最主要的问题是:与人类 DNA 标志物相比,微生物组标志物的特异性和稳定性有待进一步验证,微生物组标志物应用于法医学领域有待进一步建立可靠错误率,而可靠错误率必须建立在大样本分析的基础之上。另外,微生物组学数据,无论是扩增子测序还是鸟枪法宏基因组测序均为多维数据,在多维数据中筛选可靠的微生物标志物需借助机器学习算法和大数据支持。总之,法医微生物组学的进一步发展和应用离不开含有大样本量数据的数据库建设。

随着高通量测序技术的飞速发展,测序成本不断降低,针对不同环境微生物组的高通量测序项目陆续开展。海量数据的产生使得微生物组学成为一门大数据科学。当测序成本不再是微生物组学大数据研究的主要限制条件时,数据的管理、储存与分析将成为微生物组研究面临的最大挑战[105]。当前，国际上主要的微生物计划包括人类微生物组计划（human microbiome project，HMP）[106]和地球微生物组计划（earth microbiome project，EMP）[107]，二者已经产生了大量数据来表征人体和环境相关的微生物组。HMP 于 2007 年 10 月启动，旨在发现人体不同部位的微生物群落组成和分布特征，建立微生物基因组序列数据库，阐明微生物组学与人体健康的关系。EMP 于 2010 年 8 月启动，旨在建立一个基于非培养技术的全球微生物多样性数据库。这些微生物组计划也都建立了相应的数据管理平台：HMP 建立了数据分析与协调中心，以储存、管理和分析项目产生的扩增子和宏基因组测序数据；EMP 建立了 GA 数据库，用于储存产生的所有数据。还有一些研究机构也建立了微生物组数据平台，如美国能源部联合基因组研究所（Department of Energy Joint Genome Institute，DOEJGI）建立的整合微生物基因组（integrated microbial genomes，IMG）和美国阿贡国家实验室（Argonne National Laboratory，ANL）建立的 MG－RAST 平台，目前也得到了广泛的关注和应用。除此之外，一些特殊需求的微生物组数据库也开始建立，如美国国家卫生研究院（National Institutes of Health，NIH）下属国家口腔与颅面研究所（National Institute of Dental and Craniofacial Research，NIDCR）于 2008 年启动了人体口腔微生物组数据库（human oral microbiome database，HOMD）[108]，对口腔细菌的类型、新陈代谢、致病能力等进行了详细记录。

随着法医微生物组学研究的发展，也有学者开始关注法医微生物组数据库的构建。虽然研究人员也可以直接下载其他领域的微生物组数据库中的数据进行研究，但缺乏统一的整合标准和流程，碎片化的数据阻碍了微生物组学在法医研究中的应用。为了解决这个问题，H. Singh 等[109]引入了法医微生物组数据库（forensic microbiome database ，FMD），它是从公开数据中收集 16S rRNA 基因扩增子测序相关元数据的集合。该数据库可以根据 16S rRNA 基因扩增子数据提供样本所在地理位置信息。除此之外，还可以根据微生物数据确定人体样本所在的身体部位。这是目前为止极少数已报道的与法医相关的微生物组数据库。

目前，整合其他领域的数据库用于法医微生物组学研究是一种比较现实的做法。虽然近年来高通量测序成本已经大幅降低，但满足法医微生物组学研究所需的大样本量测序仍需付出巨大的成本。建立完善的针对法医学科的标准化微生物组数据分析流程体系和评价指标是法医微生物组数据库建设亟待解决的关键问题，这将有助于推动微生物组学信息成为法庭科学的有效证据。

5.7　法医微生物组学的发展前景

在过去的几年里,下一代测序(next - generation sequencing, NGS)技术和生物信息学分析工具的进步推进了我们对人类微生物组的研究,也为法医学科问题的解决提供了新的视角和可能性。在法医学领域,个体识别、死亡时间推断、组织样本地理溯源、斑迹沉积时间估算以及组织/体液类型识别等已有相关的实验检测技术,但从组织材料中获得微生物 DNA,进行上述问题的法医学探索尚处于初级阶段,法医微生物组学仍面临着生物学技术和数据相关问题的重大挑战,需要在未来通过以法医学为导向的人类微生物组研究来克服这些挑战,并提供必要的解决方案,为将人类微生物组分析纳入法医学工具奠定基石。

5.7.1　目前微生物组在法医学中的应用及存在的问题

现阶段应用微生物组进行个人识别是在同一研究中比较个体的基础上进行的。然而在法医学实践中,"微生物指纹"能够应用于任何情况下的随机个体识别,但目前尚缺乏适当的统计框架。

在死亡时间推断中,通过尸体腐败过程中不同部位、不同器官的微生物组变化及尸体周围相关的土壤微生物群落的演替,寻找合适的微生物标志物,进而推断 PMI。由于 PMI 的影响因素诸多,目前仍缺乏对生物因素(如个体、性别等)和非生物因素(如环境温度、太阳辐射等)对微生物群落演替可能产生的混杂影响的研究。

在进行组织检材地理溯源方面,某类特定菌群可能因地区工业化水平及社会文化等因素而存在地理位置的差异。因此,有望根据特定微生物来推断未知尸体的地理来源,但仍旧需要基于微生物组的地理位置分析与基于人类 DNA 标记的微生物地理溯源相结合,才有可能获得更为准确的其他地理信息。

应用微生物组进行组织/体液类型的鉴定,主要基于人体不同部位微生物群落的差异。研究表明,同一个体不同部位之间的差异比不同个体同一部位的差异更大。但目前的研究主要集中在基于阴道液微生物组的鉴定上,而来源于身体其他部位的样本(如唾液、皮肤和血液痕迹等)鉴定较少。

犯罪现场斑迹沉积时间推断有助于确定犯罪嫌疑人、拟定侦查方向。现场沉积斑迹中，微生物 DNA 和 RNA 的组成随沉积时间发生变化，如根据共生细菌的 DNA 图谱可以推断某个体的唾液痕迹沉积时间，但该方面研究仍处于起步阶段，还需要对沉积斑迹内微生物演替构建模型，以便更准确地推断沉积时间。

对性传播疾病相关的微生物进行基因分型可能有助于追踪感染源，还可以将犯罪嫌疑人和受害者体内的微生物联系起来，为性侵案件提供线索。

5.7.2 法医微生物组存在问题的解决方案

微生物无处不在，受到附生组织样本的类型、部位、疾病状态、周围环境、是否离体，以及存放环境等条件的影响。法医微生物组研究除涉及不同个体间和同一个体内不同部位的人体微生物组变化外，还涉及环境等非生物因素影响样本微生物组的研究。因此，在未来的法医学研究中需要注意考虑微生物组研究和分析的影响因素，并提出可能的解决方案。

5.7.2.1 微生物组变化的影响因素

（1）人体微生物组研究的不均衡性。一项关于美国国家卫生研究院（NIH）在 2007—2016 年进行的人体微生物组研究统计发现，3/4 的研究主要集中在 4 个部位：胃肠道、泌尿生殖道（主要是阴道）、口腔和肺，其中胃肠道占总研究的 40%，其余器官、系统和组织的相关研究则很少，目前缺乏来自法医相关组织和体液的数据。

（2）不同部位的微生物种群分布不同，存在一定程度的个体差异。在法医微生物组背景下研究最多的 3 个身体部位，即阴道、皮肤和口腔，特别是口腔（唾液）。微生物在个体间和个体内的差异很大程度上取决于身体部位。目前的研究表明，皮肤和阴道的个体间差异比口腔的个体间差异要大。

（3）人体微生物受体内外多种因素的影响。人体各部位微生物尽管具有一定的个体特性，但也极易受到体内及体外各种环境因素的影响，导致微生物组具有极大的不稳定性，这可能会对个体微生物的识别产生影响，也使犯罪样本和参考样本之间的比较具有挑战性。人体微生物群落还会随时间发生规律性变化。例如，唾液微生物组丰度有昼夜节律，即 24 小时内的节律波动，可能会影响微生物组分析结果。另外，个体内部的差异会造成犯罪现场的痕迹/物证与犯罪后非现场收集的当事人样本之间的差异，毕竟两者的收集时间间隔可以是几天、几周，甚至是几年，在依赖微生物绝对丰度或相对丰度的量化方法中,应谨慎并充分考虑同一个体同一类样本在不同时间取材所带来的差异。样本检验结果还可能受到所处环境的影响。有研究报道了暴露在室内条件下长达 1 个月的唾液痕迹中特定的细菌种类随时间的显著变化。而暴露在室外的样本,其他生物(检测周围植被)的 DNA 丰度可能超过痕迹或样本中微生物群落原始组成的成分,这在死亡时间推断或生物痕迹沉积时间推断方面,势必会限制一些通用方法的使用。微生物群还可能受到宿主活动的影响。例如,唾液微生物群在白天高度暴露于宿主活动的影响下,早晨宿主醒来后立即呈现出最高的微生物负载,并在刷牙后开始下降。这突出了在微生物沉积之前调查宿主的活动类型和水平对微生物组影响的必要性。但并非所有的宿主行为都会影响检验结果,如日常在电脑键盘上打字、触摸门把手等行为,尽管受到环境中潜在瞬时微生物的影响,但一般不会影响对手部皮肤样本的正确识别,这可能是因为皮肤微生物群落具有一定的特殊性或者皮肤接触部位的微生物数量远高于瞬时微生物的数量。

(4)微生物组的研究可能受不同人种影响。目前,大多数法医微生物组研究以及公开可用的微生物组数据大多数是从美国和欧洲国家获得的,这些发现是否能推广到世界其他地区还有待确定。从法医角度来看,需要从尽可能多的不同个体样本中获得微生物组信息,以便评估微生物组在法医学领域内的普适性,未来的研究需要确定人种差异是否会影响法医微生物组的应用。

解决以上诸多问题的根本方法是建立尽可能多的基于不同组织/检材样本、不同环境、不同沉降时间的多元数据集,以不断扩充基于法医学应用角度的相关研究。

5.7.2.2 实验过程对微生物组的影响

微生物组分析的结果判定还需要考虑实验过程带来的影响,从严格意义上说,自核酸提取,到基因扩增和测序步骤,再到最终的生物信息学和数据分析,实验过程的每一个步骤都有可能带来结果的偏差。这些从提取、扩增、测序到分析的整个过程都需要尽可能的标准化,进而提高在法医行业内的认可度。目前来看,微生物组研究的最大问题是不同学科内部和不同学科之间在实验和分析方法方面缺乏共识,这就导致不同研究之间的结果比对变得非常困难。法医微生物领域也是如此,不管是实验技术方法还是数据分析方法,均缺乏领域内专家的共识或者标准化方法,最终导致在法庭上难以使用基于微生物组的法医证据。

(1)微生物组 DNA 的提取问题。DNA 分离方法是否会导致微生物组分析结果存在差异,目前仍存在争论。尽管有研究报告提出 DNA 分离方法没有显著的影响,但仍有一些研究表明 DNA 提取方法不当将导致特定细菌裂解,降低微生物 DNA 的产量和质量。建议在提取过程中采取磁珠研磨的实验步骤,以提高微生物的 DNA 得率。同时,还要注意扩增时使用试剂的污染问题,毕竟相同和不同制造商的不同试剂盒之间,抑或是同一试剂盒的不同批次之间都可能存在不同的微生物污染,这种被污染的试剂盒极有可能导致低生物量样本实验失败,因此需要在实验操作中设立阴性对照,以监测潜在的污染。但在分析结果时,也不是简单地从研究样本获得的数据中去除阴性对照中的微生物分类群,这样会使结果出现假阴性或假阳性。推荐的做法是将 qPCR 和测序的数据结合起来,并使用适当的统计方法来比较潜在污染物分类群的绝对丰度和相对丰度,以评估它们是否是真正的污染物。

(2)微生物组的扩增问题。在进行全基因组测序和元基因组分析时,需要关注微生物和人类宿主的基因片段。由于人类宿主序列可能出现优势扩增,甚至会“压倒”目标微生物序列,因此在进行微生物靶向扩增时,需要在测序之前执行靶向微生物特定区域的 PCR 扩增步骤,如广泛使用的细菌 16S rRNA 基因,但由于 16S rRNA 基因聚合酶链式反应可能会使人类宿主 DNA 出现非特异性扩增,从而掩盖下游测序过程中部分目标微生物群落。研究表明,应用人类微生物组计划(HMP)推荐的广泛用作参考的16S rRNA基因聚合酶链式反应引物时,就存在这种非特异性扩增的现象。尽管有研究者不断报道出新的 16S rRNA 基因 PCR 引物,并指出这些引物对人类序列读数较低,但未来应用在人类 DNA 比例较高的法医微生物样本时,仍需进一步确认。

(3)微生物组的测序问题。测序平台是确定目标片段大小、读取长度、序列准确性和成本的重要因素。不同的高通量测序平台,只要按照相同的实验方案来操作,数据一般是可以重现的,这使得法医微生物组研究人员能够使用来自大型基因组测序计划的数据(如 HMP 数据)。目前,Illumina MiSeq 是法医微生物组研究中首选的测序平台,它能够提供高通量选项,并能提供较好的测序深度和高质量的数据。然而据报道,Illumina MiSeq 的误差约为 0.01% ~10%,面对较高的测序误差,可以通过正向和反向测序并进行配对分析,以纠正误差。尽管三代测序平台提供了更长的基因序列读取能力和更高的分辨率,但测序的错误率高达 1% ~10%。因此,提升三代测序的准确度、降低测序的错误率,很可能是未来测序技术需要解决的关键问题。

(4)微生物组数据处理和分析方法的问题。目前的法医微生物组研究也面临着数据方面的挑战,与研究微生物基因序列的方法和分析技术及数据分析的分类水平有关。目前,大多研究个体间或个体内存在的分类群差异普遍集中于属、种的水平,然而法医学实践中应用微生物组进行个体识别时,不仅要关注样本中特异性微生物的种群和丰度,还要从整体微生物群落的角度进行分析。例如,在性侵案件中提取被害女性阴道液进行微生物组分析,大多研究认为女性阴道内的乳酸杆菌是"候选"细菌,通过qPCR、毛细管电泳法或微阵列分析可以进行个人识别,但由于不同女性阴道内乳酸杆菌相关菌种的丰度各异,有些阴道液中并未检测到乳酸杆菌,这就限制了仅基于少数候选物种进行个人识别方法的推广。因此,基于高通量测序方法检测某个身体部位的整体微生物群落时,要利用总体菌群的种类和丰度变化进行综合判定。

随着人工智能深度学习和生物信息学技术的广泛应用,机器学习(ML)等生物信息学数据分析方法在解决法医学微生物组问题方面颇具前景,但目前尚缺乏适用于微生物组数据集的通用预测方法。在数据建模过程中,由于基础数据集来源于不同的样本类型,或同一类型样本来源于不同环境,抑或是研究方法不同,这些生物、环境和技术上的差异导致不同研究的基础数据之间无法比较。另外,二代和三代扩增子测序结果对微生物的注释难以达到种的水平,这种分类群的分析方法可能会降低预测精度。同时,应用 ML 方法还要提供详细和正确的报告、选择方法的原因、交叉验证不同折叠性能的差异,以及验证集、测试集之间的差异,帮助研究人员更好地评估最适合给定应用程序的 ML 方法,并建立对处理不同数据类型遇到的挑战和限制的认识。尽管 ML 具备大数据处理的能力,但在法医学实践中,分析两个或几个个体的混合人类 DNA 图谱已非常复杂,而微生物组研究总要区分由数十或数百个微生物组成的微生物组图谱,这项工作相较于前者可能要烦琐得多。

5.7.2.3 关于微生物组的参考数据库建立及使用的问题

由于微生物组在 PCR 过程中的非特异性扩增、测序错误或注释错误会导致微生物组数据库建立和数据分析时物种注释发生错误。目前,常用的微生物组数据库大多针对人类临床相关微生物的研究,尚缺乏法医学样本的宏基因组学数据库。法医微生物组样本大多是混合、污染、微量和降解检材,极易受到复杂环境因素的影响。尽管目前没有直接可用的法医微生物组数据库,但可以绕过原始数据的产生阶段,直接利用公共数据库中的大量微生物组数据。在比对时不仅仅需要医学相关的微生物数据库，还需要环境微生物数据库，尤其是特定生态位的数据库，以避免出现由于数据库选择不当导致环境微生物无差异、人为夸大丰富度和多样性、微生物群落注释特异性差异等问题。尽管法医微生物组研究的样本量小，数据体量不足，但随着微生物组在法医学领域研究的不断深入，从法医研究目标出发，应用公共人体微生物组数据作为训练集数据，以法医样本为验证研究数据，可以构建一些未来可用的判断模型。然而，一方面，这些模型在建模时将公共人体微生物组数据用于非医疗目的，势必会影响其准确性；另一方面，应用的验证标本都是在特定的方式下完成样本制作、储存和收集，这与法医学实践中的样本存在一定差异。因此，法医微生物组研究人员只能自己收集、制作原始微生物组数据，这就需要有足够数量的样本及样本分析资源。

当然，建立法医样本特征性的微生物组数据库，并联合所有领域多种生物的参考数据库组合使用会更为合理。考虑到现有参考数据库的局限性，我们需要清楚地认识到数据库的选择对微生物丰度和类型的分析结果至关重要，仅依赖现有的数据库，即使联合应用，也无法完全准确识别其样本中的关键微生物。因此建立法医学领域独立的微生物样本数据库将是未来的研究趋势。

最后，还是回归到法医微生物组研究的元数据方面，由于元数据经常被错误注释和非标准化操作，而且法医样本本身具有高度的可变性，在样本属性、样本准备和处理方面都会存在一定的不均衡，这使得数据库内数据本身具有高度的可变性，所以基于这样的可变数据库进行分析，差异性变化可能来源于研究对象本身，也可能是其他原因所导致。因此，在做数据分析时应尽可能详细地向研究人员提供即时信息，以保证提交给公共数据库的元数据质量及后期数据库的使用。

5.7.3 法医微生物组学的发展方向

虽然法医微生物组分析仍处于探索阶段，但众多研究已经表明，通过大量的实验研究和适当的人体样本实验验证，微生物组在法医学领域中具有广阔的应用前景，其有可能成为一种非常有力的法医工具。这并非意味着微生物组可以替代其他分析方法，而是要把微生物组的研究方法和其他方法联合起来，共同解决法医学领域中具有挑战性的问题。

细菌 DNA 分子的环状结构及细胞内的肽聚糖基质使得细菌 DNA 较人类 DNA 对

恶劣的环境表现出更明显的抵抗力,因此我们在实践中对微生物进行分析和取材时,还需要考虑不同的提取时间、个体变化等对微生物组的影响。在进行数据分析时,还要重点评估并解决数据库、数据模型、应用程序等对个体间差异的概括性能力。

针对法医微生物组的研究还要结合多组学的方法。基于 DNA 的分析研究不仅要关注人源性 DNA 的信息,还要关注样本中可能存在的其他生物类型,尤其是微生物组的全部复杂信息。微生物群落的组成主要受功能生态位调节,应该将关注点从个别微生物类型转移到微生物群落上,并且分析微生物群落演替所导致的功能和表型变化。因此,从转录组学、蛋白质组学和代谢组学分析"微生物在做什么",有助于增加新的维度来解决相关的法医学问题。结合不同的微生物组学数据也将有效避免错误的分析结论。

更为关键的是,法医微生物组的应用还应关注微生物群落研究中的不足,不断增加实验以丰富数据库,研究新的分析方法,研发数据分析工具包,对数据库内的数据及测序数据进行标准化等,最终实现法医微生物组数据的可查找、可访问、可互操作和可重复使用,以促进法医微生物组学的研究和应用。通过多方合作努力,法医微生物组也需要建立行业的基准数据库,并充分利用人类微生物组、动植物微生物组和环境微生物组等数据库,侧重于对微生物组数据分析方法、统计方法的综合评估,并且建立行之有效的标准化验证方法。法医微生物组将参考标准化微生物组的研究方法,结合法医学实践领域的具体需求进一步优化和验证这些方法,相信在不久的将来微生物组一定能够成为法医学实践中广为使用的方法。

(严江伟　倪　铭　苑美青　罗海玻)

参考文献

[1] 郭翔. 犯罪学辞典[M]. 上海: 上海人民出版社, 1989.

[2] 朱家辉. 人体微生物组研究进展[J]. 科学咨询(科技·管理), 2020(3): 68-71.

[3] FIERER N, LAUBER C L, ZHOU N, et al. Forensic identification using skin bacterial communities[J]. Proc Natl Acad Sci USA, 2010, 107(14): 6477-6481.

[4] LEE H J, JEONG S E, LEE S, et al. Effects of cosmetics on the skin microbiome of facial cheeks with different hydration levels [J]. Microbiologyopen, 2018,

7(2): e00557.

[5] LI M, BUDDING A E, DEGEN M L, et al. The influence of age, gender and race/ethnicity on the composition of the human axillary microbiome[J]. Int J Cosmet Sci, 2019, 41(4): 371 - 377.

[6] EHLERS C, IVENS U, ISENDEROVITZ T, et al. Females have lower skin surface pH than men. A study on the surface of gender, forearm site variation, right/left difference and time of the day on the skin surface pH[J]. Skin Res Technol, 2001, 7(2): 90 - 94.

[7] YING S, ZENG D, CHI L, et al. The influence of age and gender on skin - associated microbial communities in urban and rural human populations[J]. PLoS One, 2017, 10(10): e0141842.

[8] 符晓亮，郭娟娟，刘卓鹰，等. 高通量测序在尸体微生物及死亡时间推断中的应用[J]. 法医学杂志，2018，34(5): 475 - 481.

[9] METCAIF J L, WEGENER P L, GONZALEZ A, et al. A microbial clock provides an accurate estimate of the postmortem interval in a mouse model system[J]. Elife, 2013, 2: e01104.

[10] HABTOM H, MATAN O, AZULAY C, et al. Applying microbial biogeography in soil forensics[J]. Forensic Sci Int Genet, 2018, 38: 195 - 203.

[11] LAX S, HAMPTON - MARCELL J T, GIBBONS S M, et al. Forensic analysis of the microbiome of phones and shoes[J]. Microbiome, 2015, 3(1): 21.

[12] 范廷玉，赵一凡，周维民，等. 芜湖城市内河水体微生物群落结构特征及其影响因素[J]. 环境化学，2022，41(4): 1380 - 1391.

[13] 苏秦，余仲昊，徐曲毅，等. 珠江广州段浮游真核微生物分布及其法医学意义[J/OL]. 刑事技术: 1 - 6[2022 - 07 - 05].

[14] 郑国香，刘瑞娜，李永峰. 能源微生物学[M]. 哈尔滨: 哈尔滨工业大学出版社，2013.

[15] MILETTO M, LINDOW S E. Relative and contextual contribution of different sources to the composition and abundance of indoor air bacteria in residences[J]. Microbiome, 2015, 3(1): 61.

[16] 蕾蕾，李婷，邓菲，等. 微生物与细胞资源的保存与发掘利用[J]. 中国科学院院刊，2019，34(12)：1379－1388.

[17] 姚瑶，王芬. 不同保存方式对生物大分子物质及微生物菌群的影响[J]. 中南大学学报(医学版)，2020，45(8)：909－915.

[18] MAROTZ C A, SANDERS J G, ZUNIGA C, et al. Improving saliva shotgun metagenomics by chemical host DNA depletion[J]. Microbiome, 2018, 6(1): 42.

[19] AMAR Y, LAGKOUVARDOS I, SILVA R L, et al. Pre－digest of unprotected DNA by benzonase improves the representation of living skin bacteria and efficiently depletes host DNA[J]. Microbiome, 2021, 9(1): 123.

[20] WONG LEE－JC. 下一代测序技术及其临床应用[M]. 张洋，阎国辉，译. 北京：科学出版社，2021：29－40.

[21] AMES N J, RANUCCI A, Moriyama B, et al. The human microbiome and understanding the 16S rRNA gene in translational nursing science[J]. Nurs Res, 2017, 66(2):184－197.

[22] CHAKRAVORTY S, HELB D, BURDAY M, et al. A detailed analysis of 16S ribosomal RNA gene segments for the diagnosis of pathogenic bacteria[J]. J Microbiol Methods, 2007, 69(2): 330－339.

[23] MORSE R, COLLINS M D, O'HANLON K, et al. Analysis of the beta' subunit of DNA－dependent RNA polymerase does not support the hypothesis inferred from 16S rRNA analysis that Oenococcus oeni (formerly Leuconostoc oenos) is a tachytelic (fast－evolving) bacterium[J]. Int J Syst Bacteriol, 1996,46(4):1004－1009.

[24] ADÉKAMBI T, DRANCOURT M, RAOULT D. The *rpoB* gene as a tool for clinical microbiologists[J]. Trends Microbiol, 2009, 17(1): 37－45.

[25] TOYOMANE K, YOKOTA R, WATANABE K, et al. Evaluation of CRISPR diversity in the human skin microbiome for personal identification[J]. MSystems, 2021, 6(1): e01255－20.

[26] REENA S C, CHIRAG C, NEETA R S. Metagenomics: techniques, applications, challenges and opportunities[M]. Singapore: Springer, 2020: 70－85.

[27] ANDREWS S. FastQC: a quality control tool for high throughput sequence data [J].

Journal of Experimental Medicine, 2010.

[28] EWELS P, MAGNUSSON M, LUNDIN S, et al. MultiQC: summarize analysis results for multiple tools and samples in a single report[J]. Bioinformatics, 2016, 32(19): 3047 - 3048.

[29] 刘永鑫, 秦媛, 郭晓璇, 等. 微生物组数据分析方法与应用[J]. 遗传, 2019, 41(9): 845 - 862.

[30] PRODAN A, TREMAROLI V, BROLIN H, et al. Comparing bioinformatic pipelines for microbial 16S rRNA amplicon sequencing[J]. PLoS One, 2020, 15: e0227434.

[31] ROGNES T, FLOURI T, NICHOLS B, et al. VSEARCH: a versatile open source tool for metagenomics[J]. PeerJ, 2016, 4: e2584.

[32] CAPORASO J G, KUCZYNSKI J, STOMBAUGH J, et al. QIIME allows analysis of high-throughput community sequencing data[J]. Nat Methods, 2010, 7(5): 335 - 336.

[33] BOLYEN E, RIDEOUT J R, DILLON M R, et al. Reproducible, interactive, scalable and extensible microbiome data science using QIIME 2[J]. Nat Biotech, 2019, 37(8): 852 - 857.

[34] NEARING J T, DOUGLAS G M, COMEAU A M, et al. Denoising the denoisers: an independent evaluation of microbiome sequence error - correction approaches[J]. PeerJ, 2018, 6: e5364.

[35] DESANTIS T Z, HUGENHOLTZ P, LARSEN N, et al. Greengenes, a chimera - checked 16S rRNA gene database and workbench compatible with ARB[J]. Applied and environmental microbiology, 2006, 72(7): 5069 - 5072.

[36] QUAST C, PRUESSE E, YILMAZ P, et al. The SILVA ribosomal RNA gene database project: improved data processing and web - based tools[J]. Nucleic Acids Res, 2012, 41: D590 - D596.

[37] MAIDAK B L, COLE J R, LILBURN T G, et al. The RDP (ribosomal database project) continues[J]. Nucleic acids research, 2000, 28(1): 173 - 174.

[38] ABARENKOV K, NILSSON R H, ALEXANDER I J, et al. The UNITE database for molecular identification of fungi - recent updates and future perspectives[J]. New

Phytol, 2010, 186(2): 281 - 285.

[39] VAULOT D, GEISEN S, MAHÉ F, et al. PR2 - primers: An 18S rRNA primer database for protists[J]. Molecular Ecology Resources, 2022, 22(1): 168 - 179.

[40] FISH J A, CHAI B, WANG Q, et al. FunGene: the functional gene pipeline and repository[J]. Frontiers in microbiology, 2013, 4: 291.

[41] ESCAPA I F, CHEN T, HUANG Y, et al. New insights into human nostril microbiome from the expanded human oral microbiome database (eHOMD): a resource for the microbiome of the human aerodigestive tract[J]. Msystems, 2018, 3(6): e00187 - 18.

[42] LIU Y X, QIN Y, CHEN T, et al. A practical guide to amplicon and metagenomic analysis of microbiome data[J]. Protein Cell, 2021, 12(5): 315 - 330.

[43] BOLGER A M, LOHSE M, USADEL B. Trimmomatic: a flexible trimmer for illumina sequence data[J]. Bioinformatics, 2014, 30(15): 2114 - 2120.

[44] TRUONG D T, FRANZOSA E A, TICKLE T L, et al. MetaPhlAn2 for enhanced metagenomic taxonomic profiling[J]. Nature methods, 2015, 12(10): 902 - 903.

[45] WOOD D E, LU J, LANGMEAD B. Improved metagenomic analysis with Kraken 2 [J]. Genome biology, 2019, 20: 1 - 13.

[46] HUSON D H, AUCH A F, QI J, et al. MEGAN analysis of metagenomic data[J]. Genome research, 2007, 17(3): 377 - 386.

[47] LI D, LIU C M, LUO R, et al. MEGAHIT: an ultra - fast single - node solution for large and complex metagenomics assembly via succinct de Bruijn graph[J]. Bioinformatics, 2015, 31(10): 1674 - 1676.

[48] NURK S, MELESHKO D, KOROBEYNIKOV A, et al. MetaSPAdes: a new versatile metagenomic assembler[J]. Genome research, 2017, 27(5): 824 - 834.

[49] LUO R, LIU B, XIE Y, et al. SOAPdenovo2: an empirically improved memory - efficient short - read de novo assembler[J]. Gigascience, 2012, 1(1): 2047 - 217X - 1 - 18.

[50] PENG Y, LEUNG H C M, YIU S M, et al. Meta - IDBA: a de novo assembler for metagenomic data[J]. Bioinformatics, 2011, 27(13): i94 - i101.

[51] GEMAYEL K, LOMSADZE A, BORODOVSKY M. MetaGeneMark－2: improved gene prediction in metagenomes[J]. bioRxiv, 2022: 2022.07.25.500264.

[52] SEEMANN T. Prokka: rapid prokaryotic genome annotation[J]. Bioinformatics, 2014, 30(14): 2068－2069.

[53] FU L, NIU B, ZHU Z, et al. CD－HIT: accelerated for clustering the next－generation sequencing data[J]. Bioinformatics, 2012, 28(23): 3150－3152.

[54] KANEHISA M, GOTO S. KEGG: kyoto encyclopedia of genes and genomes[J]. Nucleic acids research, 2000, 28(1): 27－30.

[55] JENSEN L J, JULIEN P, KUHN M, et al. EggNOG: automated construction and annotation of orthologous groups of genes[J]. Nucleic acids research, 2007, 36(suppl_1): D250－D254.

[56] CANTAREL B L, COUTINHO P M, RANCUREL C, et al. The carbohydrate－active enzymes database (CAZy): an expert resource for glycogenomics[J]. Nucleic acids research, 2009, 37(suppl_1): D233－D238.

[57] KANG D D, LI F, KIRTON E, et al. MetaBAT 2: an adaptive binning algorithm for robust and efficient genome reconstruction from metagenome assemblies[J]. PeerJ, 2019, 7: e7359.

[58] WU Y W, SIMMONS B A, SINGER S W. MaxBin 2.0: an automated binning algorithm to recover genomes from multiple metagenomic datasets[J]. Bioinformatics, 2016, 32(4): 605－607.

[59] URITSKIY G V, DIRUGGIERO J, TAYLOR J. MetaWRAP—a flexible pipeline for genome－resolved metagenomic data analysis[J]. Microbiome, 2018, 6(1): 1－13.

[60] PÄTZMANN J U. Das Tool: archetypische metaphern als empirische suchheuristik für customer insights[J]. Markenbrand, 2018 (7/2018): 8－9.

[61] PARKS D H, IMELFORT M, SKENNERTON C T, et al. CheckM: assessing the quality of microbial genomes recovered from isolates, single cells, and metagenomes[J]. Genome research, 2015, 25(7): 1043－1055.

[62] YANG T, SHI Y, ZHU J, et al. The spatial variation of soil bacterial community

assembly processes affects the accuracy of source tracking in ten major chinese cities [J]. Sci China Life Sci, 2021, 64(9): 1546 - 1559.

[63] KHODAKOVA A S, SMITH R J, BURGOYNE L, et al. Random whole metagenomic sequencing for forensic discrimination of soils [J]. PLoS One, 2014, 9(8): e104996.

[64] MUMMEY D L, STAHL P D. Spatial and temporal variability of bacterial 16S rDNA - based T - RFLP patterns derived from soil of two Wyoming grassland ecosystems[J]. FEMS Microbiol Ecol, 2003, 46(1): 113 - 120.

[65] 赵艳云, 胡相明, 刘京涛. 贝壳堤地区微生物分布特征及其与植被分布的关系[J]. 水土保持通报, 2012, 32(2): 267 - 270.

[66] 谌志强, 王新为, 金敏, 等. 珠江水域微生物的分布特征[J]. 环境与健康杂志, 2012, 29(10): 913 - 916.

[67] LANG J M, RACHEAL E, PECHAL J L, et al. Microbial biofilm community variation in flowing habitats: potential utility as bioindicators of postmortem submersion intervals[J]. Microorganisms, 2016, 4(1): 1.

[68] LIANG X M, HAN X L, LIU C H, et al. Integrating the salivary microbiome in the forensic toolkit by 16S rRNA gene: potential application in body fluid identification and biogeographic inference[J]. Int J Legal Med, 2022, 136(4): 975 - 985.

[69] SENSABAUGH G F. Microbial community profiling for the characterisation of soil evidence: forensic considerations [A]// Ritz K, Dawson L, Miller D. Criminal and environmental soil forensics [M]. Dordrecht: Springer Netherlands, 2009: 49 - 60.

[70] DEBRUYN J M, HAUTHER K A. Postmortem succession of gut microbial communities in deceased human subjects[J]. Peer J, 2017, 5: e3437.

[71] HYDE E R, HAARMANN D P, PETROSINO J F, et al. Initial insights into bacterial succession during human decomposition[J]. Int J Legal Med, 2015, 129(3): 661 - 671.

[72] 郭娟娟, 符晓亮, 蔡继峰. 水中尸体腐败及死后淹没时间推断研究进展[J]. 法医学杂志, 2019, 35(4): 459 - 466.

[73] SAHEB KASHAF S, PROCTOR D M, DEMING C, et al. Integrating cultivation and metagenomics for a multi - kingdom view of skin microbiome diversity and functions [J]. Nat Microbiol, 2022, 7(1): 169 - 179.

[74] FINDLEY K, OH J, YANG J, et al. Topographic diversity of fungal and bacterial communities in human skin[J]. Nature, 2013, 498(7454): 367 - 370.

[75] GRAHAM E H, CLARKE J L, FERNANDO S C. et al. The application of the skin virome for human identification[J]. Forensic Sci Int Genet, 2022, 57:102662.

[76] HANSSEN E N, AVERSHINA E, RUDI K, et al. Body fluid prediction from microbial patterns for forensic application [J]. Forensic Sci Int Genet, 2017, 30: 10 - 17.

[77] BRENIG B, BECK J, SCHÜTZ E. Shotgun metagenomics of biological stains using ultra - deep DNA sequencing[J]. Forensic Sci Int Genet, 2010, 4(4): 228 - 231.

[78] MEADOW J F, ALTRICHTER A E, BATEMAN A C, et al. Humans differ in their personal microbial cloud[J]. PeerJ, 2015, 3(9): e1258.

[79] LUONGO J C, BARBERÁN A, HACKER - CARY R, et al. Microbial analyses of airborne dust collected from dormitory rooms predict the sex of occupants[J]. Indoor Air, 2017, 27(2): 338 - 344.

[80] PASOLLI E, ASNICAR F, MANARA S, et al. Extensive unexplored human microbiome diversity revealed by over 150,000 genomes from metagenomes spanning age, geography, and lifestyle[J]. Cell, 2019, 176(3): 649 - 662.

[81] TAKESHITA T, MATSUO K, FURUTA M, et al. Distinct composition of the oral indigenous microbiota in South Korean and Japanese adults [J]. Sci Rep, 2014, 4: 6990.

[82] BORGULA L M, ROBINSON F G, RAHIMI M, et al. Isolation and genotypic comparison of oral streptococci from experimental bitemarks[J]. J Forensic Odontostomatol, 2003, 21(2): 23 - 30.

[83] RAHIMI M, HENG N C, KIESER J A, et al. Genotypic comparison of bacteria recovered from human bite marks and teeth using arbitrarily primed PCR[J]. J Appl Microbiol, 2005, 99(5): 1265 - 1270.

[84] KENNEDY D M, STANTON J A, GARCIA J A, et al. Microbial analysis of bite marks by sequence comparison of streptococcal DNA[J]. PLoS One, 2012, 7(12): e51757.

[85] LEAKE S L, PAGNI M, FALQUET L, et al. The salivary microbiome for differentiating individuals: proof of principle[J]. Microbes Infect, 2016, 18(6): 399 –405.

[86] STAHRINGER S S, CLEMENTE J C, CORLEY R P, et al. Nurture trumps nature in a longitudinal survey of salivary bacterial communities in twins from early adolescence to early adulthood[J]. Genome Res, 2012, 22(11): 2146 –2152.

[87] 刘志勇，沈雪枫，陈慧，等. 法医微生物学研究进展[J]. 中国法医学杂志，2022, 37(3): 223 –227.

[88] EIRIK N H, EKATERINA A, KNUT R, et al. Body fluid prediction from microbial patterns for forensic application[J]. Forensic Sci Int Genet, 2017, 30:10 –17.

[89] OLIVEIRA S G, NISHIYAMA R R, AGUIAR FHB, et al. Core of the saliva microbiome: an analysis of the MG – RAST data[J]. BMC Oral Health, 2021, 21(1): 351.

[90] PARK J L, KWON O H, KIM J H, et al. Identification of body fluid – specific DNA methylation markers for use in forensic science[J]. Forensic Sci Int Genet, 2014, 13: 147 –53.

[91] DOBAY A, HAAS C, FUEILE G, et al. Microbiome – based body fluid identification of samples exposed to indoor conditions[J]. Forensic Sci Int Genet, 2019, 40: 105 –113.

[92] YAOT, WANG Z, LIANG X, et al. Signatures of vaginal microbiota by 16S rRNA gene: potential bio – geographical application in Chinese Han from three regions of China[J]. Int J Legal Med, 2021, 135(4): 1213 –1224.

[93] DÍEZ LÓPEZ C, MONTIEL GONZÁLEZ D, HAAS C et al. Microbiome – based body site of origin classification of forensically relevant blood traces[J]. Forensic Sci Int Genet, 2020:102280.

[94] KACZMAREK J L, MUSAAD S M, HOLSCHER H D. Time of day and eating behaviors are associated with the composition and function of the human gastrointestinal

microbiota[J]. Am J Clin Nutr, 2017, 106(5): 1220 – 1231.

[95] MEURMAN J H, KARI K, AIKÄS, et al. One – year compliance and effects of amine and stannous fluoride on some salivary biochemical constituents and oral microbes in institutionalized elderly[J]. Spec Care Dentist, 2001, 21(1): 32 – 6.

[96] ESBERG A, HAWORTH S, HASSLÖF P, et al. Oral Microbiota Profile Associates with Sugar Intake and Taste Preference Genes[J]. Nutrients, 2020, 12(3): 681.

[97] AJAMI N J, WARGO J A, et al. AI finds microbial signatures in tumours and blood across cancer types [J]. Nature, 2020, 579(7800): 502 – 503.

[98] CHEN L, WANG D, GARMAEVA S, et al. The long – term genetic stability and individual specificity of the human gut microbiome[J]. Cell, 2021, 184(9): 2302 – 2315.

[99] RAJAMANNAR K. Determination of the age of bloodstains using immunoelectrophoresis[J]. J Forensic Sci, 1977, 22(1): 159 – 64.

[100] DÍEZ LÓPEZ C, KAYSER M, VIDAKI A. Estimating the time since deposition of saliva stains with a targeted bacterial DNA approach: A Proof – of – Principle study [J]. Front Microbiol, 2021, 12: 647933.

[101] SALZMANN A P, ARORA N, RUSSO G, et al. Assessing time dependent changes in microbial composition of biological crime scene traces using microbial RNA markers[J]. Forensic Sci Int Genet, 2021, 53: 102537.

[102] LEE S Y, WOO S K, LEE S M, et al. Microbiota composition and pulmonary surfactant protein expression as markers of death by drowning[J]. J Forensic Sci, 2017, 62(4): 1080 – 1088.

[103] 孙艳, 马宝苗, 黄坤玉, 等. 大鼠甲基苯丙胺自身给药行为模型构建[J]. 中国药物依赖性杂志, 2012, 21(06): 417 – 421.

[104] 刘冰. 现阶段我国 DNA 数据库发展的几个关键问题[J]. 刑事技术, 2015, 40(4): 318 – 323.

[105] METCALF J L, XU Z Z, BOUSLIMANI A, et al. Microbiome tools for forensic science[J]. Trends Biotech, 2017, 35(9): 814 – 823.

[106] TURNBAUGH P J, LEY R E, HAMADY M, et al. The human microbiome project

[J]. Nature, 2007, 449(7164): 804 - 810.

[107] GILBERT J A, JANSSON J K, KNIGHT R. The earth microbiome project: successes and aspirations[J]. BMC Biol, 2014, 12: 69.

[108] CHEN T, YU W H, IZARD J, et al. The human oral microbiome database: a web accessible resource for investigating oral microbe taxonomic and genomic information [J]. Database (Oxford), 2010, 2010: baq013.

[109] SINGH H, CLARKE T, BRINKAC L, et al. Forensic microbiome database: a tool for forensic geolocation meta - analysis using publicly available 16S rRNA microbiome sequencing[J]. Front Microbiol, 2021, 12: 644861.

附录一

中华人民共和国生物安全法

（2020年10月17日第十三届全国人民代表大会常务委员会第二十二次会议通过）

目　录

第一章　总则

第一条　为了维护国家安全，防范和应对生物安全风险，保障人民生命健康，保护生物资源和生态环境，促进生物技术健康发展，推动构建人类命运共同体，实现人与自然和谐共生，制定本法。

第二条　本法所称生物安全，是指国家有效防范和应对危险生物因子及相关因素威胁，生物技术能够稳定健康发展，人民生命健康和生态系统相对处于没有危险和不受威胁的状态，生物领域具备维护国家安全和持续发展的能力。

从事下列活动，适用本法：

（一）防控重大新发突发传染病、动植物疫情；

（二）生物技术研究、开发与应用；

（三）病原微生物实验室生物安全管理；

（四）人类遗传资源与生物资源安全管理；

（五）防范外来物种入侵与保护生物多样性；

（六）应对微生物耐药；

（七）防范生物恐怖袭击与防御生物武器威胁；

（八）其他与生物安全相关的活动。

第三条 生物安全是国家安全的重要组成部分。维护生物安全应当贯彻总体国家安全观，统筹发展和安全，坚持以人为本、风险预防、分类管理、协同配合的原则。

第四条 坚持中国共产党对国家生物安全工作的领导，建立健全国家生物安全领导体制，加强国家生物安全风险防控和治理体系建设，提高国家生物安全治理能力。

第五条 国家鼓励生物科技创新，加强生物安全基础设施和生物科技人才队伍建设，支持生物产业发展，以创新驱动提升生物科技水平，增强生物安全保障能力。

第六条 国家加强生物安全领域的国际合作，履行中华人民共和国缔结或者参加的国际条约规定的义务，支持参与生物科技交流合作与生物安全事件国际救援，积极参与生物安全国际规则的研究与制定，推动完善全球生物安全治理。

第七条 各级人民政府及其有关部门应当加强生物安全法律法规和生物安全知识宣传普及工作，引导基层群众性自治组织、社会组织开展生物安全法律法规和生物安全知识宣传，促进全社会生物安全意识的提升。

相关科研院校、医疗机构以及其他企业事业单位应当将生物安全法律法规和生物安全知识纳入教育培训内容，加强学生、从业人员生物安全意识和伦理意识的培养。

新闻媒体应当开展生物安全法律法规和生物安全知识公益宣传，对生物安全违法行为进行舆论监督，增强公众维护生物安全的社会责任意识。

第八条 任何单位和个人不得危害生物安全。

任何单位和个人有权举报危害生物安全的行为；接到举报的部门应当及时依法处理。

第九条 对在生物安全工作中做出突出贡献的单位和个人，县级以上人民政府及其有关部门按照国家规定予以表彰和奖励。

第二章　生物安全风险防控体制

第十条　中央国家安全领导机构负责国家生物安全工作的决策和议事协调，研究制定、指导实施国家生物安全战略和有关重大方针政策，统筹协调国家生物安全的重大事项和重要工作，建立国家生物安全工作协调机制。

省、自治区、直辖市建立生物安全工作协调机制，组织协调、督促推进本行政区域内生物安全相关工作。

第十一条　国家生物安全工作协调机制由国务院卫生健康、农业农村、科学技术、外交等主管部门和有关军事机关组成，分析研判国家生物安全形势，组织协调、督促推进国家生物安全相关工作。国家生物安全工作协调机制设立办公室，负责协调机制的日常工作。

国家生物安全工作协调机制成员单位和国务院其他有关部门根据职责分工，负责生物安全相关工作。

第十二条　国家生物安全工作协调机制设立专家委员会，为国家生物安全战略研究、政策制定及实施提供决策咨询。

国务院有关部门组织建立相关领域、行业的生物安全技术咨询专家委员会，为生物安全工作提供咨询、评估、论证等技术支撑。

第十三条　地方各级人民政府对本行政区域内生物安全工作负责。

县级以上地方人民政府有关部门根据职责分工，负责生物安全相关工作。

基层群众性自治组织应当协助地方人民政府以及有关部门做好生物安全风险防控、应急处置和宣传教育等工作。

有关单位和个人应当配合做好生物安全风险防控和应急处置等工作。

第十四条　国家建立生物安全风险监测预警制度。国家生物安全工作协调机制组织建立国家生物安全风险监测预警体系，提高生物安全风险识别和分析能力。

第十五条　国家建立生物安全风险调查评估制度。国家生物安全工作协调机制应当根据风险监测的数据、资料等信息，定期组织开展生物安全风险调查评估。

有下列情形之一的，有关部门应当及时开展生物安全风险调查评估，依法采取必要的风险防控措施：

（一）通过风险监测或者接到举报发现可能存在生物安全风险；

（二）为确定监督管理的重点领域、重点项目，制定、调整生物安全相关名录或者清单；

（三）发生重大新发突发传染病、动植物疫情等危害生物安全的事件；

（四）需要调查评估的其他情形。

第十六条　国家建立生物安全信息共享制度。国家生物安全工作协调机制组织建立统一的国家生物安全信息平台，有关部门应当将生物安全数据、资料等信息汇交国家生物安全信息平台，实现信息共享。

第十七条　国家建立生物安全信息发布制度。国家生物安全总体情况、重大生物安全风险警示信息、重大生物安全事件及其调查处理信息等重大生物安全信息，由国家生物安全工作协调机制成员单位根据职责分工发布；其他生物安全信息由国务院有关部门和县级以上地方人民政府及其有关部门根据职责权限发布。

任何单位和个人不得编造、散布虚假的生物安全信息。

第十八条　国家建立生物安全名录和清单制度。国务院及其有关部门根据生物安全工作需要，对涉及生物安全的材料、设备、技术、活动、重要生物资源数据、传染病、动植物疫病、外来入侵物种等制定、公布名录或者清单，并动态调整。

第十九条　国家建立生物安全标准制度。国务院标准化主管部门和国务院其他有关部门根据职责分工，制定和完善生物安全领域相关标准。

国家生物安全工作协调机制组织有关部门加强不同领域生物安全标准的协调和衔接，建立和完善生物安全标准体系。

第二十条　国家建立生物安全审查制度。对影响或者可能影响国家安全的生物领域重大事项和活动，由国务院有关部门进行生物安全审查，有效防范和化解生物安全风险。

第二十一条　国家建立统一领导、协同联动、有序高效的生物安全应急制度。

国务院有关部门应当组织制定相关领域、行业生物安全事件应急预案，根据应急预案和统一部署开展应急演练、应急处置、应急救援和事后恢复等工作。

县级以上地方人民政府及其有关部门应当制定并组织、指导和督促相关企业事业单位制定生物安全事件应急预案，加强应急准备、人员培训和应急演练，开展生物安全事件应急处置、应急救援和事后恢复等工作。

中国人民解放军、中国人民武装警察部队按照中央军事委员会的命令，依法参加生物安全事件应急处置和应急救援工作。

第二十二条 国家建立生物安全事件调查溯源制度。发生重大新发突发传染病、动植物疫情和不明原因的生物安全事件，国家生物安全工作协调机制应当组织开展调查溯源，确定事件性质，全面评估事件影响，提出意见建议。

第二十三条 国家建立首次进境或者暂停后恢复进境的动植物、动植物产品、高风险生物因子国家准入制度。

进出境的人员、运输工具、集装箱、货物、物品、包装物和国际航行船舶压舱水排放等应当符合我国生物安全管理要求。

海关对发现的进出境和过境生物安全风险，应当依法处置。经评估为生物安全高风险的人员、运输工具、货物、物品等，应当从指定的国境口岸进境，并采取严格的风险防控措施。

第二十四条 国家建立境外重大生物安全事件应对制度。境外发生重大生物安全事件的，海关依法采取生物安全紧急防控措施，加强证件核验，提高查验比例，暂停相关人员、运输工具、货物、物品等进境。必要时经国务院同意，可以采取暂时关闭有关口岸、封锁有关国境等措施。

第二十五条 县级以上人民政府有关部门应当依法开展生物安全监督检查工作，被检查单位和个人应当配合，如实说明情况，提供资料，不得拒绝、阻挠。

涉及专业技术要求较高、执法业务难度较大的监督检查工作，应当有生物安全专业技术人员参加。

第二十六条 县级以上人民政府有关部门实施生物安全监督检查，可以依法采取下列措施：

（一）进入被检查单位、地点或者涉嫌实施生物安全违法行为的场所进行现场监测、勘查、检查或者核查；

（二）向有关单位和个人了解情况；

（三）查阅、复制有关文件、资料、档案、记录、凭证等；

（四）查封涉嫌实施生物安全违法行为的场所、设施；

（五）扣押涉嫌实施生物安全违法行为的工具、设备以及相关物品；

（六）法律法规规定的其他措施。

有关单位和个人的生物安全违法信息应当依法纳入全国信用信息共享平台。

第三章　防控重大新发突发传染病、动植物疫情

第二十七条　国务院卫生健康、农业农村、林业草原、海关、生态环境主管部门应当建立新发突发传染病、动植物疫情、进出境检疫、生物技术环境安全监测网络，组织监测站点布局、建设，完善监测信息报告系统，开展主动监测和病原检测，并纳入国家生物安全风险监测预警体系。

第二十八条　疾病预防控制机构、动物疫病预防控制机构、植物病虫害预防控制机构（以下统称专业机构）应当对传染病、动植物疫病和列入监测范围的不明原因疾病开展主动监测，收集、分析、报告监测信息，预测新发突发传染病、动植物疫病的发生、流行趋势。

国务院有关部门、县级以上地方人民政府及其有关部门应当根据预测和职责权限及时发布预警，并采取相应的防控措施。

第二十九条　任何单位和个人发现传染病、动植物疫病的，应当及时向医疗机构、有关专业机构或者部门报告。

医疗机构、专业机构及其工作人员发现传染病、动植物疫病或者不明原因的聚集性疾病的，应当及时报告，并采取保护性措施。

依法应当报告的，任何单位和个人不得瞒报、谎报、缓报、漏报，不得授意他人瞒报、谎报、缓报，不得阻碍他人报告。

第三十条　国家建立重大新发突发传染病、动植物疫情联防联控机制。

发生重大新发突发传染病、动植物疫情，应当依照有关法律法规和应急预案的规定及时采取控制措施；国务院卫生健康、农业农村、林业草原主管部门应当立即组织疫情会商研判，将会商研判结论向中央国家安全领导机构和国务院报告，并通报国家生物安全工作协调机制其他成员单位和国务院其他有关部门。

发生重大新发突发传染病、动植物疫情，地方各级人民政府统一履行本行政区域内疫情防控职责，加强组织领导，开展群防群控、医疗救治，动员和鼓励社会力量依法有序参与疫情防控工作。

第三十一条　国家加强国境、口岸传染病和动植物疫情联合防控能力建设，建立

传染病、动植物疫情防控国际合作网络，尽早发现、控制重大新发突发传染病、动植物疫情。

第三十二条 国家保护野生动物，加强动物防疫，防止动物源性传染病传播。

第三十三条 国家加强对抗生素药物等抗微生物药物使用和残留的管理，支持应对微生物耐药的基础研究和科技攻关。

县级以上人民政府卫生健康主管部门应当加强对医疗机构合理用药的指导和监督，采取措施防止抗微生物药物的不合理使用。县级以上人民政府农业农村、林业草原主管部门应当加强对农业生产中合理用药的指导和监督，采取措施防止抗微生物药物的不合理使用，降低在农业生产环境中的残留。

国务院卫生健康、农业农村、林业草原、生态环境等主管部门和药品监督管理部门应当根据职责分工，评估抗微生物药物残留对人体健康、环境的危害，建立抗微生物药物污染物指标评价体系。

第四章 生物技术研究、开发与应用安全

第三十四条 国家加强对生物技术研究、开发与应用活动的安全管理，禁止从事危及公众健康、损害生物资源、破坏生态系统和生物多样性等危害生物安全的生物技术研究、开发与应用活动。

从事生物技术研究、开发与应用活动，应当符合伦理原则。

第三十五条 从事生物技术研究、开发与应用活动的单位应当对本单位生物技术研究、开发与应用的安全负责，采取生物安全风险防控措施，制定生物安全培训、跟踪检查、定期报告等工作制度，强化过程管理。

第三十六条 国家对生物技术研究、开发活动实行分类管理。根据对公众健康、工业农业、生态环境等造成危害的风险程度，将生物技术研究、开发活动分为高风险、中风险、低风险三类。

生物技术研究、开发活动风险分类标准及名录由国务院科学技术、卫生健康、农业农村等主管部门根据职责分工，会同国务院其他有关部门制定、调整并公布。

第三十七条 从事生物技术研究、开发活动，应当遵守国家生物技术研究开发安

全管理规范。

从事生物技术研究、开发活动，应当进行风险类别判断，密切关注风险变化，及时采取应对措施。

第三十八条 从事高风险、中风险生物技术研究、开发活动，应当由在我国境内依法成立的法人组织进行，并依法取得批准或者进行备案。

从事高风险、中风险生物技术研究、开发活动，应当进行风险评估，制定风险防控计划和生物安全事件应急预案，降低研究、开发活动实施的风险。

第三十九条 国家对涉及生物安全的重要设备和特殊生物因子实行追溯管理。购买或者引进列入管控清单的重要设备和特殊生物因子，应当进行登记，确保可追溯，并报国务院有关部门备案。

个人不得购买或者持有列入管控清单的重要设备和特殊生物因子。

第四十条 从事生物医学新技术临床研究，应当通过伦理审查，并在具备相应条件的医疗机构内进行；进行人体临床研究操作的，应当由符合相应条件的卫生专业技术人员执行。

第四十一条 国务院有关部门依法对生物技术应用活动进行跟踪评估，发现存在生物安全风险的，应当及时采取有效补救和管控措施。

第五章 病原微生物实验室生物安全

第四十二条 国家加强对病原微生物实验室生物安全的管理，制定统一的实验室生物安全标准。病原微生物实验室应当符合生物安全国家标准和要求。

从事病原微生物实验活动，应当严格遵守有关国家标准和实验室技术规范、操作规程，采取安全防范措施。

第四十三条 国家根据病原微生物的传染性、感染后对人和动物的个体或者群体的危害程度，对病原微生物实行分类管理。

从事高致病性或者疑似高致病性病原微生物样本采集、保藏、运输活动，应当具备相应条件，符合生物安全管理规范。具体办法由国务院卫生健康、农业农村主管部门制定。

第四十四条 设立病原微生物实验室，应当依法取得批准或者进行备案。

个人不得设立病原微生物实验室或者从事病原微生物实验活动。

第四十五条 国家根据对病原微生物的生物安全防护水平，对病原微生物实验室实行分等级管理。

从事病原微生物实验活动应当在相应等级的实验室进行。低等级病原微生物实验室不得从事国家病原微生物目录规定应当在高等级病原微生物实验室进行的病原微生物实验活动。

第四十六条 高等级病原微生物实验室从事高致病性或者疑似高致病性病原微生物实验活动，应当经省级以上人民政府卫生健康或者农业农村主管部门批准，并将实验活动情况向批准部门报告。

对我国尚未发现或者已经宣布消灭的病原微生物，未经批准不得从事相关实验活动。

第四十七条 病原微生物实验室应当采取措施，加强对实验动物的管理，防止实验动物逃逸，对使用后的实验动物按照国家规定进行无害化处理，实现实验动物可追溯。禁止将使用后的实验动物流入市场。

病原微生物实验室应当加强对实验活动废弃物的管理，依法对废水、废气以及其他废弃物进行处置，采取措施防止污染。

第四十八条 病原微生物实验室的设立单位负责实验室的生物安全管理，制定科学、严格的管理制度，定期对有关生物安全规定的落实情况进行检查，对实验室设施、设备、材料等进行检查、维护和更新，确保其符合国家标准。

病原微生物实验室设立单位的法定代表人和实验室负责人对实验室的生物安全负责。

第四十九条 病原微生物实验室的设立单位应当建立和完善安全保卫制度，采取安全保卫措施，保障实验室及其病原微生物的安全。

国家加强对高等级病原微生物实验室的安全保卫。高等级病原微生物实验室应当接受公安机关等部门有关实验室安全保卫工作的监督指导，严防高致病性病原微生物泄漏、丢失和被盗、被抢。

国家建立高等级病原微生物实验室人员进入审核制度。进入高等级病原微生物实验室的人员应当经实验室负责人批准。对可能影响实验室生物安全的，不予批准；对批准进入的，应当采取安全保障措施。

第五十条　病原微生物实验室的设立单位应当制定生物安全事件应急预案，定期组织开展人员培训和应急演练。发生高致病性病原微生物泄漏、丢失和被盗、被抢或者其他生物安全风险的，应当按照应急预案的规定及时采取控制措施，并按照国家规定报告。

第五十一条　病原微生物实验室所在地省级人民政府及其卫生健康主管部门应当加强实验室所在地感染性疾病医疗资源配置，提高感染性疾病医疗救治能力。

第五十二条　企业对涉及病原微生物操作的生产车间的生物安全管理，依照有关病原微生物实验室的规定和其他生物安全管理规范进行。

涉及生物毒素、植物有害生物及其他生物因子操作的生物安全实验室的建设和管理，参照有关病原微生物实验室的规定执行。

第六章　人类遗传资源与生物资源安全

第五十三条　国家加强对我国人类遗传资源和生物资源采集、保藏、利用、对外提供等活动的管理和监督，保障人类遗传资源和生物资源安全。

国家对我国人类遗传资源和生物资源享有主权。

第五十四条　国家开展人类遗传资源和生物资源调查。

国务院科学技术主管部门组织开展我国人类遗传资源调查，制定重要遗传家系和特定地区人类遗传资源申报登记办法。

国务院科学技术、自然资源、生态环境、卫生健康、农业农村、林业草原、中医药主管部门根据职责分工，组织开展生物资源调查，制定重要生物资源申报登记办法。

第五十五条　采集、保藏、利用、对外提供我国人类遗传资源，应当符合伦理原则，不得危害公众健康、国家安全和社会公共利益。

第五十六条　从事下列活动，应当经国务院科学技术主管部门批准：

（一）采集我国重要遗传家系、特定地区人类遗传资源或者采集国务院科学技术主管部门规定的种类、数量的人类遗传资源；

（二）保藏我国人类遗传资源；

（三）利用我国人类遗传资源开展国际科学研究合作；

（四）将我国人类遗传资源材料运送、邮寄、携带出境。

前款规定不包括以临床诊疗、采供血服务、查处违法犯罪、兴奋剂检测和殡葬等为目的采集、保藏人类遗传资源及开展的相关活动。

为了取得相关药品和医疗器械在我国上市许可，在临床试验机构利用我国人类遗传资源开展国际合作临床试验、不涉及人类遗传资源出境的，不需要批准；但是，在开展临床试验前应当将拟使用的人类遗传资源种类、数量及用途向国务院科学技术主管部门备案。

境外组织、个人及其设立或者实际控制的机构不得在我国境内采集、保藏我国人类遗传资源，不得向境外提供我国人类遗传资源。

第五十七条 将我国人类遗传资源信息向境外组织、个人及其设立或者实际控制的机构提供或者开放使用的，应当向国务院科学技术主管部门事先报告并提交信息备份。

第五十八条 采集、保藏、利用、运输出境我国珍贵、濒危、特有物种及其可用于再生或者繁殖传代的个体、器官、组织、细胞、基因等遗传资源，应当遵守有关法律法规。

境外组织、个人及其设立或者实际控制的机构获取和利用我国生物资源，应当依法取得批准。

第五十九条 利用我国生物资源开展国际科学研究合作，应当依法取得批准。

利用我国人类遗传资源和生物资源开展国际科学研究合作，应当保证中方单位及其研究人员全过程、实质性地参与研究，依法分享相关权益。

第六十条 国家加强对外来物种入侵的防范和应对，保护生物多样性。国务院农业农村主管部门会同国务院其他有关部门制定外来入侵物种名录和管理办法。

国务院有关部门根据职责分工，加强对外来入侵物种的调查、监测、预警、控制、评估、清除以及生态修复等工作。

任何单位和个人未经批准，不得擅自引进、释放或者丢弃外来物种。

第七章　防范生物恐怖与生物武器威胁

第六十一条 国家采取一切必要措施防范生物恐怖与生物武器威胁。

禁止开发、制造或者以其他方式获取、储存、持有和使用生物武器。

禁止以任何方式唆使、资助、协助他人开发、制造或者以其他方式获取生物武器。

第六十二条　国务院有关部门制定、修改、公布可被用于生物恐怖活动、制造生物武器的生物体、生物毒素、设备或者技术清单，加强监管，防止其被用于制造生物武器或者恐怖目的。

第六十三条　国务院有关部门和有关军事机关根据职责分工，加强对可被用于生物恐怖活动、制造生物武器的生物体、生物毒素、设备或者技术进出境、进出口、获取、制造、转移和投放等活动的监测、调查，采取必要的防范和处置措施。

第六十四条　国务院有关部门、省级人民政府及其有关部门负责组织遭受生物恐怖袭击、生物武器攻击后的人员救治与安置、环境消毒、生态修复、安全监测和社会秩序恢复等工作。

国务院有关部门、省级人民政府及其有关部门应当有效引导社会舆论科学、准确报道生物恐怖袭击和生物武器攻击事件，及时发布疏散、转移和紧急避难等信息，对应急处置与恢复过程中遭受污染的区域和人员进行长期环境监测和健康监测。

第六十五条　国家组织开展对我国境内战争遗留生物武器及其危害结果、潜在影响的调查。

国家组织建设存放和处理战争遗留生物武器设施，保障对战争遗留生物武器的安全处置。

第八章　生物安全能力建设

第六十六条　国家制定生物安全事业发展规划，加强生物安全能力建设，提高应对生物安全事件的能力和水平。

县级以上人民政府应当支持生物安全事业发展，按照事权划分，将支持下列生物安全事业发展的相关支出列入政府预算：

（一）监测网络的构建和运行；

（二）应急处置和防控物资的储备；

（三）关键基础设施的建设和运行；

（四）关键技术和产品的研究、开发；

（五）人类遗传资源和生物资源的调查、保藏；

（六）法律法规规定的其他重要生物安全事业。

第六十七条 国家采取措施支持生物安全科技研究，加强生物安全风险防御与管控技术研究，整合优势力量和资源，建立多学科、多部门协同创新的联合攻关机制，推动生物安全核心关键技术和重大防御产品的成果产出与转化应用，提高生物安全的科技保障能力。

第六十八条 国家统筹布局全国生物安全基础设施建设。国务院有关部门根据职责分工，加快建设生物信息、人类遗传资源保藏、菌（毒）种保藏、动植物遗传资源保藏、高等级病原微生物实验室等方面的生物安全国家战略资源平台，建立共享利用机制，为生物安全科技创新提供战略保障和支撑。

第六十九条 国务院有关部门根据职责分工，加强生物基础科学研究人才和生物领域专业技术人才培养，推动生物基础科学学科建设和科学研究。

国家生物安全基础设施重要岗位的从业人员应当具备符合要求的资格，相关信息应当向国务院有关部门备案，并接受岗位培训。

第七十条 国家加强重大新发突发传染病、动植物疫情等生物安全风险防控的物资储备。

国家加强生物安全应急药品、装备等物资的研究、开发和技术储备。国务院有关部门根据职责分工，落实生物安全应急药品、装备等物资研究、开发和技术储备的相关措施。

国务院有关部门和县级以上地方人民政府及其有关部门应当保障生物安全事件应急处置所需的医疗救护设备、救治药品、医疗器械等物资的生产、供应和调配；交通运输主管部门应当及时组织协调运输经营单位优先运送。

第七十一条 国家对从事高致病性病原微生物实验活动、生物安全事件现场处置等高风险生物安全工作的人员，提供有效的防护措施和医疗保障。

第九章 法律责任

第七十二条 违反本法规定，履行生物安全管理职责的工作人员在生物安全工作中滥用职权、玩忽职守、徇私舞弊或者有其他违法行为的，依法给予处分。

第七十三条 违反本法规定，医疗机构、专业机构或者其工作人员瞒报、谎报、缓报、漏报，授意他人瞒报、谎报、缓报，或者阻碍他人报告传染病、动植物疫病或者不明原因的聚集性疾病的，由县级以上人民政府有关部门责令改正，给予警告；对法定代表人、主要负责人、直接负责的主管人员和其他直接责任人员，依法给予处分，并可以依法暂停一定期限的执业活动直至吊销相关执业证书。

违反本法规定，编造、散布虚假的生物安全信息，构成违反治安管理行为的，由公安机关依法给予治安管理处罚。

第七十四条　违反本法规定，从事国家禁止的生物技术研究、开发与应用活动的，由县级以上人民政府卫生健康、科学技术、农业农村主管部门根据职责分工，责令停止违法行为，没收违法所得、技术资料和用于违法行为的工具、设备、原材料等物品，处一百万元以上一千万元以下的罚款，违法所得在一百万元以上的，处违法所得十倍以上二十倍以下的罚款，并可以依法禁止一定期限内从事相应的生物技术研究、开发与应用活动，吊销相关许可证件；对法定代表人、主要负责人、直接负责的主管人员和其他直接责任人员，依法给予处分，处十万元以上二十万元以下的罚款，十年直至终身禁止从事相应的生物技术研究、开发与应用活动，依法吊销相关执业证书。

第七十五条　违反本法规定，从事生物技术研究、开发活动未遵守国家生物技术研究开发安全管理规范的，由县级以上人民政府有关部门根据职责分工，责令改正，给予警告，可以并处二万元以上二十万元以下的罚款；拒不改正或者造成严重后果的，责令停止研究、开发活动，并处二十万元以上二百万元以下的罚款。

第七十六条　违反本法规定，从事病原微生物实验活动未在相应等级的实验室进行，或者高等级病原微生物实验室未经批准从事高致病性、疑似高致病性病原微生物实验活动的，由县级以上地方人民政府卫生健康、农业农村主管部门根据职责分工，责令停止违法行为，监督其将用于实验活动的病原微生物销毁或者送交保藏机构，给予警告；造成传染病传播、流行或者其他严重后果的，对法定代表人、主要负责人、直接负责的主管人员和其他直接责任人员依法给予撤职、开除处分。

第七十七条　违反本法规定，将使用后的实验动物流入市场的，由县级以上人民政府科学技术主管部门责令改正，没收违法所得，并处二十万元以上一百万元以下的罚款，违法所得在二十万元以上的，并处违法所得五倍以上十倍以下的罚款；情节严重的，由发证部门吊销相关许可证件。

第七十八条　违反本法规定，有下列行为之一的，由县级以上人民政府有关部门根据职责分工，责令改正，没收违法所得，给予警告，可以并处十万元以上一百万元以下的罚款：

（一）购买或者引进列入管控清单的重要设备、特殊生物因子未进行登记，或者未报国务院有关部门备案；

（二）个人购买或者持有列入管控清单的重要设备或者特殊生物因子；

（三）个人设立病原微生物实验室或者从事病原微生物实验活动；

（四）未经实验室负责人批准进入高等级病原微生物实验室。

第七十九条　违反本法规定，未经批准，采集、保藏我国人类遗传资源或者利用我国人类遗传资源开展国际科学研究合作的，由国务院科学技术主管部门责令停止违法行为，没收违法所得和违法采集、保藏的人类遗传资源，并处五十万元以上五百万元以下的罚款，违法所得在一百万元以上的，并处违法所得五倍以上十倍以下的罚款；情节严重的，对法定代表人、主要负责人、直接负责的主管人员和其他直接责任人员，依法给予处分，五年内禁止从事相应活动。

第八十条　违反本法规定，境外组织、个人及其设立或者实际控制的机构在我国境内采集、保藏我国人类遗传资源，或者向境外提供我国人类遗传资源的，由国务院科学技术主管部门责令停止违法行为，没收违法所得和违法采集、保藏的人类遗传资源，并处一百万元以上一千万元以下的罚款；违法所得在一百万元以上的，并处违法所得十倍以上二十倍以下的罚款。

第八十一条　违反本法规定，未经批准，擅自引进外来物种的，由县级以上人民政府有关部门根据职责分工，没收引进的外来物种，并处五万元以上二十五万元以下的罚款。

违反本法规定，未经批准，擅自释放或者丢弃外来物种的，由县级以上人民政府有关部门根据职责分工，责令限期捕回、找回释放或者丢弃的外来物种，处一万元以上五万元以下的罚款。

第八十二条　违反本法规定，构成犯罪的，依法追究刑事责任；造成人身、财产或者其他损害的，依法承担民事责任。

第八十三条　违反本法规定的生物安全违法行为，本法未规定法律责任，其他有关法律、行政法规有规定的，依照其规定。

第八十四条　境外组织或者个人通过运输、邮寄、携带危险生物因子入境或者以其他方式危害我国生物安全的，依法追究法律责任，并可以采取其他必要措施。

第十章 附则

第八十五条 本法下列术语的含义：

（一）生物因子，是指动物、植物、微生物、生物毒素及其他生物活性物质。

（二）重大新发突发传染病，是指我国境内首次出现或者已经宣布消灭再次发生，或者突然发生，造成或者可能造成公众健康和生命安全严重损害，引起社会恐慌，影响社会稳定的传染病。

（三）重大新发突发动物疫情，是指我国境内首次发生或者已经宣布消灭的动物疫病再次发生，或者发病率、死亡率较高的潜伏动物疫病突然发生并迅速传播，给养殖业生产安全造成严重威胁、危害，以及可能对公众健康和生命安全造成危害的情形。

（四）重大新发突发植物疫情，是指我国境内首次发生或者已经宣布消灭的严重危害植物的真菌、细菌、病毒、昆虫、线虫、杂草、害鼠、软体动物等再次引发病虫害，或者本地有害生物突然大范围发生并迅速传播，对农作物、林木等植物造成严重危害的情形。

（五）生物技术研究、开发与应用，是指通过科学和工程原理认识、改造、合成、利用生物而从事的科学研究、技术开发与应用等活动。

（六）病原微生物，是指可以侵犯人、动物引起感染甚至传染病的微生物，包括病毒、细菌、真菌、立克次体、寄生虫等。

（七）植物有害生物，是指能够对农作物、林木等植物造成危害的真菌、细菌、病毒、昆虫、线虫、杂草、害鼠、软体动物等生物。

（八）人类遗传资源，包括人类遗传资源材料和人类遗传资源信息。人类遗传资源材料是指含有人体基因组、基因等遗传物质的器官、组织、细胞等遗传材料。人类遗传资源信息是指利用人类遗传资源材料产生的数据等信息资料。

（九）微生物耐药，是指微生物对抗微生物药物产生抗性，导致抗微生物药物不能有效控制微生物的感染。

（十）生物武器，是指类型和数量不属于预防、保护或者其他和平用途所正当需要的、任何来源或者任何方法产生的微生物剂、其他生物剂以及生物毒素；也包括为将上述生物剂、生物毒素使用于敌对目的或者武装冲突而设计的武器、设备或者运载工具。

（十一）生物恐怖，是指故意使用致病性微生物、生物毒素等实施袭击，损害人类或者动植物健康，引起社会恐慌，企图达到特定政治目的的行为。

第八十六条　生物安全信息属于国家秘密的，应当依照《中华人民共和国保守国家秘密法》和国家其他有关保密规定实施保密管理。

第八十七条　中国人民解放军、中国人民武装警察部队的生物安全活动，由中央军事委员会依照本法规定的原则另行规定。

第八十八条　本法自2021年4月15日起施行。

附录二

病原微生物实验室生物安全管理条例

(2004 年 11 月 12 日中华人民共和国国务院令第 424 号公布 根据 2016 年 2 月 6 日《国务院关于修改部分行政法规的决定》第一次修订 根据 2018 年 3 月 19 日《国务院关于修改和废止部分行政法规的决定》第二次修订)

第一章　总则

第一条　为了加强病原微生物实验室(以下称实验室)生物安全管理,保护实验室工作人员和公众的健康,制定本条例。

第二条　对中华人民共和国境内的实验室及其从事实验活动的生物安全管理,适用本条例。

本条例所称病原微生物,是指能够使人或者动物致病的微生物。

本条例所称实验活动,是指实验室从事与病原微生物菌(毒)种、样本有关的研究、教学、检测、诊断等活动。

第三条　国务院卫生主管部门主管与人体健康有关的实验室及其实验活动的生物安全监督工作。

国务院兽医主管部门主管与动物有关的实验室及其实验活动的生物安全监督工作。

国务院其他有关部门在各自职责范围内负责实验室及其实验活动的生物安全管理工作。

县级以上地方人民政府及其有关部门在各自职责范围内负责实验室及其实验活动的生物安全管理工作。

第四条　国家对病原微生物实行分类管理,对实验室实行分级管理。

第五条　国家实行统一的实验室生物安全标准。实验室应当符合国家标准和要求。

第六条 实验室的设立单位及其主管部门负责实验室日常活动的管理，承担建立健全安全管理制度，检查、维护实验设施、设备，控制实验室感染的职责。

第二章 病原微生物的分类和管理

第七条 国家根据病原微生物的传染性、感染后对个体或者群体的危害程度，将病原微生物分为四类：

第一类病原微生物，是指能够引起人类或者动物非常严重疾病的微生物，以及我国尚未发现或者已经宣布消灭的微生物。

第二类病原微生物，是指能够引起人类或者动物严重疾病，比较容易直接或者间接在人与人、动物与人、动物与动物间传播的微生物。

第三类病原微生物，是指能够引起人类或者动物疾病，但一般情况下对人、动物或者环境不构成严重危害，传播风险有限，实验室感染后很少引起严重疾病，并且具备有效治疗和预防措施的微生物。

第四类病原微生物，是指在通常情况下不会引起人类或者动物疾病的微生物。

第一类、第二类病原微生物统称为高致病性病原微生物。

第八条 人间传染的病原微生物名录由国务院卫生主管部门商国务院有关部门后制定、调整并予以公布；动物间传染的病原微生物名录由国务院兽医主管部门商国务院有关部门后制定、调整并予以公布。

第九条 采集病原微生物样本应当具备下列条件：

（一）具有与采集病原微生物样本所需要的生物安全防护水平相适应的设备；

（二）具有掌握相关专业知识和操作技能的工作人员；

（三）具有有效的防止病原微生物扩散和感染的措施；

（四）具有保证病原微生物样本质量的技术方法和手段。

采集高致病性病原微生物样本的工作人员在采集过程中应当防止病原微生物扩散和感染，并对样本的来源、采集过程和方法等作详细记录。

第十条 运输高致病性病原微生物菌（毒）种或者样本，应当通过陆路运输；没有陆路通道，必须经水路运输的，可以通过水路运输；紧急情况下或者需要将高致病性病原微生物菌（毒）种或者样本运往国外的，可以通过民用航空运输。

第十一条 运输高致病性病原微生物菌（毒）种或者样本，应当具备下列条件：

（一）运输目的、高致病性病原微生物的用途和接收单位符合国务院卫生主管部门或者兽医主管部门的规定；

（二）高致病性病原微生物菌（毒）种或者样本的容器应当密封，容器或者包装材料还应当符合防水、防破损、防外泄、耐高（低）温、耐高压的要求；

（三）容器或者包装材料上应当印有国务院卫生主管部门或者兽医主管部门规定的生物危险标识、警告用语和提示用语。

运输高致病性病原微生物菌（毒）种或者样本，应当经省级以上人民政府卫生主管部门或者兽医主管部门批准。在省、自治区、直辖市行政区域内运输的，由省、自治区、直辖市人民政府卫生主管部门或者兽医主管部门批准；需要跨省、自治区、直辖市运输或者运往国外的，由出发地的省、自治区、直辖市人民政府卫生主管部门或者兽医主管部门进行初审后，分别报国务院卫生主管部门或者兽医主管部门批准。

出入境检验检疫机构在检验检疫过程中需要运输病原微生物样本的，由国务院出入境检验检疫部门批准，并同时向国务院卫生主管部门或者兽医主管部门通报。

通过民用航空运输高致病性病原微生物菌（毒）种或者样本的，除依照本条第二款、第三款规定取得批准外，还应当经国务院民用航空主管部门批准。

有关主管部门应当对申请人提交的关于运输高致病性病原微生物菌（毒）种或者样本的申请材料进行审查，对符合本条第一款规定条件的，应当即时批准。

第十二条 运输高致病性病原微生物菌（毒）种或者样本，应当由不少于 2 人的专人护送，并采取相应的防护措施。

有关单位或者个人不得通过公共电（汽）车和城市铁路运输病原微生物菌（毒）种或者样本。

第十三条 需要通过铁路、公路、民用航空等公共交通工具运输高致病性病原微生物菌（毒）种或者样本的，承运单位应当凭本条例第十一条规定的批准文件予以运输。

承运单位应当与护送人共同采取措施，确保所运输的高致病性病原微生物菌（毒）种或者样本的安全，严防发生被盗、被抢、丢失、泄漏事件。

第十四条 国务院卫生主管部门或者兽医主管部门指定的菌（毒）种保藏中心或者专业实验室（以下称保藏机构），承担集中储存病原微生物菌（毒）种和样本的任务。

保藏机构应当依照国务院卫生主管部门或者兽医主管部门的规定，储存实验室送交的病原微生物菌（毒）种和样本，并向实验室提供病原微生物菌（毒）种和样本。

保藏机构应当制定严格的安全保管制度，作好病原微生物菌（毒）种和样本进出和储存的记录，建立档案制度，并指定专人负责。对高致病性病原微生物菌（毒）种和样本应当设专库或者专柜单独储存。

保藏机构储存、提供病原微生物菌（毒）种和样本，不得收取任何费用，其经费由同级财政在单位预算中予以保障。

保藏机构的管理办法由国务院卫生主管部门会同国务院兽医主管部门制定。

第十五条　保藏机构应当凭实验室依照本条例的规定取得的从事高致病性病原微生物相关实验活动的批准文件，向实验室提供高致病性病原微生物菌（毒）种和样本，并予以登记。

第十六条　实验室在相关实验活动结束后，应当依照国务院卫生主管部门或者兽医主管部门的规定，及时将病原微生物菌（毒）种和样本就地销毁或者送交保藏机构保管。

保藏机构接受实验室送交的病原微生物菌（毒）种和样本，应当予以登记，并开具接收证明。

第十七条　高致病性病原微生物菌（毒）种或者样本在运输、储存中被盗、被抢、丢失、泄漏的，承运单位、护送人、保藏机构应当采取必要的控制措施，并在 2 小时内分别向承运单位的主管部门、护送人所在单位和保藏机构的主管部门报告，同时向所在地的县级人民政府卫生主管部门或者兽医主管部门报告，发生被盗、被抢、丢失的，还应当向公安机关报告；接到报告的卫生主管部门或者兽医主管部门应当在 2 小时内向本级人民政府报告，并同时向上级人民政府卫生主管部门或者兽医主管部门和国务院卫生主管部门或者兽医主管部门报告。

县级人民政府应当在接到报告后 2 小时内向设区的市级人民政府或者上一级人民政府报告；设区的市级人民政府应当在接到报告后 2 小时内向省、自治区、直辖市人民政府报告。省、自治区、直辖市人民政府应当在接到报告后 1 小时内，向国务院卫生主管部门或者兽医主管部门报告。

任何单位和个人发现高致病性病原微生物菌（毒）种或者样本的容器或者包装材料，应当及时向附近的卫生主管部门或者兽医主管部门报告；接到报告的卫生主管部门或者兽医主管部门应当及时组织调查核实，并依法采取必要的控制措施。

第三章　实验室的设立与管理

第十八条　国家根据实验室对病原微生物的生物安全防护水平，并依照实验室生物安全国家标准的规定，将实验室分为一级、二级、三级、四级。

第十九条　新建、改建、扩建三级、四级实验室或者生产、进口移动式三级、四级实验室应当遵守下列规定：

（一）符合国家生物安全实验室体系规划并依法履行有关审批手续；

（二）经国务院科技主管部门审查同意；

（三）符合国家生物安全实验室建筑技术规范；

（四）依照《中华人民共和国环境影响评价法》的规定进行环境影响评价并经环境保护主管部门审查批准；

（五）生物安全防护级别与其拟从事的实验活动相适应。

前款规定所称国家生物安全实验室体系规划，由国务院投资主管部门会同国务院有关部门制定。制定国家生物安全实验室体系规划应当遵循总量控制、合理布局、资源共享的原则，并应当召开听证会或者论证会，听取公共卫生、环境保护、投资管理和实验室管理等方面专家的意见。

第二十条　三级、四级实验室应当通过实验室国家认可。

国务院认证认可监督管理部门确定的认可机构应当依照实验室生物安全国家标准以及本条例的有关规定，对三级、四级实验室进行认可；实验室通过认可的，颁发相应级别的生物安全实验室证书。证书有效期为 5 年。

第二十一条　一级、二级实验室不得从事高致病性病原微生物实验活动。三级、四级实验室从事高致病性病原微生物实验活动，应当具备下列条件：

（一）实验目的和拟从事的实验活动符合国务院卫生主管部门或者兽医主管部门的规定；

（二）通过实验室国家认可；

（三）具有与拟从事的实验活动相适应的工作人员；

（四）工程质量经建筑主管部门依法检测验收合格。

第二十二条　三级、四级实验室，需要从事某种高致病性病原微生物或者疑似高致病性病原微生物实验活动的，应当依照国务院卫生主管部门或者兽医主管部门的规定报省级以上人民政府卫生主管部门或者兽医主管部门批准。实验活动结果以及工作情况应当向原批准部门报告。

实验室申报或者接受与高致病性病原微生物有关的科研项目，应当符合科研需要和生物安全要求，具有相应的生物安全防护水平。与动物间传染的高致病性病原微生物有关的科研项目，应当经国务院兽医主管部门同意；与人体健康有关的高致病性病原微生物科研项目，实验室应当将立项结果告知省级以上人民政府卫生主管部门。

第二十三条　出入境检验检疫机构、医疗卫生机构、动物防疫机构在实验室开展检测、诊断工作时，发现高致病性病原微生物或者疑似高致病性病原微生物，需要进一步从事这类高致病性病原微生物相关实验活动的，应当依照本条例的规定经批准同意，并在具备相应条件的实验室中进行。

专门从事检测、诊断的实验室应当严格依照国务院卫生主管部门或者兽医主管部门的规定，建立健全规章制度，保证实验室生物安全。

第二十四条　省级以上人民政府卫生主管部门或者兽医主管部门应当自收到需要从事高致病性病原微生物相关实验活动的申请之日起 15 日内作出是否批准的决定。

对出入境检验检疫机构为了检验检疫工作的紧急需要，申请在实验室对高致病性病原微生物或者疑似高致病性病原微生物开展进一步实验活动的，省级以上人民政府卫生主管部门或者兽医主管部门应当自收到申请之时起 2 小时内作出是否批准的决定；2 小时内未作出决定的，实验室可以从事相应的实验活动。

省级以上人民政府卫生主管部门或者兽医主管部门应当为申请人通过电报、电传、传真、电子数据交换和电子邮件等方式提出申请提供方便。

第二十五条　新建、改建或者扩建一级、二级实验室，应当向设区的市级人民政府卫生主管部门或者兽医主管部门备案。设区的市级人民政府卫生主管部门或者兽医主管部门应当每年将备案情况汇总后报省、自治区、直辖市人民政府卫生主管部门或者兽医主管部门。

第二十六条　国务院卫生主管部门和兽医主管部门应当定期汇总并互相通报实验室数量和实验室设立、分布情况，以及三级、四级实验室从事高致病性病原微生物实验活动的情况。

第二十七条 已经建成并通过实验室国家认可的三级、四级实验室应当向所在地的县级人民政府环境保护主管部门备案。环境保护主管部门依照法律、行政法规的规定对实验室排放的废水、废气和其他废物处置情况进行监督检查。

第二十八条 对我国尚未发现或者已经宣布消灭的病原微生物，任何单位和个人未经批准不得从事相关实验活动。

为了预防、控制传染病，需要从事前款所指病原微生物相关实验活动的，应当经国务院卫生主管部门或者兽医主管部门批准，并在批准部门指定的专业实验室中进行。

第二十九条 实验室使用新技术、新方法从事高致病性病原微生物相关实验活动的，应当符合防止高致病性病原微生物扩散、保证生物安全和操作者人身安全的要求，并经国家病原微生物实验室生物安全专家委员会论证；经论证可行的，方可使用。

第三十条 需要在动物体上从事高致病性病原微生物相关实验活动的，应当在符合动物实验室生物安全国家标准的三级以上实验室进行。

第三十一条 实验室的设立单位负责实验室的生物安全管理。

实验室的设立单位应当依照本条例的规定制定科学、严格的管理制度，并定期对有关生物安全规定的落实情况进行检查，定期对实验室设施、设备、材料等进行检查、维护和更新，以确保其符合国家标准。

实验室的设立单位及其主管部门应当加强对实验室日常活动的管理。

第三十二条 实验室负责人为实验室生物安全的第一责任人。

实验室从事实验活动应当严格遵守有关国家标准和实验室技术规范、操作规程。实验室负责人应当指定专人监督检查实验室技术规范和操作规程的落实情况。

第三十三条 从事高致病性病原微生物相关实验活动的实验室的设立单位，应当建立健全安全保卫制度，采取安全保卫措施，严防高致病性病原微生物被盗、被抢、丢失、泄漏，保障实验室及其病原微生物的安全。实验室发生高致病性病原微生物被盗、被抢、丢失、泄漏的，实验室的设立单位应当依照本条例第十七条的规定进行报告。

从事高致病性病原微生物相关实验活动的实验室应当向当地公安机关备案，并接受公安机关有关实验室安全保卫工作的监督指导。

第三十四条 实验室或者实验室的设立单位应当每年定期对工作人员进行培训，保证其掌握实验室技术规范、操作规程、生物安全防护知识和实际操作技能，并进行考核。工作人员经考核合格的，方可上岗。

从事高致病性病原微生物相关实验活动的实验室，应当每半年将培训、考核其工作人员的情况和实验室运行情况向省、自治区、直辖市人民政府卫生主管部门或者兽医主管部门报告。

第三十五条 从事高致病性病原微生物相关实验活动应当有 2 名以上的工作人员共同进行。

进入从事高致病性病原微生物相关实验活动的实验室的工作人员或者其他有关人员，应当经实验室负责人批准。实验室应当为其提供符合防护要求的防护用品并采取其他职业防护措施。从事高致病性病原微生物相关实验活动的实验室，还应当对实验室工作人员进行健康监测，每年组织对其进行体检，并建立健康档案；必要时，应当对实验室工作人员进行预防接种。

第三十六条 在同一个实验室的同一个独立安全区域内，只能同时从事一种高致病性病原微生物的相关实验活动。

第三十七条 实验室应当建立实验档案，记录实验室使用情况和安全监督情况。实验室从事高致病性病原微生物相关实验活动的实验档案保存期，不得少于 20 年。

第三十八条 实验室应当依照环境保护的有关法律、行政法规和国务院有关部门的规定，对废水、废气以及其他废物进行处置，并制定相应的环境保护措施，防止环境污染。

第三十九条 三级、四级实验室应当在明显位置标示国务院卫生主管部门和兽医主管部门规定的生物危险标识和生物安全实验室级别标志。

第四十条 从事高致病性病原微生物相关实验活动的实验室应当制定实验室感染应急处置预案，并向该实验室所在地的省、自治区、直辖市人民政府卫生主管部门或者兽医主管部门备案。

第四十一条 国务院卫生主管部门和兽医主管部门会同国务院有关部门组织病原学、免疫学、检验医学、流行病学、预防兽医学、环境保护和实验室管理等方面的专家，组成国家病原微生物实验室生物安全专家委员会。该委员会承担从事高致病性病原微生物相关实验活动的实验室的设立与运行的生物安全评估和技术咨询、论证工作。

省、自治区、直辖市人民政府卫生主管部门和兽医主管部门会同同级人民政府有关部门组织病原学、免疫学、检验医学、流行病学、预防兽医学、环境保护和实验室管理等方面的专家，组成本地区病原微生物实验室生物安全专家委员会。该委员会承担本地区实验室设立和运行的技术咨询工作。

第四章　实验室感染控制

第四十二条　实验室的设立单位应当指定专门的机构或者人员承担实验室感染控制工作，定期检查实验室的生物安全防护、病原微生物菌（毒）种和样本保存与使用、安全操作、实验室排放的废水和废气以及其他废物处置等规章制度的实施情况。

负责实验室感染控制工作的机构或者人员应当具有与该实验室中的病原微生物有关的传染病防治知识，并定期调查、了解实验室工作人员的健康状况。

第四十三条　实验室工作人员出现与本实验室从事的高致病性病原微生物相关实验活动有关的感染临床症状或者体征时，实验室负责人应当向负责实验室感染控制工作的机构或者人员报告，同时派专人陪同及时就诊；实验室工作人员应当将近期所接触的病原微生物的种类和危险程度如实告知诊治医疗机构。接诊的医疗机构应当及时救治；不具备相应救治条件的，应当依照规定将感染的实验室工作人员转诊至具备相应传染病救治条件的医疗机构；具备相应传染病救治条件的医疗机构应当接诊治疗，不得拒绝救治。

第四十四条　实验室发生高致病性病原微生物泄漏时，实验室工作人员应当立即采取控制措施，防止高致病性病原微生物扩散，并同时向负责实验室感染控制工作的机构或者人员报告。

第四十五条　负责实验室感染控制工作的机构或者人员接到本条例第四十三条、第四十四条规定的报告后，应当立即启动实验室感染应急处置预案，并组织人员对该实验室生物安全状况等情况进行调查；确认发生实验室感染或者高致病性病原微生物泄漏的，应当依照本条例第十七条的规定进行报告，并同时采取控制措施，对有关人员进行医学观察或者隔离治疗，封闭实验室，防止扩散。

第四十六条　卫生主管部门或者兽医主管部门接到关于实验室发生工作人员感染事故或者病原微生物泄漏事件的报告，或者发现实验室从事病原微生物相关实验活动造成实验室感染事故的，应当立即组织疾病预防控制机构、动物防疫监督机构和医疗机构以及其他有关机构依法采取下列预防、控制措施：

（一）封闭被病原微生物污染的实验室或者可能造成病原微生物扩散的场所；

（二）开展流行病学调查；

（三）对病人进行隔离治疗，对相关人员进行医学检查；

（四）对密切接触者进行医学观察；

（五）进行现场消毒；

（六）对染疫或者疑似染疫的动物采取隔离、扑杀等措施；

（七）其他需要采取的预防、控制措施。

第四十七条　医疗机构或者兽医医疗机构及其执行职务的医务人员发现由于实验室感染而引起的与高致病性病原微生物相关的传染病病人、疑似传染病病人或者患有疫病、疑似患有疫病的动物，诊治的医疗机构或者兽医医疗机构应当在2小时内报告所在地的县级人民政府卫生主管部门或者兽医主管部门；接到报告的卫生主管部门或者兽医主管部门应当在2小时内通报实验室所在地的县级人民政府卫生主管部门或者兽医主管部门。接到通报的卫生主管部门或者兽医主管部门应当依照本条例第四十六条的规定采取预防、控制措施。

第四十八条　发生病原微生物扩散，有可能造成传染病暴发、流行时，县级以上人民政府卫生主管部门或者兽医主管部门应当依照有关法律、行政法规的规定以及实验室感染应急处置预案进行处理。

第五章　监督管理

第四十九条　县级以上地方人民政府卫生主管部门、兽医主管部门依照各自分工，履行下列职责：

（一）对病原微生物菌（毒）种、样本的采集、运输、储存进行监督检查；

（二）对从事高致病性病原微生物相关实验活动的实验室是否符合本条例规定的条件进行监督检查；

（三）对实验室或者实验室的设立单位培训、考核其工作人员以及上岗人员的情况进行监督检查；

（四）对实验室是否按照有关国家标准、技术规范和操作规程从事病原微生物相关实验活动进行监督检查。

县级以上地方人民政府卫生主管部门、兽医主管部门，应当主要通过检查反映实验室执行国家有关法律、行政法规以及国家标准和要求的记录、档案、报告,切实履行监督管理职责。

第五十条 县级以上人民政府卫生主管部门、兽医主管部门、环境保护主管部门在履行监督检查职责时,有权进入被检查单位和病原微生物泄漏或者扩散现场调查取证、采集样品,查阅复制有关资料。需要进入从事高致病性病原微生物相关实验活动的实验室调查取证、采集样品的,应当指定或者委托专业机构实施。被检查单位应当予以配合,不得拒绝、阻挠。

第五十一条 国务院认证认可监督管理部门依照《中华人民共和国认证认可条例》的规定对实验室认可活动进行监督检查。

第五十二条 卫生主管部门、兽医主管部门、环境保护主管部门应当依据法定的职权和程序履行职责,做到公正、公平、公开、文明、高效。

第五十三条 卫生主管部门、兽医主管部门、环境保护主管部门的执法人员执行职务时,应当有 2 名以上执法人员参加,出示执法证件,并依照规定填写执法文书。

现场检查笔录、采样记录等文书经核对无误后,应当由执法人员和被检查人、被采样人签名。被检查人、被采样人拒绝签名的,执法人员应当在自己签名后注明情况。

第五十四条 卫生主管部门、兽医主管部门、环境保护主管部门及其执法人员执行职务,应当自觉接受社会和公民的监督。公民、法人和其他组织有权向上级人民政府及其卫生主管部门、兽医主管部门、环境保护主管部门举报地方人民政府及其有关主管部门不依照规定履行职责的情况。接到举报的有关人民政府或者其卫生主管部门、兽医主管部门、环境保护主管部门,应当及时调查处理。

第五十五条 上级人民政府卫生主管部门、兽医主管部门、环境保护主管部门发现属于下级人民政府卫生主管部门、兽医主管部门、环境保护主管部门职责范围内需要处理的事项的,应当及时告知该部门处理;下级人民政府卫生主管部门、兽医主管部门、环境保护主管部门不及时处理或者不积极履行本部门职责的,上级人民政府卫生主管部门、兽医主管部门、环境保护主管部门应当责令其限期改正;逾期不改正的,上级人民政府卫生主管部门、兽医主管部门、环境保护主管部门有权直接予以处理。

第六章 法律责任

第五十六条 三级、四级实验室未经批准从事某种高致病性病原微生物或者疑似高致病性病原微生物实验活动的，由县级以上地方人民政府卫生主管部门、兽医主管部门依照各自职责，责令停止有关活动，监督其将用于实验活动的病原微生物销毁或者送交保藏机构，并给予警告；造成传染病传播、流行或者其他严重后果的，由实验室的设立单位对主要负责人、直接负责的主管人员和其他直接责任人员，依法给予撤职、开除的处分；构成犯罪的，依法追究刑事责任。

第五十七条　卫生主管部门或者兽医主管部门违反本条例的规定，准予不符合本条例规定条件的实验室从事高致病性病原微生物相关实验活动的，由作出批准决定的卫生主管部门或者兽医主管部门撤销原批准决定，责令有关实验室立即停止有关活动，并监督其将用于实验活动的病原微生物销毁或者送交保藏机构，对直接负责的主管人员和其他直接责任人员依法给予行政处分；构成犯罪的，依法追究刑事责任。

因违法作出批准决定给当事人的合法权益造成损害的，作出批准决定的卫生主管部门或者兽医主管部门应当依法承担赔偿责任。

第五十八条　卫生主管部门或者兽医主管部门对出入境检验检疫机构为了检验检疫工作的紧急需要，申请在实验室对高致病性病原微生物或者疑似高致病性病原微生物开展进一步检测活动，不在法定期限内作出是否批准决定的，由其上级行政机关或者监察机关责令改正，给予警告；造成传染病传播、流行或者其他严重后果的，对直接负责的主管人员和其他直接责任人员依法给予撤职、开除的行政处分；构成犯罪的，依法追究刑事责任。

第五十九条　违反本条例规定，在不符合相应生物安全要求的实验室从事病原微生物相关实验活动的，由县级以上地方人民政府卫生主管部门、兽医主管部门依照各自职责，责令停止有关活动，监督其将用于实验活动的病原微生物销毁或者送交保藏机构，并给予警告；造成传染病传播、流行或者其他严重后果的，由实验室的设立单位对主要负责人、直接负责的主管人员和其他直接责任人员，依法给予撤职、开除的处分；构成犯罪的，依法追究刑事责任。

第六十条　实验室有下列行为之一的，由县级以上地方人民政府卫生主管部门、兽医主管部门依照各自职责，责令限期改正，给予警告；逾期不改正的，由实验室的设立单位对主要负责人、直接负责的主管人员和其他直接责任人员，依法给予撤职、开除的处分；有许可证件的，并由原发证部门吊销有关许可证件：

（一）未依照规定在明显位置标示国务院卫生主管部门和兽医主管部门规定的生

物危险标识和生物安全实验室级别标志的；

（二）未向原批准部门报告实验活动结果以及工作情况的；

（三）未依照规定采集病原微生物样本，或者对所采集样本的来源、采集过程和方法等未作详细记录的；

（四）新建、改建或者扩建一级、二级实验室未向设区的市级人民政府卫生主管部门或者兽医主管部门备案的；

（五）未依照规定定期对工作人员进行培训，或者工作人员考核不合格允许其上岗，或者批准未采取防护措施的人员进入实验室的；

（六）实验室工作人员未遵守实验室生物安全技术规范和操作规程的；

（七）未依照规定建立或者保存实验档案的；

（八）未依照规定制定实验室感染应急处置预案并备案的。

第六十一条 经依法批准从事高致病性病原微生物相关实验活动的实验室的设立单位未建立健全安全保卫制度，或者未采取安全保卫措施的，由县级以上地方人民政府卫生主管部门、兽医主管部门依照各自职责，责令限期改正；逾期不改正，导致高致病性病原微生物菌（毒）种、样本被盗、被抢或者造成其他严重后果的，责令停止该项实验活动，该实验室 2 年内不得申请从事高致病性病原微生物实验活动；造成传染病传播、流行的，该实验室设立单位的主管部门还应当对该实验室的设立单位的直接负责的主管人员和其他直接责任人员，依法给予降级、撤职、开除的处分；构成犯罪的，依法追究刑事责任。

第六十二条 未经批准运输高致病性病原微生物菌（毒）种或者样本，或者承运单位经批准运输高致病性病原微生物菌（毒）种或者样本未履行保护义务，导致高致病性病原微生物菌（毒）种或者样本被盗、被抢、丢失、泄漏的，由县级以上地方人民政府卫生主管部门、兽医主管部门依照各自职责，责令采取措施，消除隐患，给予警告；造成传染病传播、流行或者其他严重后果的，由托运单位和承运单位的主管部门对主要负责人、直接负责的主管人员和其他直接责任人员，依法给予撤职、开除的处分；构成犯罪的，依法追究刑事责任。

第六十三条 有下列行为之一的，由实验室所在地的设区的市级以上地方人民政府卫生主管部门、兽医主管部门依照各自职责，责令有关单位立即停止违法活动，监督其将病原微生物销毁或者送交保藏机构；造成传染病传播、流行或者其他严重后果的，由其所在单位或者其上级主管部门对主要负责人、直接负责的主管人员和其他直接责任人员，依法给予撤职、开除的处分；有许可证件的，并由原发证部门吊销有关许可证件；构成犯罪的，依法追究刑事责任：

（一）实验室在相关实验活动结束后，未依照规定及时将病原微生物菌（毒）种和样本就地销毁或者送交保藏机构保管的；

（二）实验室使用新技术、新方法从事高致病性病原微生物相关实验活动未经国家病原微生物实验室生物安全专家委员会论证的；

（三）未经批准擅自从事在我国尚未发现或者已经宣布消灭的病原微生物相关实验活动的；

（四）在未经指定的专业实验室从事在我国尚未发现或者已经宣布消灭的病原微生物相关实验活动的；

（五）在同一个实验室的同一个独立安全区域内同时从事两种或者两种以上高致病性病原微生物的相关实验活动的。

第六十四条 认可机构对不符合实验室生物安全国家标准以及本条例规定条件的实验室予以认可，或者对符合实验室生物安全国家标准以及本条例规定条件的实验室不予认可的，由国务院认证认可监督管理部门责令限期改正，给予警告；造成传染病传播、流行或者其他严重后果的，由国务院认证认可监督管理部门撤销其认可资格，有上级主管部门的，由其上级主管部门对主要负责人、直接负责的主管人员和其他直接责任人员依法给予撤职、开除的处分；构成犯罪的，依法追究刑事责任。

第六十五条 实验室工作人员出现该实验室从事的病原微生物相关实验活动有关的感染临床症状或者体征，以及实验室发生高致病性病原微生物泄漏时，实验室负责人、实验室工作人员、负责实验室感染控制的专门机构或者人员未依照规定报告，或者未依照规定采取控制措施的，由县级以上地方人民政府卫生主管部门、兽医主管部门依照各自职责，责令限期改正，给予警告；造成传染病传播、流行或者其他严重后果的，由其设立单位对实验室主要负责人、直接负责的主管人员和其他直接责任人员，依法给予撤职、开除的处分；有许可证件的，并由原发证部门吊销有关许可证件；构成犯罪的，依法追究刑事责任。

第六十六条 拒绝接受卫生主管部门、兽医主管部门依法开展有关高致病性病原微生物扩散的调查取证、采集样品等活动或者依照本条例规定采取有关预防、控制措施的，由县级以上人民政府卫生主管部门、兽医主管部门依照各自职责，责令改正，给予警告；造成传染病传播、流行以及其他严重后果的，由实验室的设立单位对实验室主要负责人、直接负责的主管人员和其他直接责任人员，依法给予降级、撤职、开除的处分；有许可证件的，并由原发证部门吊销有关许可证件；构成犯罪的，依法追究刑事责任。

第六十七条 发生病原微生物被盗、被抢、丢失、泄漏，承运单位、护送人、保藏机构和实验室的设立单位未依照本条例的规定报告的，由所在地的县级人民政府卫生主管部门或者兽医主管部门给予警告；造成传染病传播、流行或者其他严重后果的，由实验室的设立单位或者承运单位、保藏机构的上级主管部门对主要负责人、直接负责的主管人员和其他直接责任人员，依法给予撤职、开除的处分；构成犯罪的，依法追究刑事责任。

第六十八条 保藏机构未依照规定储存实验室送交的菌（毒）种和样本，或者未依照规定提供菌（毒）种和样本的，由其指定部门责令限期改正，收回违法提供的菌（毒）种和样本，并给予警告；造成传染病传播、流行或者其他严重后果的，由其所在单位或者其上级主管部门对主要负责人、直接负责的主管人员和其他直接责任人员，依法给予撤职、开除的处分；构成犯罪的，依法追究刑事责任。

第六十九条 县级以上人民政府有关主管部门，未依照本条例的规定履行实验室及其实验活动监督检查职责的，由有关人民政府在各自职责范围内责令改正，通报批评；造成传染病传播、流行或者其他严重后果的，对直接负责的主管人员，依法给予行政处分；构成犯罪的，依法追究刑事责任。

第七章　附则

第七十条 军队实验室由中国人民解放军卫生主管部门参照本条例负责监督管理。

第七十一条 本条例施行前设立的实验室，应当自本条例施行之日起6个月内，依照本条例的规定，办理有关手续。

第七十二条 本条例自公布之日起施行。

索　引

F

G

H

J

K

M

N